ベスト ×《バイ》 ベスト シリーズ

名医が語る 最新・最良の治療

腰部脊柱管狭窄症・腰椎椎間板ヘルニア

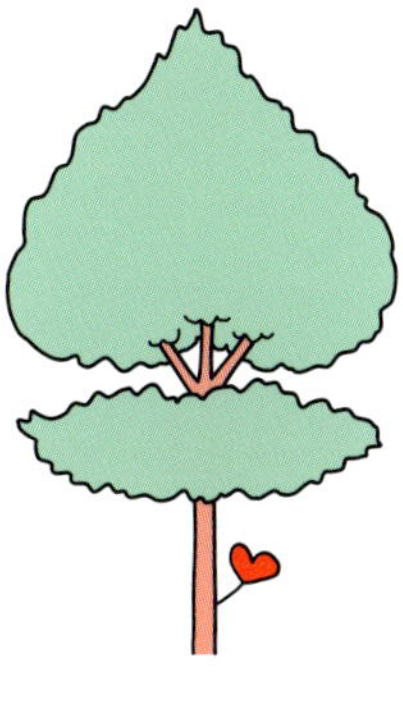

最新の治療法で痛みがとれる!!

Best × Best

腰部脊柱管狭窄症 治療に挑む名医たち

本書にご登場いただく、
腰部脊柱管狭窄症治療のエキスパート
6人の先生方をご紹介します。
それぞれの先生の治療法の解説は、
表記のページをご参照ください。

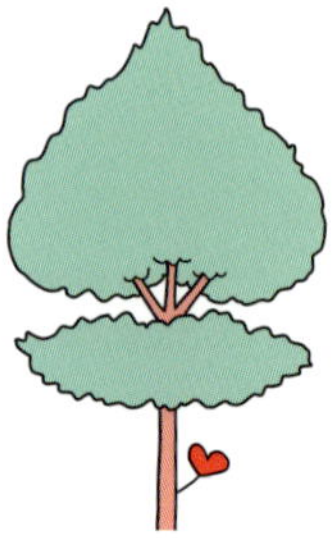

患者さんとの信頼を築き 適切な治療法を提案

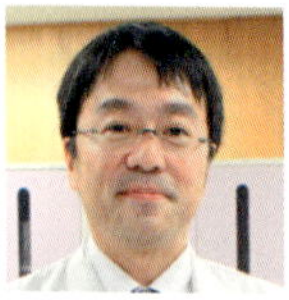

東邦大学医療センター大森病院
整形外科教授
高橋 寛 たかはし・ひろし

●診断と治療法の決定 P12
●薬物療法 P26

患者さん第一の診療姿勢を貫く。患者さんの訴えをポイントに確実な診断を行い、患者さんの背景・症状に合った治療法を提案。

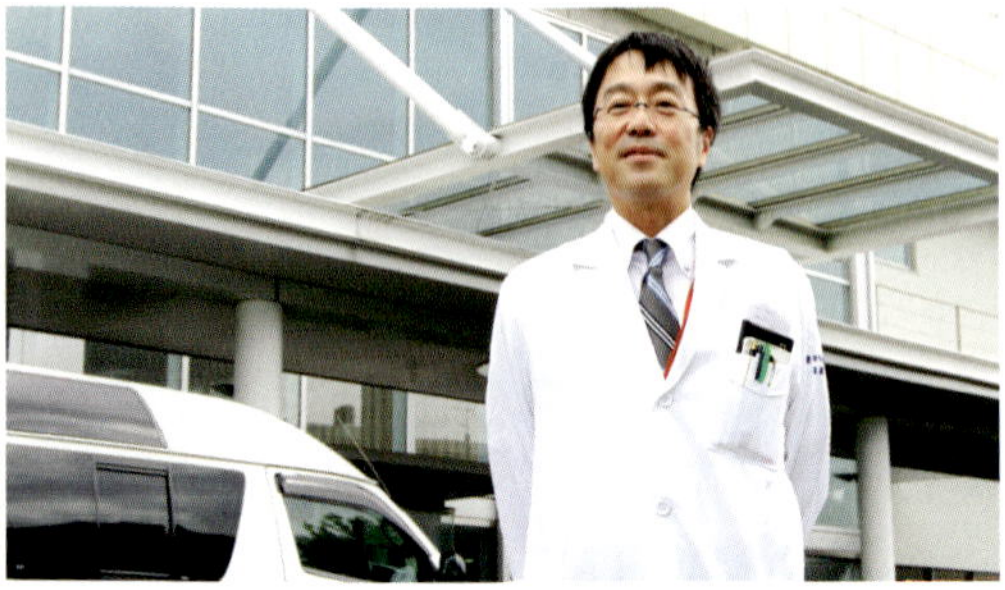

安全性を支えるしくみづくり 痛みのケアにも心を砕く

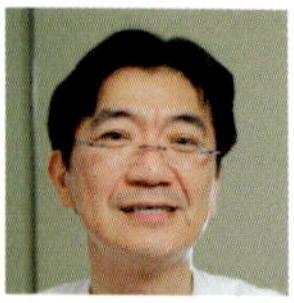

東京医科大学病院
整形外科講師
遠藤健司 えんどう・けんじ

●拡大開窓術《かくだいかいそうじゅつ》 P36

安全な手術を支えるしくみや、アロマを利用した痛みの軽減を研究。腰部脊柱管狭窄症には、直視下で確実な拡大開窓術を第一選択とする。

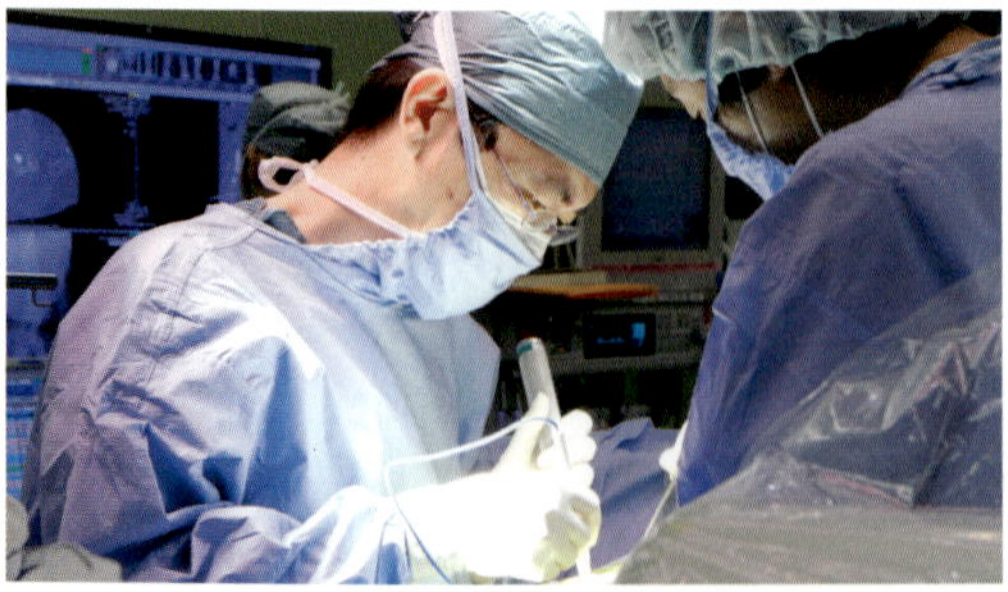

治療希望者が集まる内視鏡手術の達人

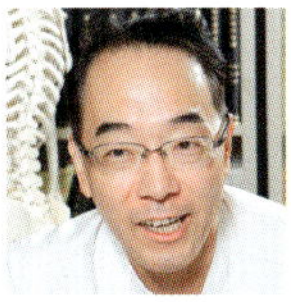

山梨大学医学部附属病院
整形外科講師

江幡重人 えばた・しげと

●内視鏡手術 P60

筋肉の損傷を減らす内視鏡手術の達人として知られ、治療を希望する患者さんが多数集まる。地域に根づいた医療の実現を目指す。

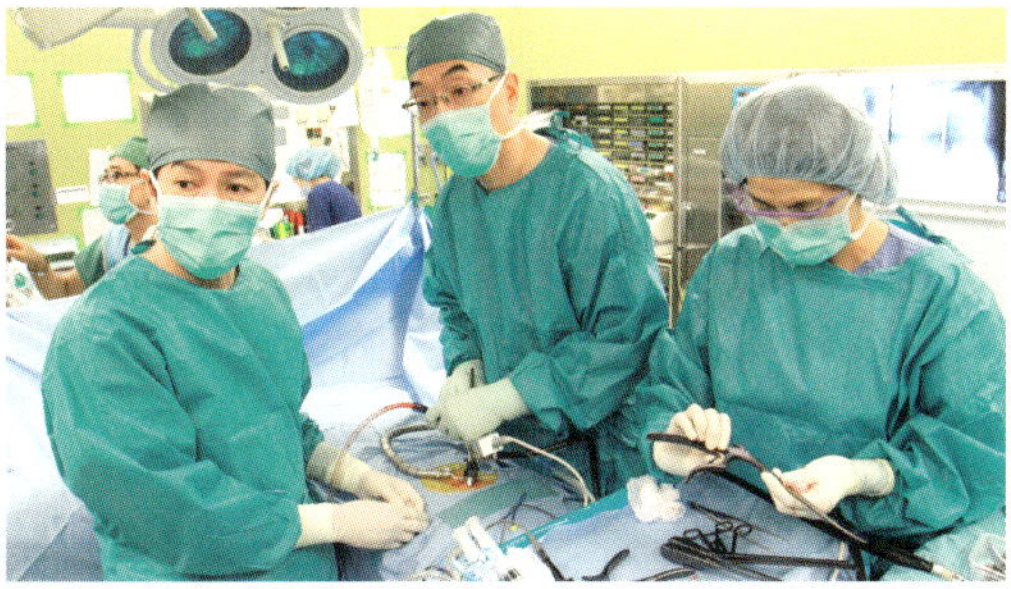

コロンブスの卵で新しい手術法を開発

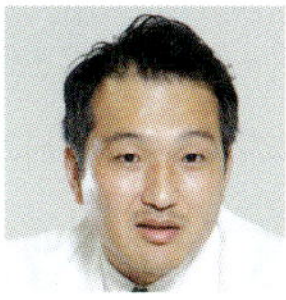

慶應義塾大学
先進脊椎脊髄病治療学講師

渡辺航太 わたなべ・こおた

●棘《きょく》突《とっ》起《き》縦《じゅう》割《かつ》式《しき》椎《つい》弓《きゅう》切《せつ》除《じょ》術《じゅつ》 P48

従来の手術法の課題を解決しようと模索し、コロンブスの卵のような発想で、まったく新しい手術法「棘突起縦割式椎弓切除術」を生み出す。

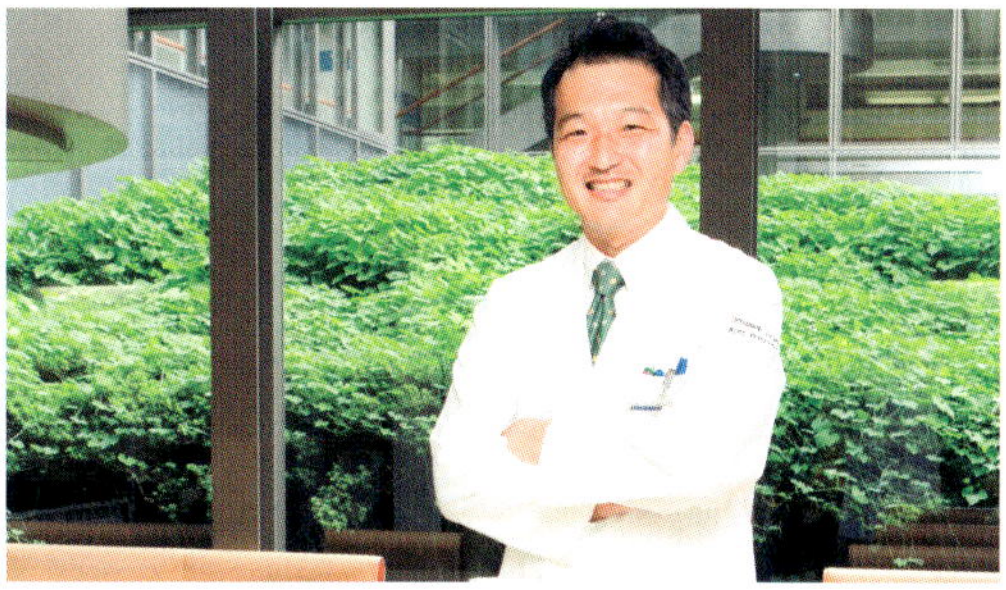

傷口を小さく、筋肉を守る手術法に取り組む

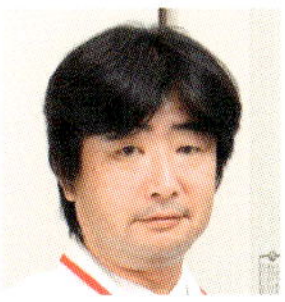

東邦大学医療センター大森病院
整形外科准教授

和田明人 わだ・あきひと

● MIS固定術 P86

穏やかな口調と素朴な人柄で、患者さんを包み込む。開発者直伝の筋肉をはがさない、患者さんの体への負担が小さい手術法を実践。

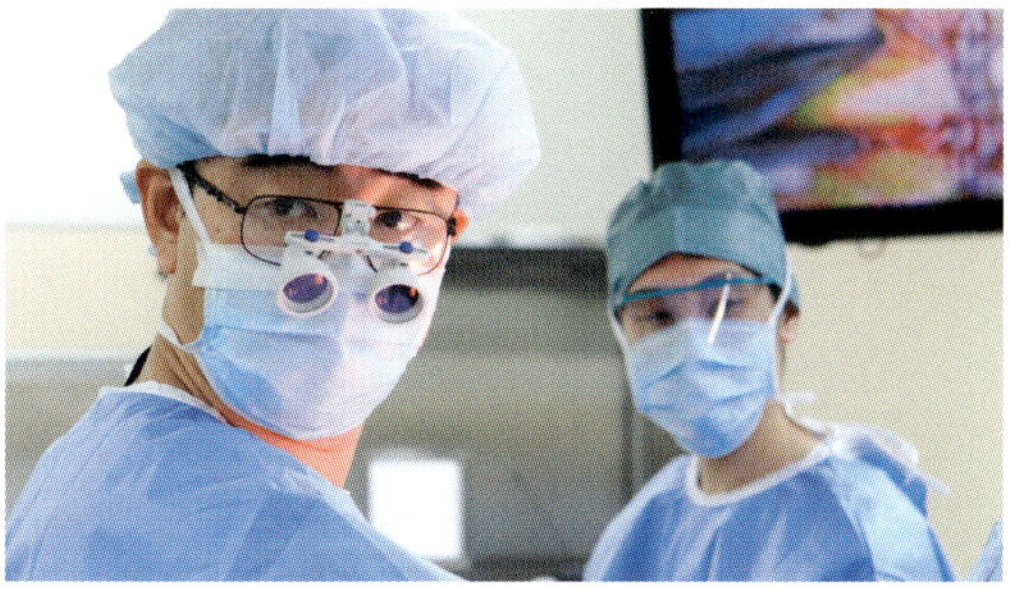

筋肉を傷つけない独自の手術法を追求

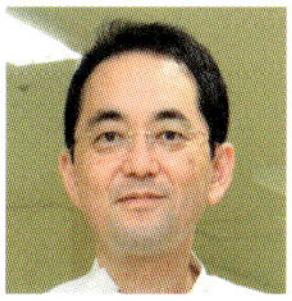

獨協医科大学
整形外科教授

種市 洋 たねいち・ひろし

●ミニオープン腰椎固定術 P72

ヒューマニズムを原点に診療。腰部脊柱管狭窄症の手術では、術後のQOL向上を求め、筋肉の圧迫を最小限に抑える独自の手術法を開発。

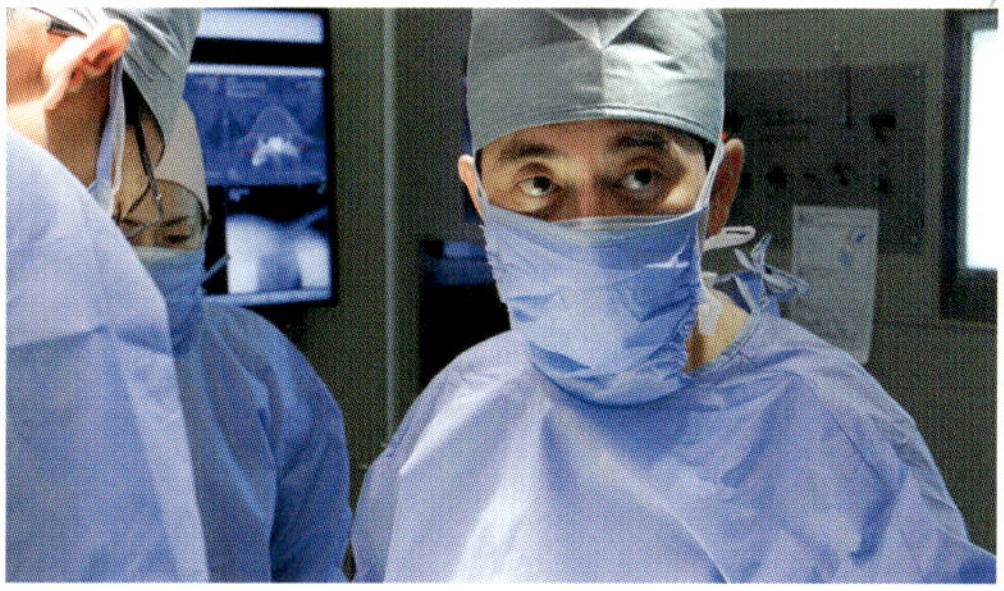

Best × Best

腰椎椎間板ヘルニア 治療に挑む 名医たち

本書にご登場いただく、
腰椎椎間板ヘルニア治療のエキスパート
6人の先生方をご紹介します。
それぞれの先生の治療法の解説は、
表記のページをご参照ください。

徹底して患者さんの声を傾聴 オーダーメードの治療に腐心

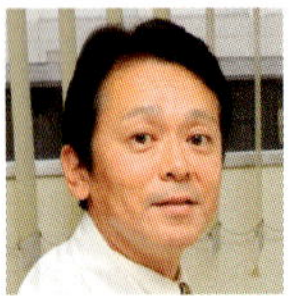

東海大学医学部外科学系
整形外科学教授
渡辺雅彦 わたなべ・まさひこ

●診断と治療法の決定 P102

患者の訴え・背景から、ともに適切な治療法を探る。脊髄神経再生にかかわる細胞の研究にも取り組み、脊椎疾患患者の QOL 向上を目指す。

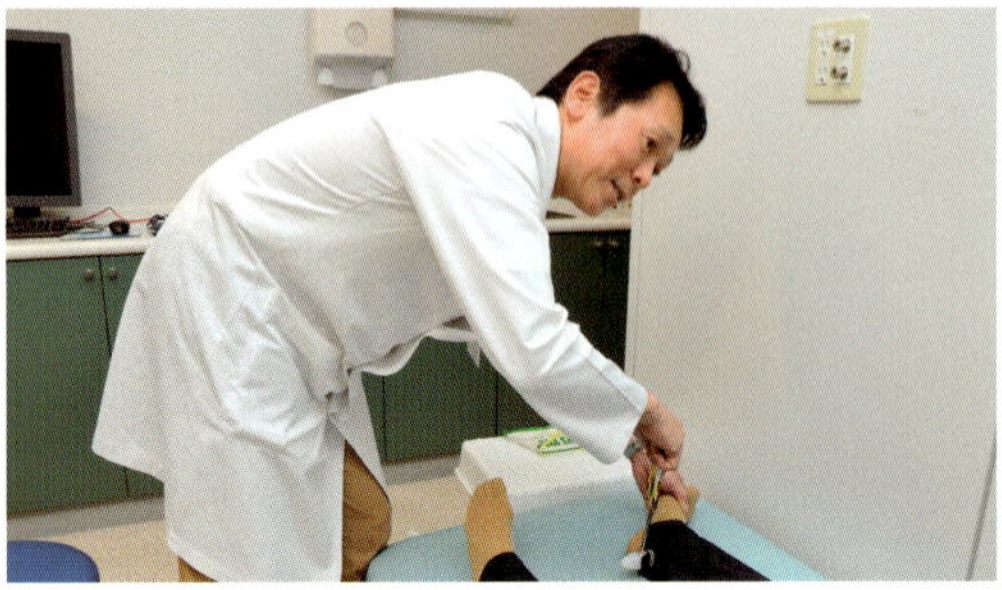

まずは患者さんの痛みをとる 的確な判断で治療を選択

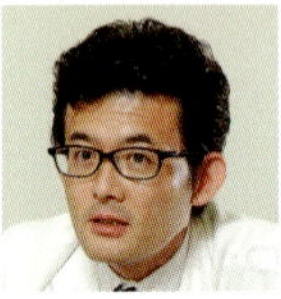

日本大学医学部附属板橋病院
整形外科外来医長
大島正史 おおしま・まさし

●薬物療法 P116

ヘルニア治療は保存療法から、が基本。薬と安静、そして神経ブロック。これらの絶妙な組み合わせで、保存療法の効果を最大限に引き出す。

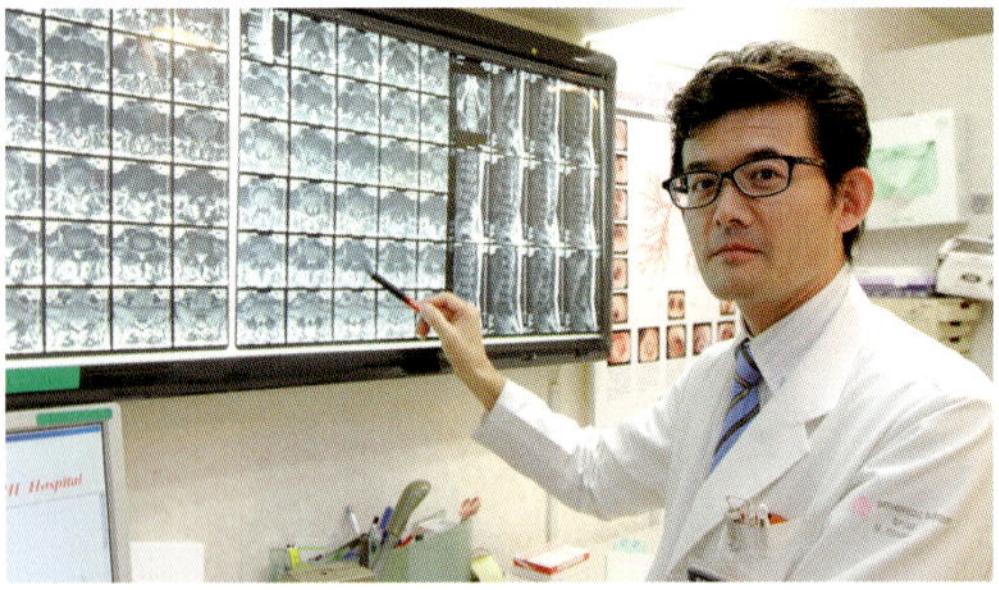

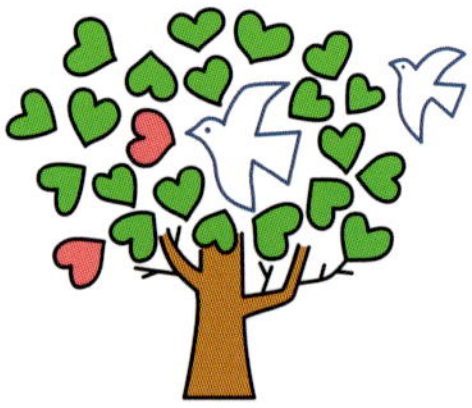

神経を守り身体的負担を減らす 顕微鏡下手術で確実な手技

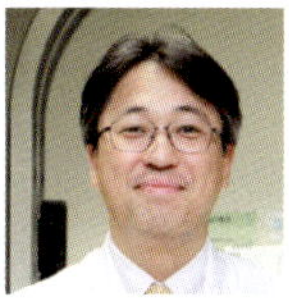

東京医科歯科大学
整形外科講師

川端茂徳 かわばた・しげのり

●顕《けん》微《び》鏡《きょう》下《か》椎《つい》間《かん》板《ばん》切《せつ》除《じょ》術《じゅつ》 P140

痛みの原因になっているヘルニアの位置の特定は、手術成功の大きなカギ。大切な神経を傷つけないために、簡易で確実な診断装置を開発。

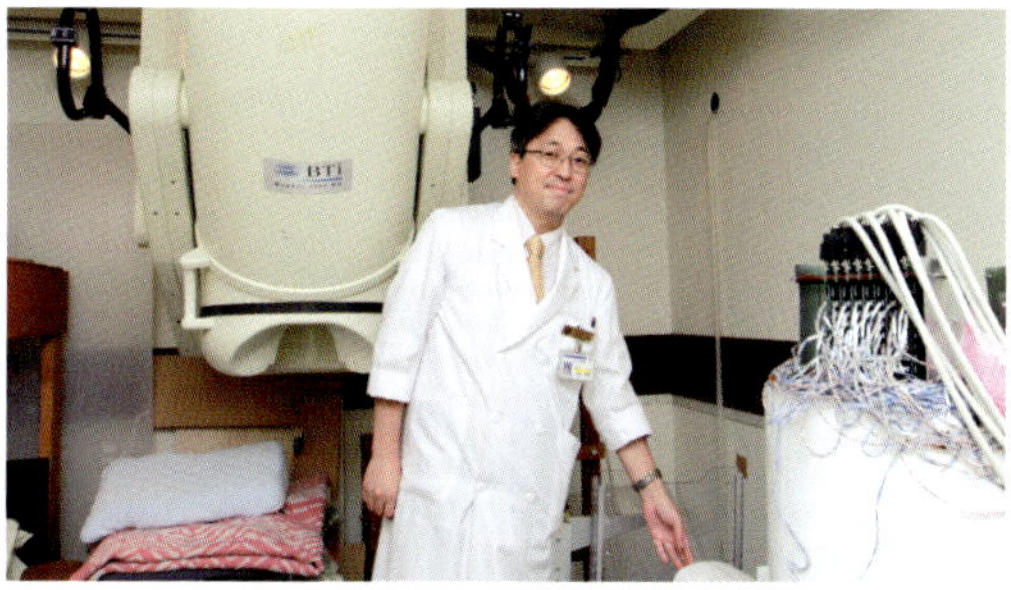

ヘルニア手術の基本・ラブ法で 安全に確実に痛みを取り除く

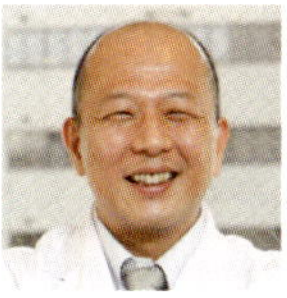

東京慈恵会医科大学附属病院
整形外科准教授

曽雌 茂 そし・しげる

●ラブ法 P128

常に「自分の家族だったら」の姿勢で、治療方針を考える。患部を直接見て行う利点を生かし、ラブ法により最良、最適な結果を求める。

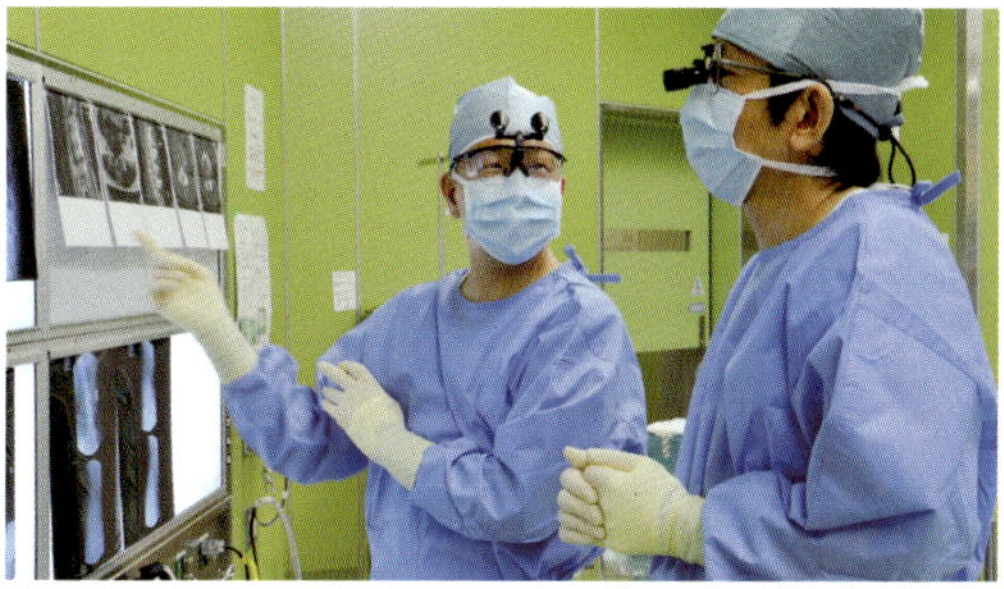

究極の最小侵襲手術を追求 腰椎内視鏡下手術のフロンティア

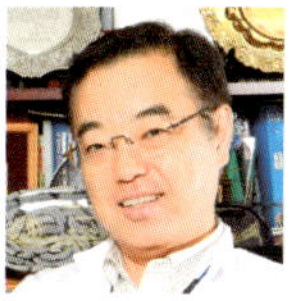

帝京大学医学部附属溝口病院
整形外科教授

出沢 明 でざわ・あきら

●経《けい》皮《ひ》的《てき》内《ない》視《し》鏡《きょう》下《か》椎《つい》間《かん》板《ばん》ヘルニア摘《てき》出《しゅつ》術《じゅつ》（PED） P162

2003年より、国内で最初にPED（経皮的内視鏡下椎間板ヘルニア摘出術）を採用、随一の手術数を誇る。さらなるPEDの進化、普及に努める。

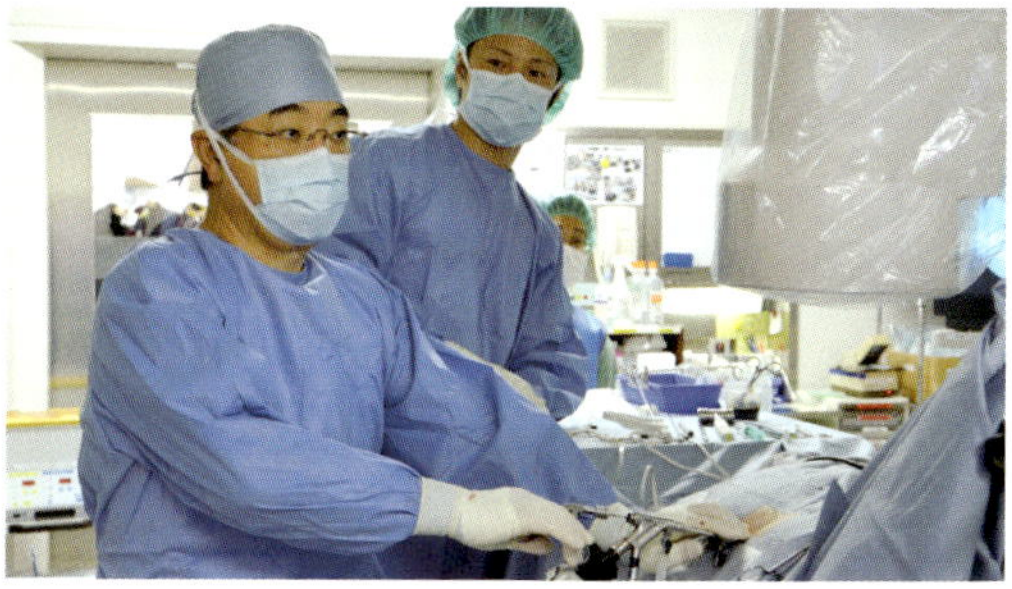

手術の影響を科学的に解明し 負担の小さな手術を実践

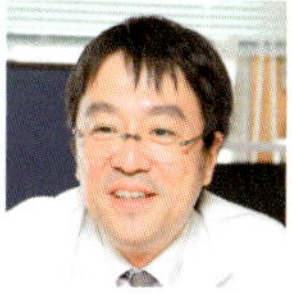

東邦大学医療センター大森病院
整形外科教授

高橋 寛 たかはし・ひろし

●内《ない》視《し》鏡《きょう》下《か》椎《つい》間《かん》板《ばん》切《せつ》除《じょ》術《じゅつ》（MED） P152

ヘルニア摘出術による患者さんの体の負担や痛みを小さくする手術法確立を目指す。各種データから、手術の負担を解明する研究も進める。

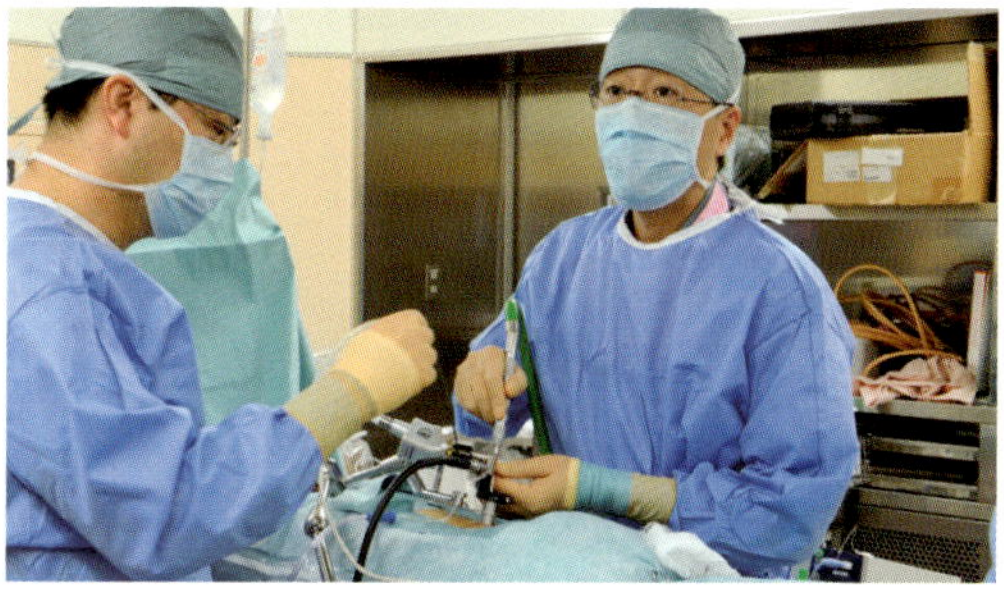

発刊によせて

聖路加国際病院院長　福《ふく》井《い》次《つぐ》矢《や》

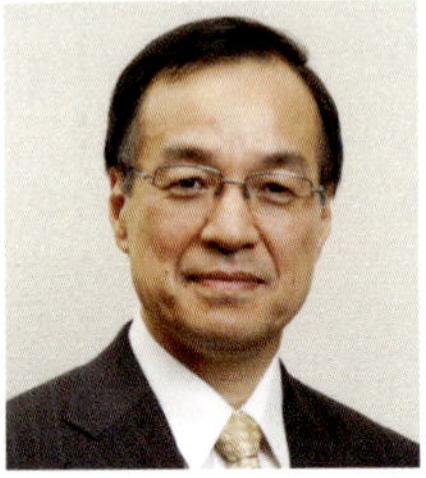

近年、骨や関節、筋肉など運動器の病気の重要性が指摘され、日本整形外科学会により、ロコモティブシンドローム（ロコモ：運動器症候群）という新しい言葉が提唱されています。ロコモというのは、加齢に伴う筋力の低下や関節や背骨の病気、骨粗しょう症などにより運動器の機能が衰えて、要介護や寝たきりになってしまったり、そのリスクが高くなったりした状態を表す言葉です。

運動器、特に腰や膝《ひざ》の病気は、歩ける、動けるといった姿勢や動作に大きく影響を与え、自立した生活を送れるかどうかと深くかかわってきます。これまでどの国も経験したことのない長寿社会を迎えている日本において、ロコモの予防は大きな課題です。現在、ロコモの人口は予備軍も含めて４、７００万人といわれています。

また、腰痛に悩む人が多いことも知られています。健康上何らかの自覚症状をもつ人の症状のうち、腰痛は常に上位を占めています。生涯で腰痛を経験する人は、国民の約７割に上るといわれています。ありふれた症状ではあるものの、いろいろな要因がかかわる腰痛の本態の解明、原因の特定は必ずしも容易ではありません。

本書で取り上げる腰部《ようぶ》脊柱管狭窄症《せきちゅうかんきょうさくしょう》、腰椎椎間板《ようついついかんばん》ヘルニアは、腰痛や脚のしびれなどの原因となる代表的な病気であり、ロコモの予防という点からも重要な病気です。本書では、背骨の病気の研究、臨床の最前線で活躍している医師たちが一堂に会し、これら二つの病気の治療法について、最新の動向を解説します。

いずれの病気も、ていねいな問診をはじめとする検査や診察による正確な診断が、治療の出発点であることはいうまでもありません。

発病の初期には保存療法といわれる、安静や薬物療法などを中心とした治療法が選択されます。一定期間、こうした保存療法を行っても、症状がおさまらない場合に、手術療法が検討されることになります。手術は、大きく患部を開いて直接見ながら行う（直視下）ものと内視鏡を用いる（内視鏡下）ものに分かれます。最近では、手術に用いるさまざまな器具や素材（内視鏡、開口器《かいこうき》、スクリューなど）の進歩とも相まって、患者さんにとってより負担の少ない手術法の開発、探求が進み、安全で確実に行われるような工夫が随所に施され、新しい手技がいくつか確立されています。

手術法の選択やそのタイミングには、病状ばかりでなく、患者さんの生活スタイルや家庭環境、社会的背景など多くの要素がかかわり、患者さんにとって最もふさわしい方法の選択には、患者さんと担当の医師が互いの信頼関係のもと、情報を共有するために、十分なコミュニケーションと話し合いが必要となります。

治療法の検討、医師との話し合いに際し、みなさんにとって最適の選択ができるように、本書が有用な資料・教材となることを心より願っています。

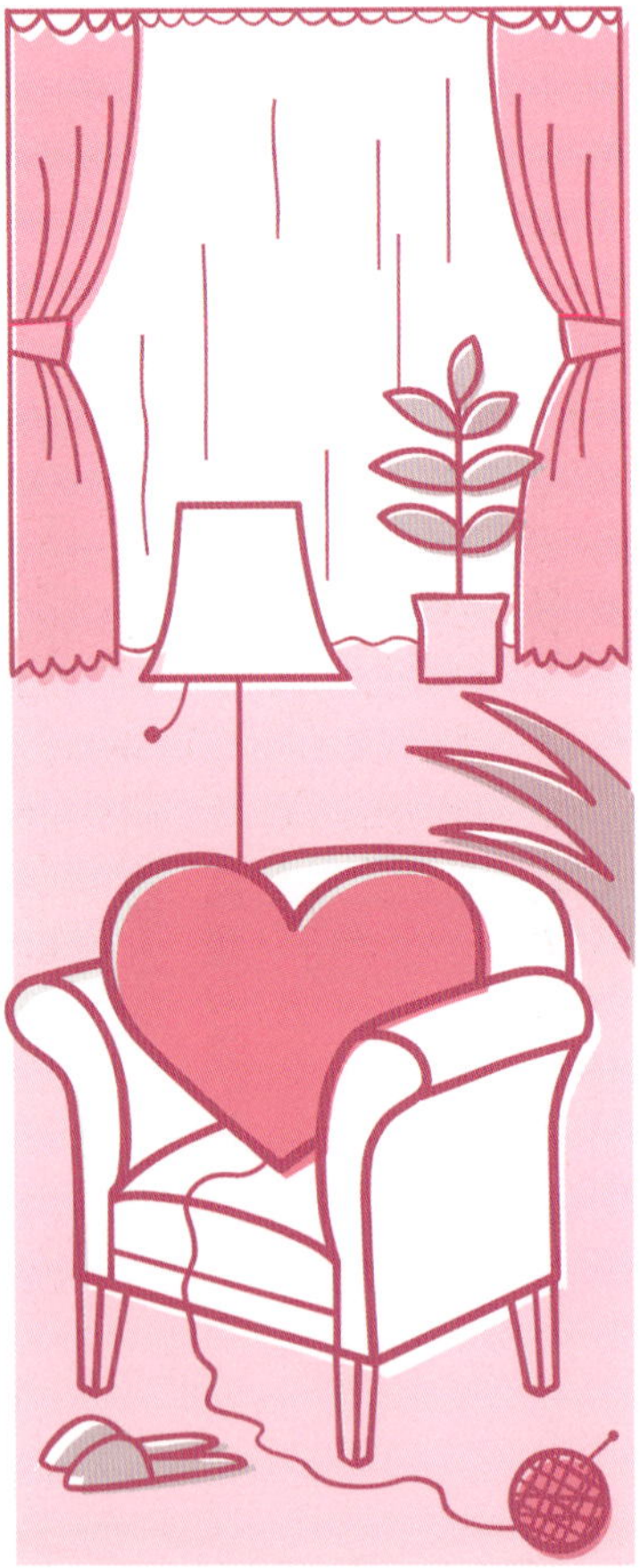

もくじ

名医が語る治療法のすべて

MIS固定術
背骨のぐらつきを治す痛みの小さい手術法

第2部　腰椎椎間板ヘルニア

治療法を選ぶ前に

名医が語る治療法のすべて

保存療法 薬物療法

手術療法 ラブ法

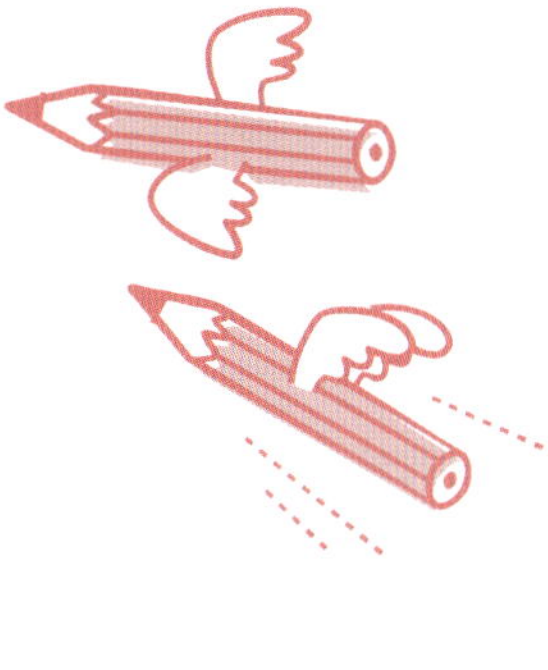

◆本書の編集方針
本書では、編集部医療チームの取材により、治療法ごとに推薦を受けたドクターを名医として紹介させていただいております。患者さんにベストな治療とケアを施すドクターこそ患者さんにとっての名医です。患者さんにとっての名医と最善の治療に出会うための一助となることを目指すものです。
◆本書に掲載の内容はすべて２０１３年１月現在のものです（巻末の「本書で紹介した手術療法で実績のある主な医療機関リスト」は２０１２年11月調べ）。

【協力者一覧】
デザイン　川畑一男
イラスト　野口賢司・椛澤隆志・なかいえひろこ
編集協力　はせべみちこ・渡辺百合・竹内義朗・近藤昭彦・佐野悦子
ＤＴＰ　Ｄ・Ｆｒｅｅ

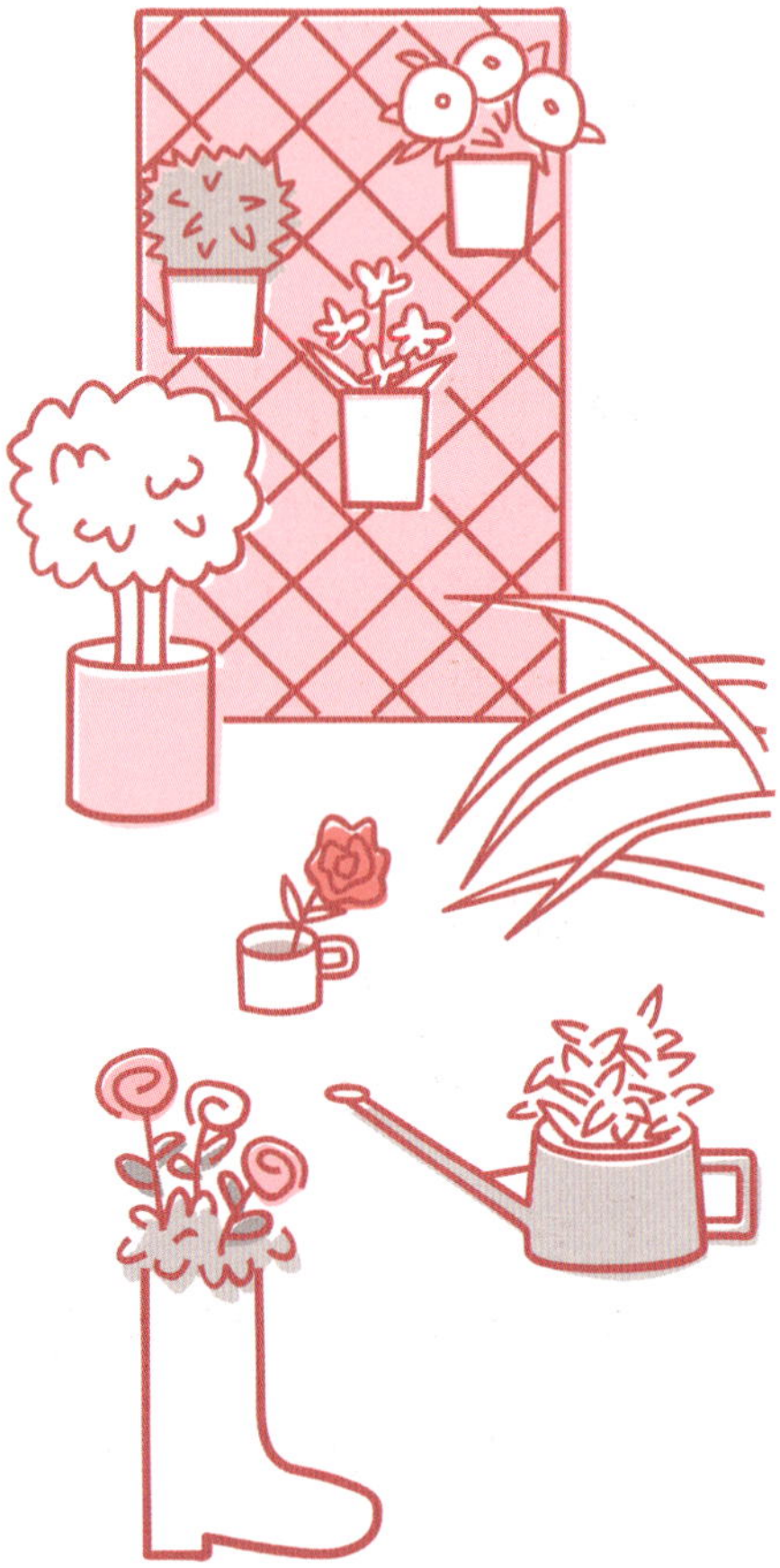

第1部

腰部脊柱管狭窄症

治療法を選ぶ前に

名医が語る治療法のすべて

保存療法

手術療法

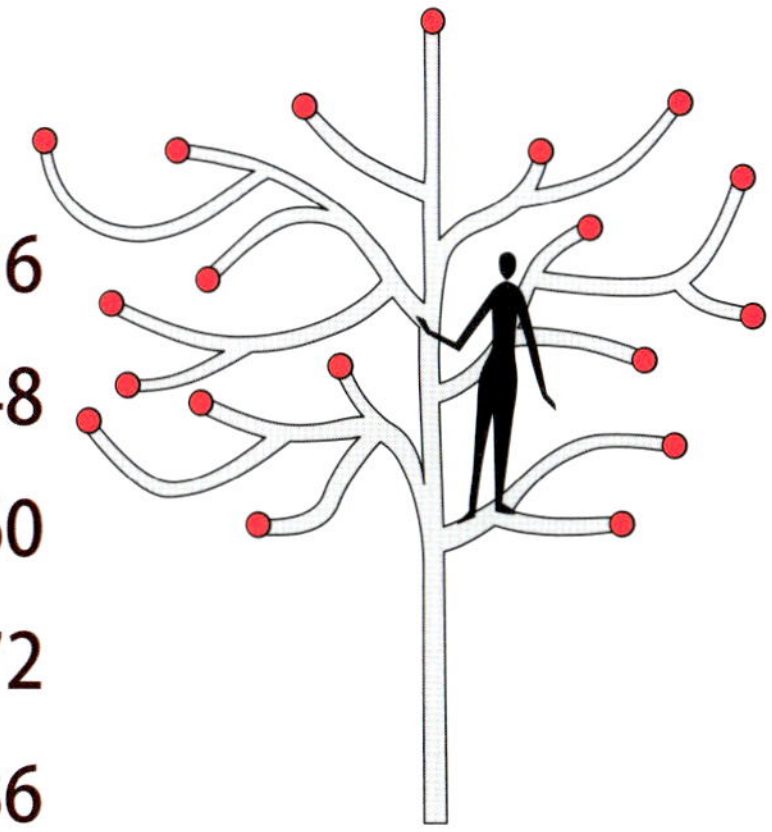

診断と治療法の決定

症状と画像検査により適切な治療法を選択する

東邦大学医療センター大森病院
整形外科教授
高橋 寛（たかはし・ひろし）

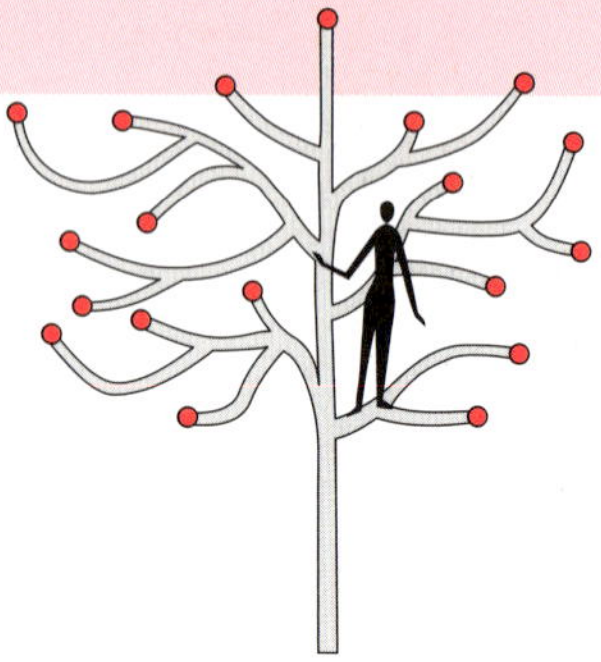

加齢による背骨の変性で神経が圧迫されておこる

本書で解説する腰部脊柱管狭窄症《せきちゅうかんきょうさくしょう》と腰椎椎間板《ようついついかんばん》ヘルニアは、腰や脚に痛みやしびれが出る病気です。詳しいことはあとで述べますが、どちらも背骨の異常によっておこります。

この章で取り上げる腰部脊柱管狭窄症は、背骨の中央にある、脊柱管と呼ばれるトンネル状の神経の通り道が、なんらかの理由で狭くなり、神経を圧迫することによって、脚のしびれや痛み、脚の脱力感といった症状が現れるものです。

正確にいえば、腰部脊柱管狭窄症というのは病気の名前ではなく、このような症状をおこしている背骨の状態を表す言葉です。このため、「症」をとって単に脊柱管狭窄ということもあります。

脊柱管狭窄症は、生まれつきトンネルが狭いためにおこる場合もありますが、多くは加齢によって進行する背骨の変性が原因で、中高年以上に多く発症します。

●背骨と脊柱管《せきちゅうかん》

背骨の腰の部分に当たる腰椎は5つの椎骨と椎間板で構成されている。椎骨の腹側部分の椎体と、背中側部分の椎弓の間は中空で、これが上下に細長くつながりトンネル状の脊柱管となる。脊柱管内を神経が通っている。

●椎骨《ついこつ》

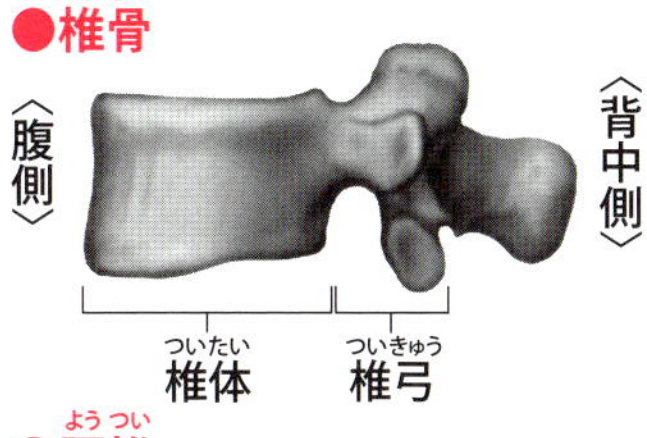

●腰椎《ようつい》

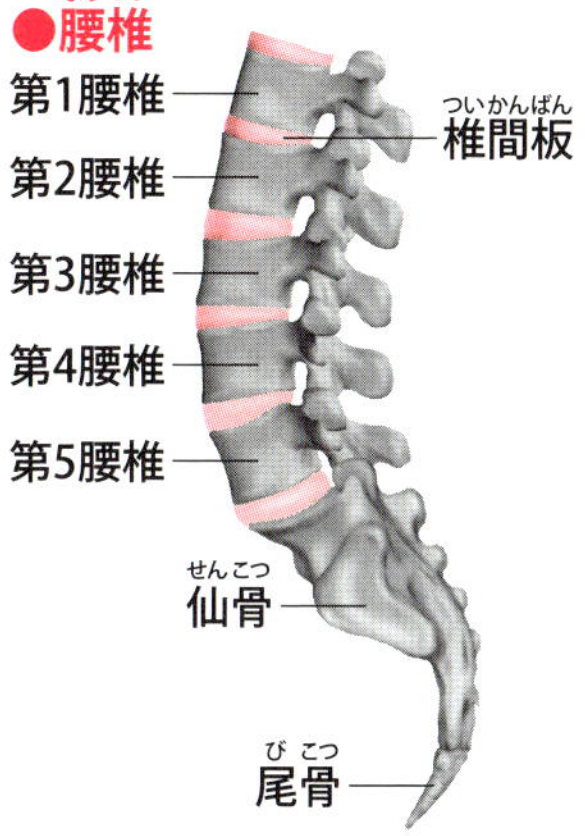

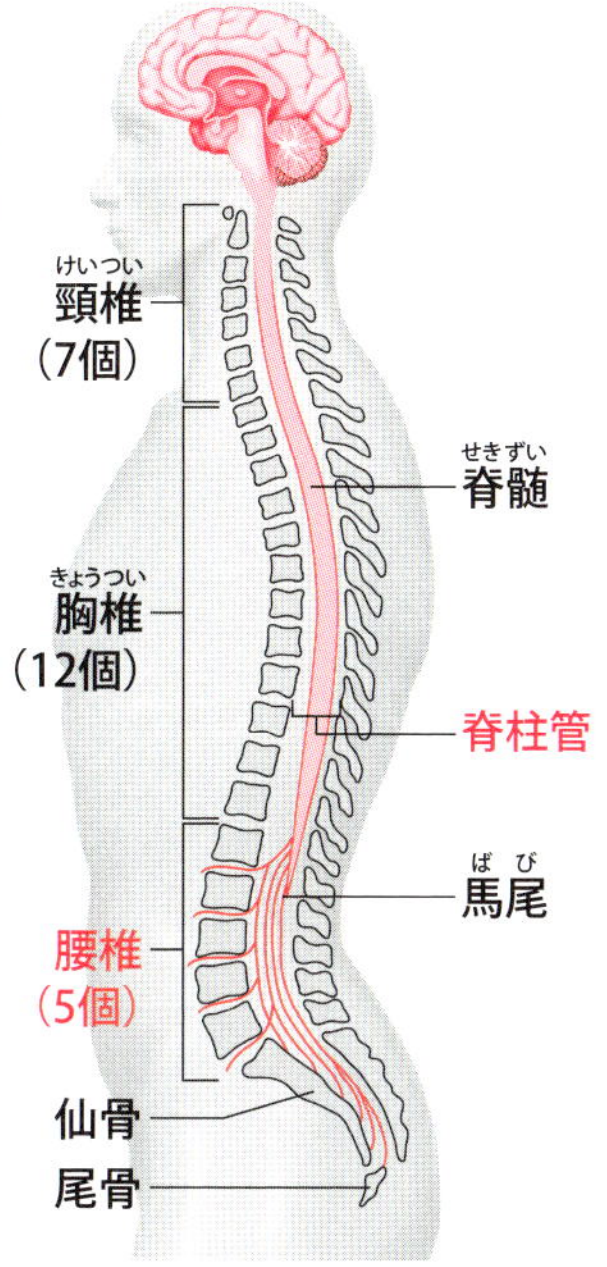

腰部脊柱管狭窄症の特徴

神経の通り道である背骨中央の脊柱管が狭くなり、お尻《しり》から脚へとのびる神経の根元を圧迫するため、脚のしびれや痛みがおこります。

脊柱管は神経のトンネル。椎間板はクッションの役割

背骨は1本の骨でできているのではなく、椎骨《ついこつ》という骨が24個連なってできています。上から順に頸椎《けいつい》（7個）、胸椎《きょうつい》（12個）、腰椎（5個）に分けられ、腰椎の下には仙骨《せんこつ》、尾骨《びこつ》があります。一般に仙骨、尾骨までを含めて背骨といい、専門的には脊柱と呼ばれます（上図参照）。この積み木が重なったような構造が、上体を支えながら、体を曲げたりのばしたり、ひねったりという背骨の動きを可能にしているわけです。

1個の椎骨は、腹側にある円柱形をした椎体《ついたい》と、背中側にある複雑な形をした椎弓《ついきゅう》と呼ばれる部分からできています（上図参照）。

椎体と椎弓の間は中空になっていて、椎骨が上下に連なっていくと中空部分がつながってトンネルのような空洞ができます。この空洞のことを脊柱管といいます。脊柱管は神経の通り道になっていて、内部に脊髄《せきずい》が通っています。脊髄は運動と知覚

●腰椎の椎骨の構造と神経

椎骨どうしはいくつかの靭帯でしっかりとつながれ、椎間板や椎間関節の部分で前後左右に動ける構造になっている。腰椎部の脊柱管内には硬膜に包まれた馬尾が通っている。馬尾から分かれた神経が椎骨と椎骨の間から左右に出て脚の方向へとのび、お尻《しり》から脚の部分の感覚や動きをコントロールしている。

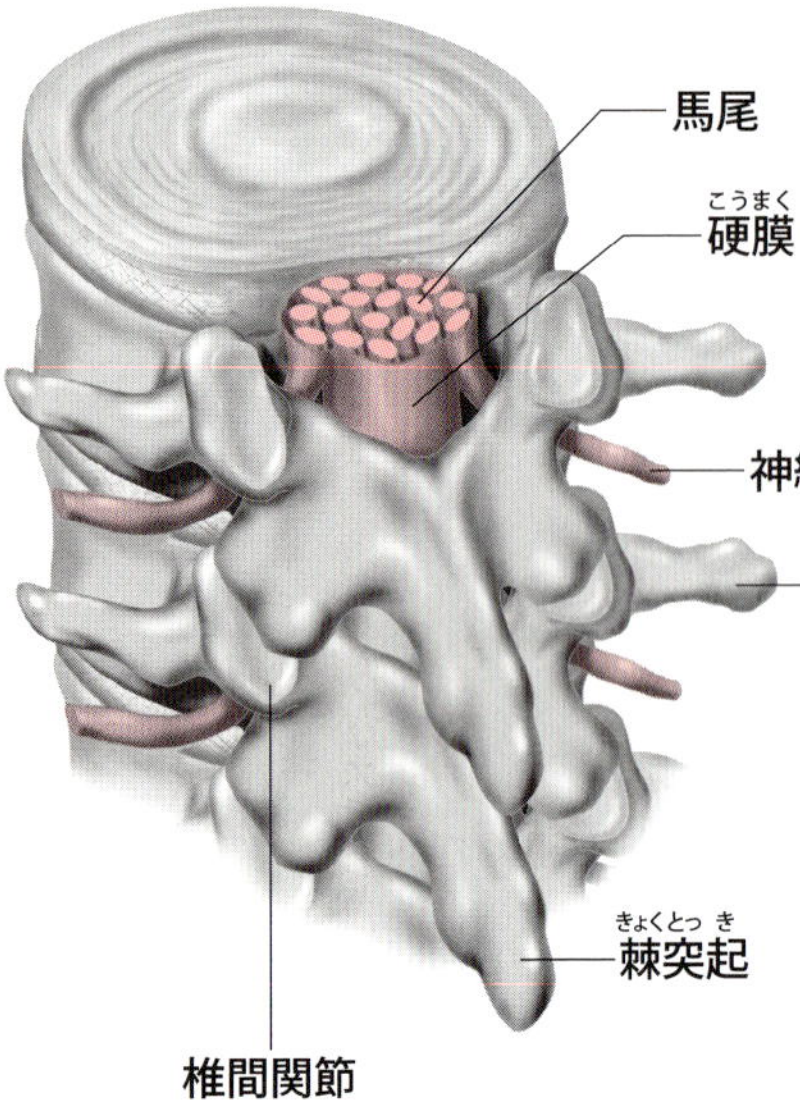

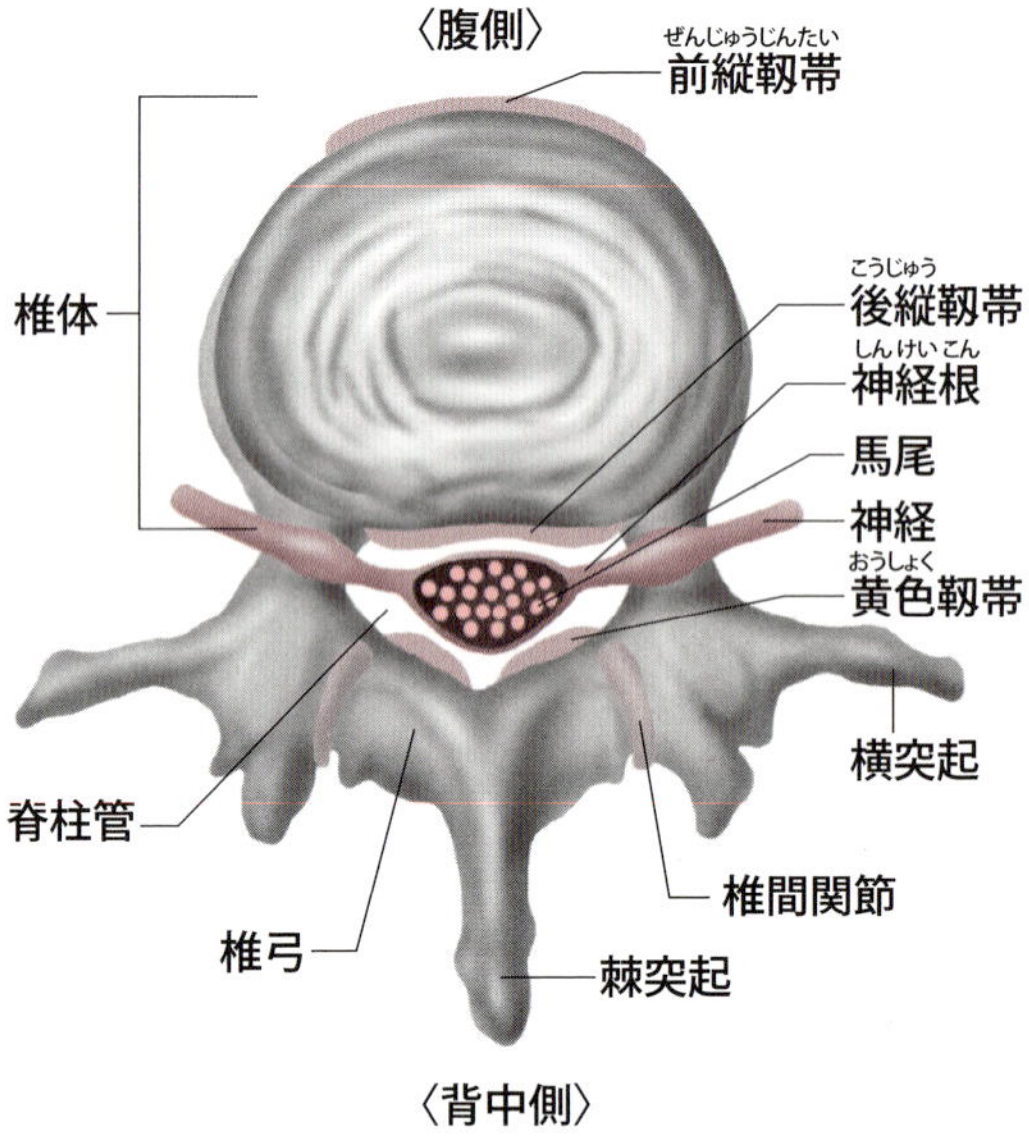

の両方をつかさどり、脳からの命令を体に伝えたり、体からの情報を脳に伝えたりしています。

脊髄は腰椎のあたりから、馬尾《ばび》と呼ばれる細い神経の束になります。細い神経が馬の尻尾《しっぽ》のように集まっているので馬尾と呼ばれています。馬尾から枝分かれした細い神経は、椎骨と椎骨の隙間《すきま》から出て、お尻から脚を通り足先までのびています。馬尾から出た神経の根元を神経根《しんけいこん》と呼んでいます（上図参照）。

腰椎から足先までつながる神経は、それぞれお尻や脚の担当領域をもっています。そのため、脚やお尻の症状が出ている領域を調べれば、障害を受けている神経を推測することができます（次ページ図参照）。

背骨を構成する椎骨と椎骨は、椎間板、椎弓どうしを連結させる椎間関節、椎骨をつなぐ靭帯《じんたい》でつながっています。特に椎間板は椎骨と椎骨の間にあって、背骨が前後左右に動く場合に、椎骨どうしが直接ぶつかり合わないように、クッションの役割も果たしています。

加齢によって椎間板や椎骨、靱帯など、脊柱管の周囲に変性や変形がおこると、脊柱管が狭くなって馬尾や神経根が圧迫されます。これが腰部脊柱管狭窄症で、神経の障害により、脚のしびれや痛みなどの症状が出ます。

加齢によって椎間板が変性し、背骨が変形して、脊柱管が狭まる

私たちは日常生活のなかでいろいろな姿勢をとっていますが、腰に負担がかかる姿勢はどのようなものでしょうか。

背骨の中でクッションの役割をしている椎間板にかかる圧力を調べた調査があります（左図参照）。真っすぐに立ったときの圧力を１００として、ほかの姿勢の数値を示しています。これによると、あお向けに寝ているときに椎間板にかかる圧力は25で、これが最も腰に負担のかからない姿勢です。

一方、いすに普通に腰かけている姿勢の場合は１４０です。立っている状態よりもいすに座っている状態のほうが、腰への負担が大きいので

●神経の担当領域

各腰椎から脚の方向に向かって左右に1対ずつ出ている神経は、下半身の各領域へと分かれる。図は各神経が担当する皮膚感覚の領域。ある領域の感覚に異常があれば、そこをコントロールする神経が障害を受けていることを推測できる。

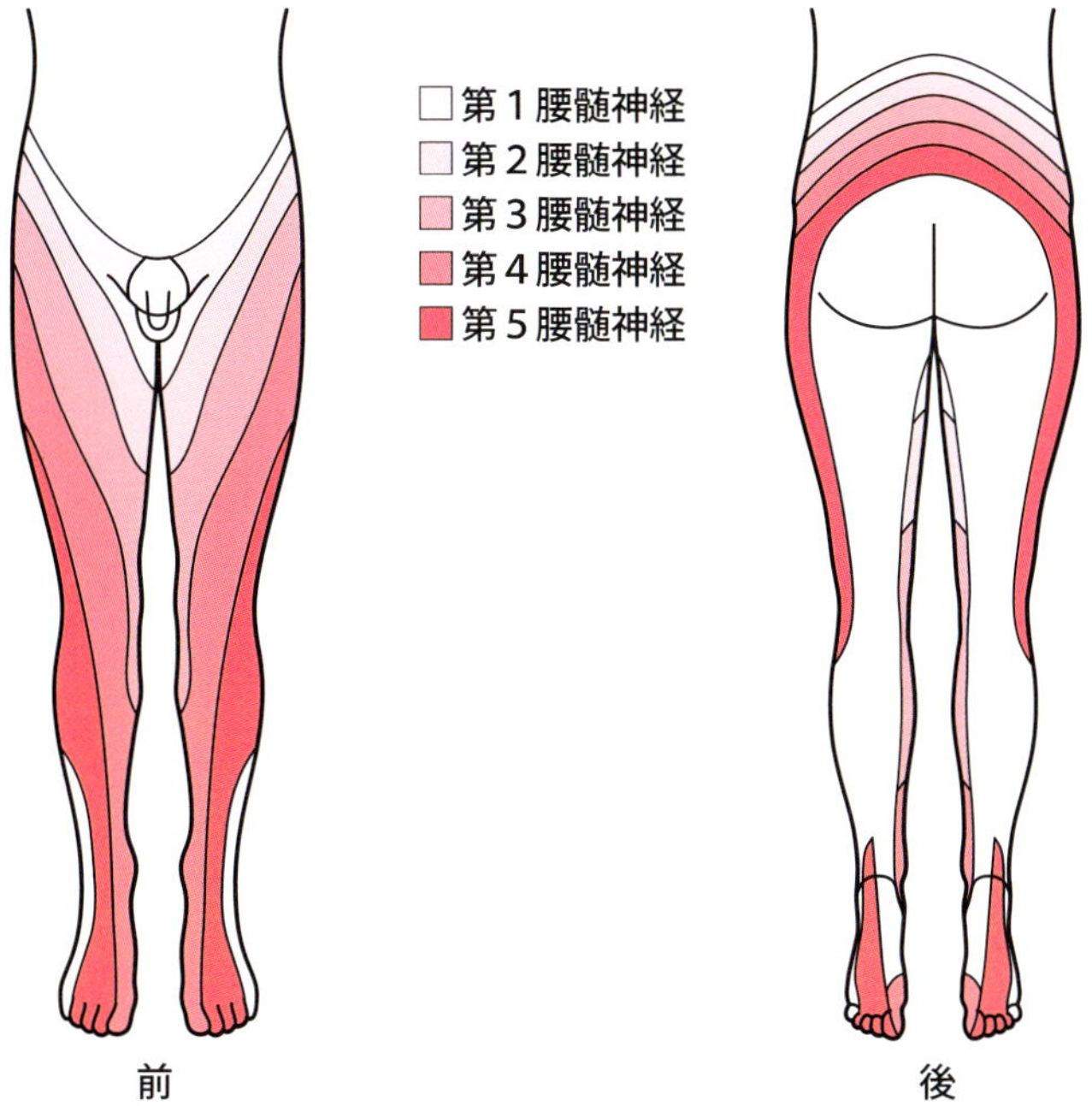

●椎間板にかかる圧力の比較

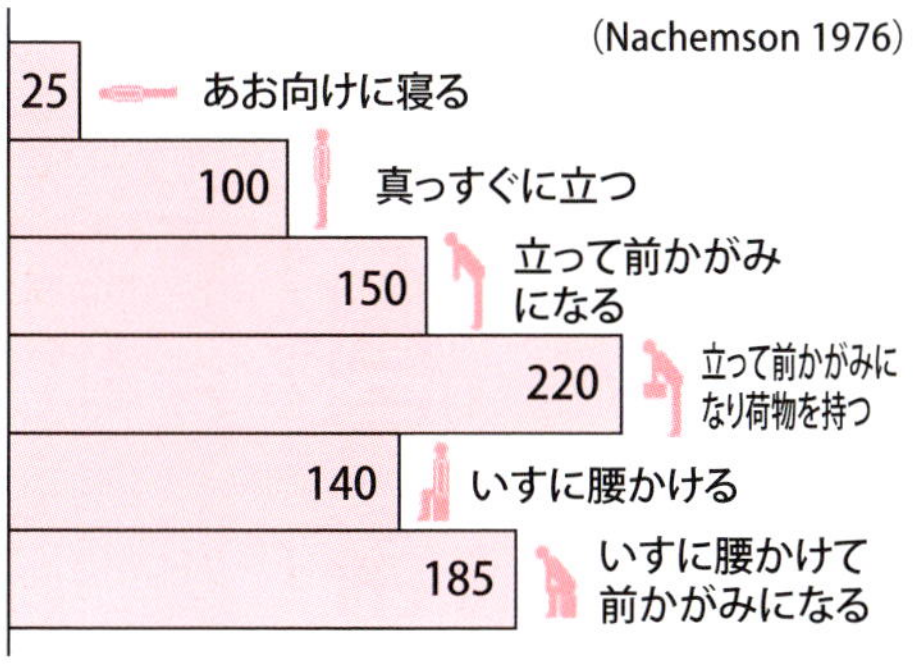

●腰椎部分の変性や変形で脊柱管が狭くなる

椎間板の脊柱管方向へのはみ出し、椎骨の変形、黄色靭帯の変性などが脊柱管を狭めて、神経の圧迫を引きおこす。

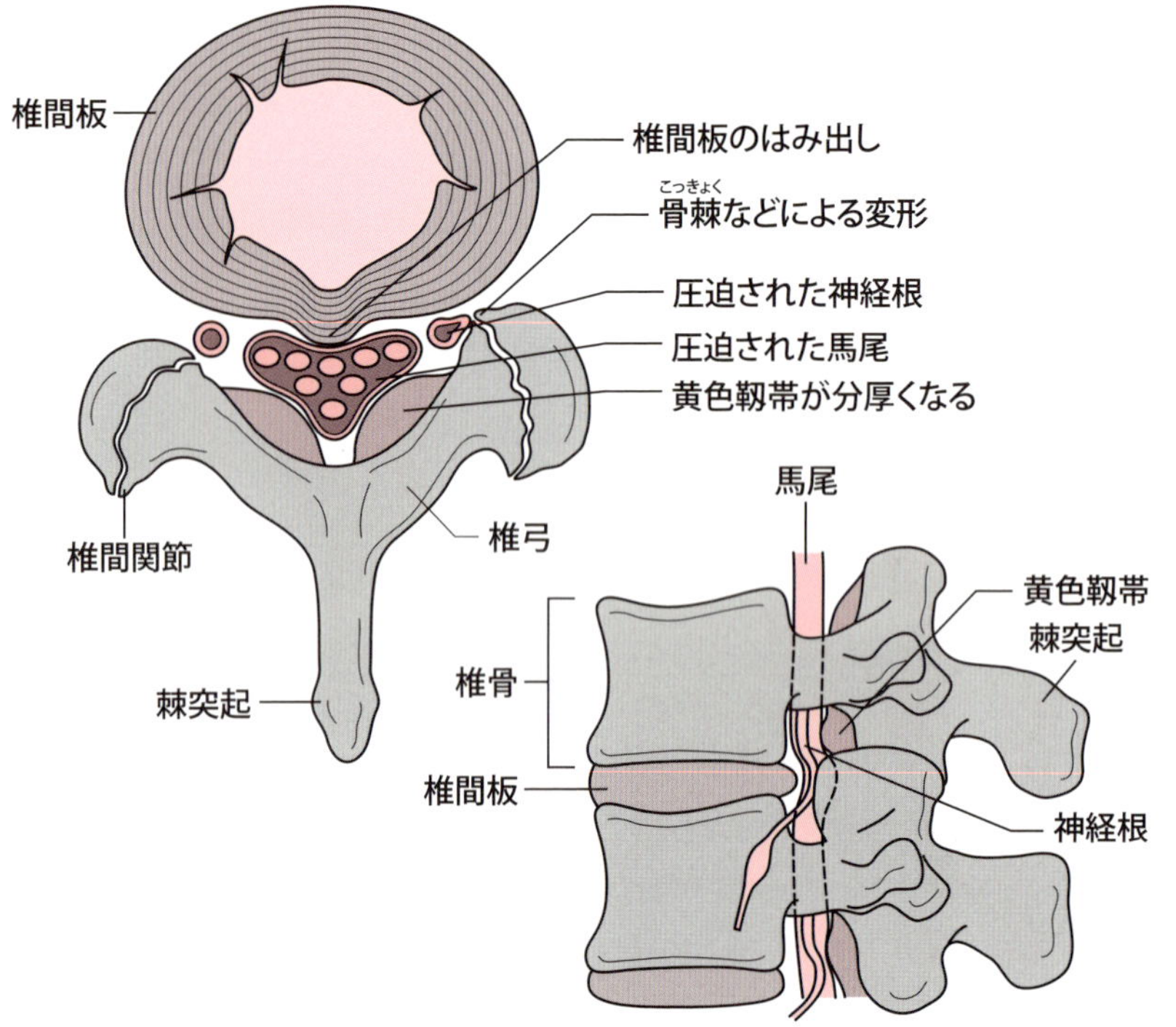

す。デスクワークの人は、腰にかなりの負担がかかっていることになります。また、立っているときでも、前かがみの姿勢をとると150、その姿勢で荷物を持つと220となり、やはり腰に大きな負担がかかっていることがわかります。

脊柱管が狭くなる原因はいくつかあります。椎間板には常に負担がかかっているので、加齢によって水分が減少し弾力がなくなると変性して、つぶれたり、周囲にはみ出したりします。背骨の関節や椎骨間にも無理な力がかかるようになり、「骨《こっ》棘《きょく》」という棘《とげ》のような出っ張りができて、背骨が変形します。椎体が本来の位置からすべってずれたり（腰椎変性すべり症）、背骨が左右に曲がったり（腰椎変性側弯《そくわん》症）して、脊柱管が狭まる場合もあります。

このようなさまざまな変性や変形によって脊柱管が狭くなり、腰部脊柱管狭窄症がおこります。脊柱管が狭くなって神経を圧迫すると、しびれや痛みなどの症状が現れるわけですが、背骨の後方で椎骨と椎骨を連結している黄色靭帯《おうしょく》（上図参照）が変性して分厚くなってくることが、神経の圧迫に大きく影響していると考えられています。

脚のしびれや痛みがおこる坐骨神経痛が特徴

腰部脊柱管狭窄症にみられる脚のしびれや痛みの主なものは、坐骨《ざこつ》神経痛です。坐骨神経は腰椎下部から出る複数の神経根が集まって、お尻、もものうしろ側を通って足先へとのびている神経です（左図参照）。腰椎部の脊柱管が狭くなり、複数の神経根の1本でも圧迫されると、その神経の通り道に沿って坐骨神経痛の症状が出ます。

　腰部脊柱管狭窄症の代表的な症状は坐骨神経痛ですが、これに関連して現れる間欠跛行《かんけつはこう》と呼ばれる症状も大きな特徴です。

　しばらく歩いていると、脚がしびれたり痛くなったりして歩けなくなるのですが、しばらく休息すると、しびれや痛みがおさまり、再び歩くことができるというもので、このような状態がくり返し現れるのが間欠跛行です。

　脊柱管は背を反らすと狭くなり、前かがみになると広がるため、前かがみになったり、いすに腰かけたりすると、痛みはやわらぎます。歩いていて痛みやしびれが強くなったときに座って休むと症状が軽くなる、自転車をこいでいても症状が出ないなどはこのためで、これも腰部脊柱管狭窄症の特徴です。

　腰部脊柱管狭窄症が悪化すると、歩いているときだけでなく、立っているだけ、あるいはあお向けに寝ているだけでも、しびれや痛みを感じるようになります。

　さらに進行すると、脚の感覚が鈍くなる感覚障害や、脚の筋力の低下といった運動麻痺《まひ》もみられるようになります。こうなると足首から先に力が入らないため、つま先を持ち上げられなくなり、小さな段差につまずくことが多くなります。

　また、膀胱《ぼうこう》や直腸の機能にかかわる神経に障害がおこることもあり、排尿や排便のコントロールがうまくできなくなったり、肛門《こうもん》や会陰部《えいんぶ》の周囲にしびれや灼熱《しゃくねつ》感を感じたりする膀胱直腸障害がみられることもあります。

　腰部脊柱管狭窄症は、症状の違いから次に示す三つのタイプに分けられています。このタイプ分けは画像検査ではできず、患者さんの訴える

●坐骨《ざこつ》神経とかかわっている領域

坐骨神経が障害を受けると、お尻から太もものうしろ側、ふくらはぎやすねの外側に、痛みやしびれの症状が出る。

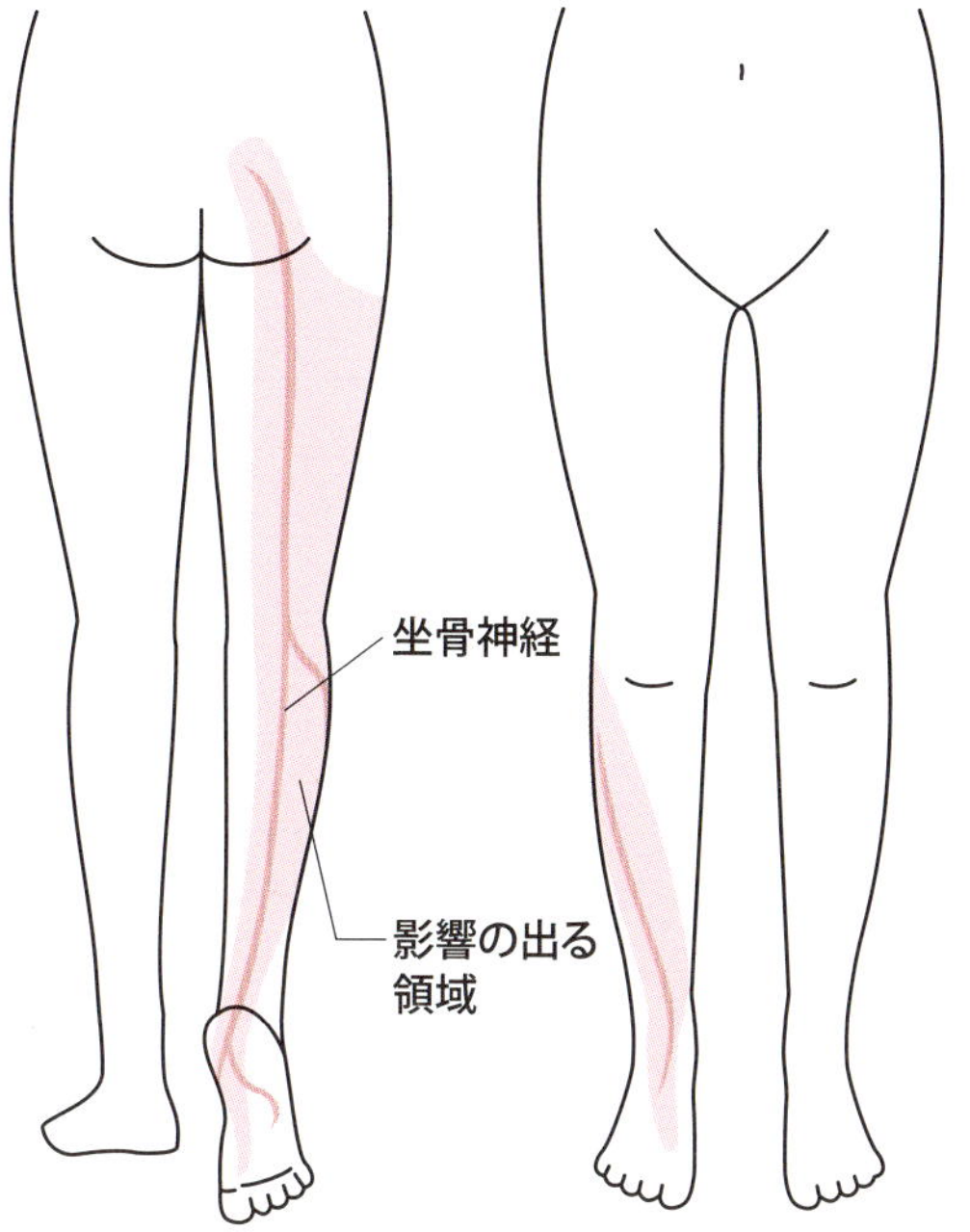

●腰部脊柱管狭窄症の三つのタイプ

腰部脊柱管狭窄症は、馬尾の圧迫か神経根の圧迫かによって現れる症状が異なり、その症状の違いから3タイプに分けられている。

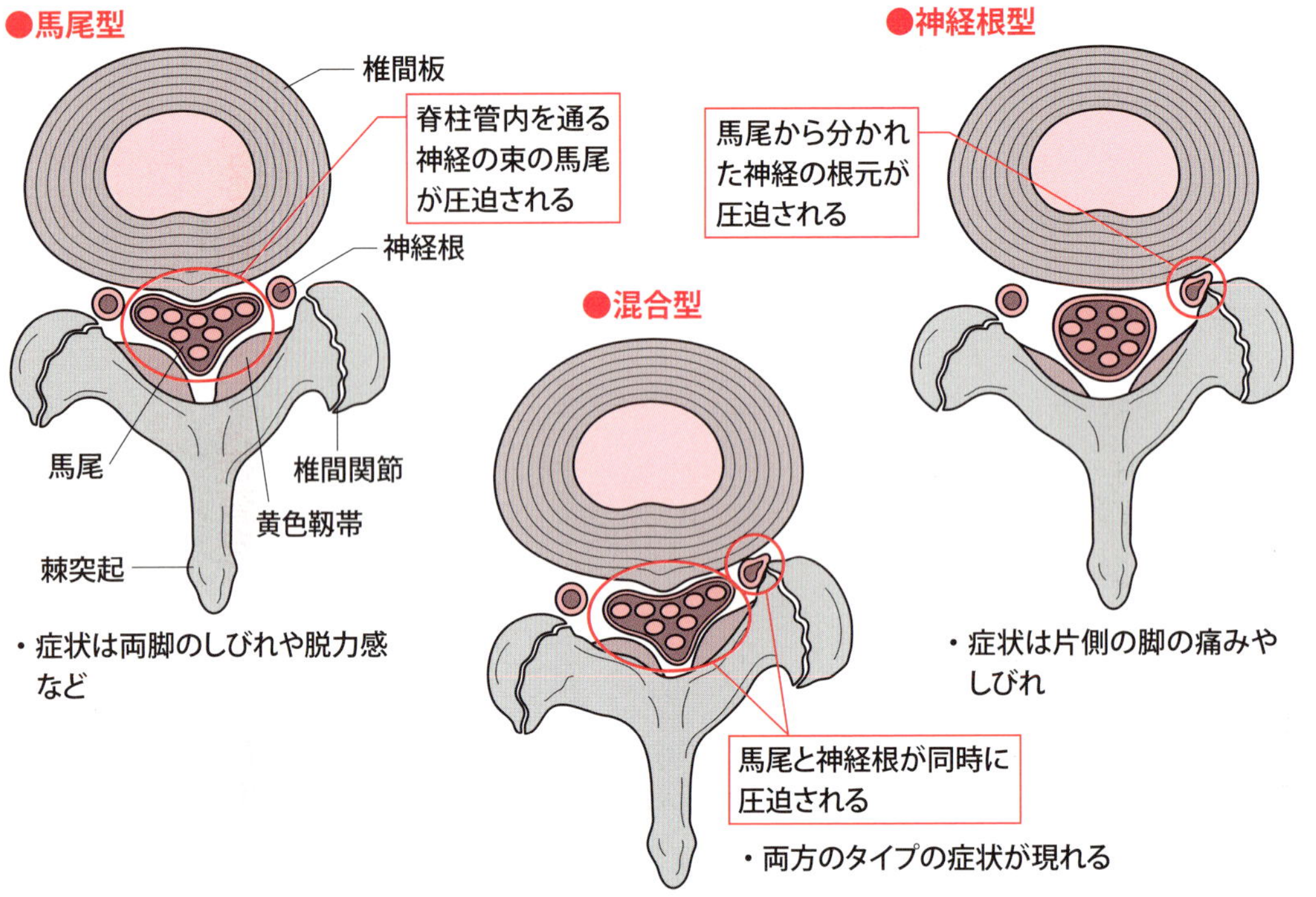
●馬尾型
椎間板
脊柱管内を通る
神経の束の馬尾
が圧迫される
神経根
馬尾
椎間関節
黄色靭帯
棘突起
・症状は両脚のしびれや脱力感
など
●混合型
馬尾と神経根が同時に
圧迫される
・両方のタイプの症状が現れる
●神経根型
馬尾から分かれ
た神経の根元が
圧迫される
・症状は片側の脚の痛みや
しびれ

症状をもとに分類します。

●馬尾型

両脚がしびれますが、痛みはないのが特徴です。しびれのほかに、脱力感、あるいは灼熱感などを訴える人もいます。脊柱管の中央部で馬尾が圧迫を受けると、このような症状となります。脚やお尻、会陰部の知覚に異常がみられたり、膀胱直腸障害、性機能障害を伴ったりすることもあります。

●神経根型

片側の脚だけに痛みやしびれが出るのが特徴です。馬尾から背骨の外へと出ていく単一の神経根が障害されて、症状が現れると考えられます。どこに症状が現れるかで、圧迫されている神経根が推測できます。

●混合型

馬尾型と神経根型の両方の症状が混在しているものです。歩いていると、両方の脚がしびれてきて、さらにがんばって歩いていると、片側の脚だけが非常に痛くなる、といった場合は混合型です。

検査と診断、治療法の選択

間欠跛行の原因の鑑別が重要です。患者さんの訴える症状と画像検査を合わせて診断、治療は保存療法から始めるのが基本です。

閉塞性動脈硬化症との鑑別が非常に大切

　間欠跛行がみられることは腰部脊柱管狭窄症の大きな特徴ですが、間欠跛行があると必ず腰部脊柱管狭窄症というわけではありません。同じように間欠跛行が大きな特徴である別の病気があるからです。

　その病気の代表的なものは、閉塞《へいそく》性動脈硬化症です。歩くときには脚の筋肉を使いますが、筋肉が働くためには血流が必要です。閉塞性動脈硬化症は、脚の動脈に動脈硬化がおこり、血管の内腔《ないくう》が狭くなって血液が流れにくくなる病気です。血流が確保されないと、少し歩いただけで脚が痛くなり、それ以上歩けなくなってしまいますが、少し休むと再び歩けるようになります。

　腰部脊柱管狭窄症が原因でおこる間欠跛行と、閉塞性動脈硬化症が原因でおこる間欠跛行は、患者さんの訴えは同じですが、原因はまったく別ということになります。

　したがって、腰部脊柱管狭窄症の診断を下す際に、閉塞性動脈硬化症と鑑別することが非常に大切となります。閉塞性動脈硬化症の患者さんに、腰部脊柱管狭窄症を治すための手術をしても、間欠跛行は治りません。

　なかには、腰部脊柱管狭窄症と閉塞性動脈硬化症の両方を合併している患者さんもいます。どちらの病気も60歳代で発症する人が多いという共通点もあります。

　閉塞性動脈硬化症との鑑別は、足首と二の腕で収縮期血圧を測って出す足関節上腕血圧比（ＡＢＩ）と、足の指と二の腕で収縮期血圧を測って出す足趾《そくし》上腕血圧比（ＴＢＩ）という二つの検査数値で行います。この数値によって、末梢《まっしょう》の血流障害をみて、閉塞性動脈硬化症か否かを判断します。

　私が診療している東邦《とうほう》大学医療センター大森《おおもり》病院整形外科では、腰部脊柱管狭窄症が疑われる場合、必ずＡＢＩとＴＢＩを調べて、閉塞性動脈硬化症との鑑別を行い、閉塞性動脈硬化症の疑いがある場合は、すぐに循環器科に紹介しています。

　なお、間欠跛行の原因として、バージャー病（閉塞性血栓血管炎）という病気もあります。ただし、バージャー病は50歳までの若い人に発症する病気のため、腰部脊柱管狭窄症との鑑別に困ることはあまりありません。

問診や視診、触診などを行う。画像検査も大切

腰部脊柱管狭窄症を疑う場合、問診、視診、触診、痛みを誘発させるテストなどを行います。腱《けん》反射、筋力、知覚・触覚なども検査します。X線、MRI（磁気共鳴画像法）といった画像検査も大切です。ペースメーカーをつけているなどMRIが使えない患者さんには、脊髄造影や脊髄造影後のCT（コンピュータ断層撮影）が使われています。

ほかの病気との鑑別や合併症を調べるために、血液検査も行います。

【問診】

問診では、年齢、糖尿病と診断されたことがあるかをまず確認します。糖尿病の場合は血管が傷みやすく、閉塞性動脈硬化症をおこしている可能性があるからです。

次いで、どんなときに脚のしびれや痛みを感じるのかを詳しく聞きます。間欠跛行があるかどうか、立った姿勢で症状はどうか、前かがみの姿勢をとったときに症状が軽くなるかどうかもポイントです。

腰部脊柱管狭窄症の場合、歩くと脚にしびれや痛みを覚える人でも、自転車をこいでいるときはまったく症状が出ません。閉塞性動脈硬化症の場合は自転車をこいでも症状が現れるので、これも確認します。

【視診】

患者さんに立ってもらい、背骨の並び方をチェックします。背骨が真

●腰を曲げると症状がやわらぐ

腰を反らすと痛みやしびれが強くなり、前かがみになると症状がやわらぐのが腰部脊柱管狭窄症の特徴。

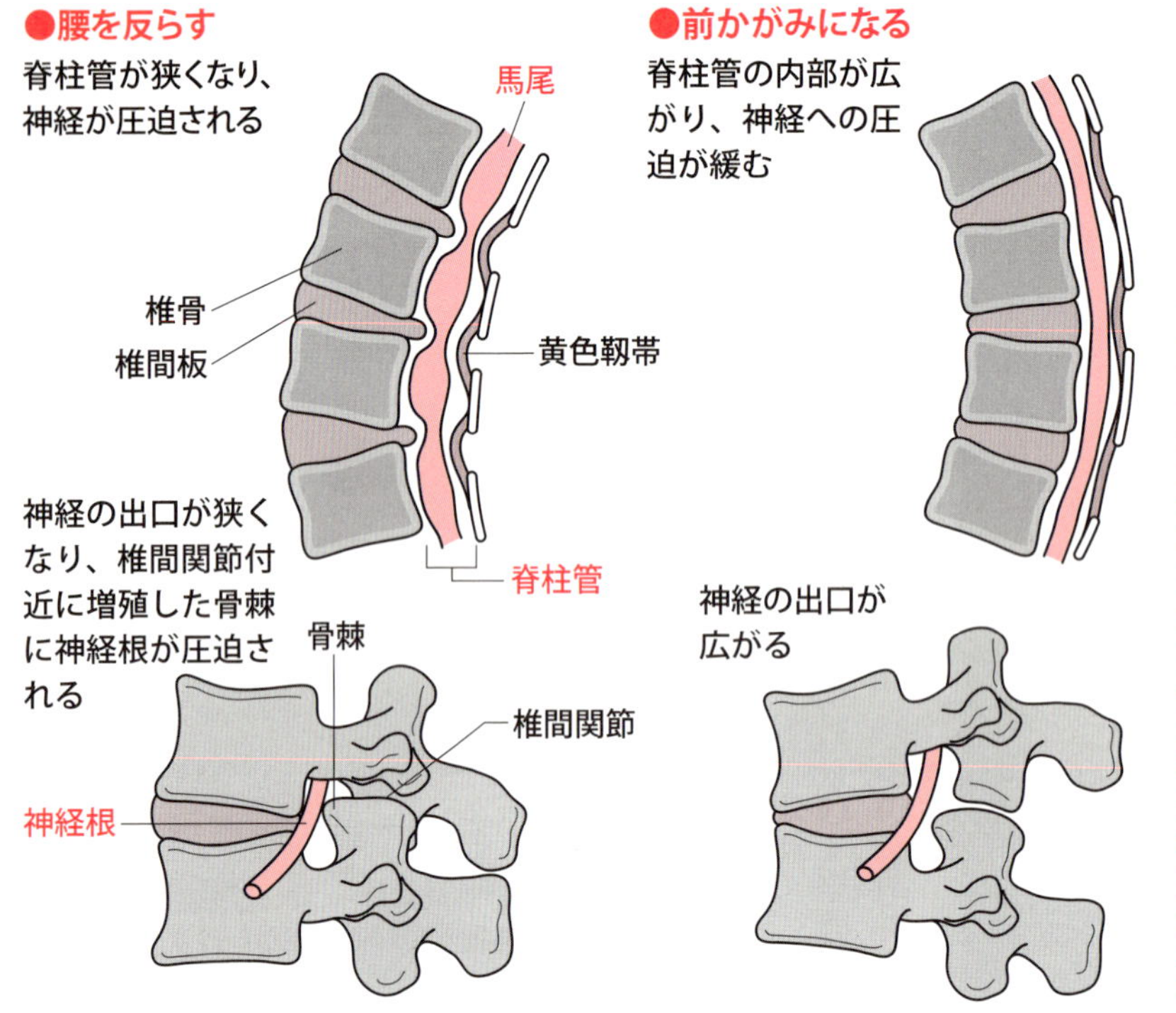

●腰を反らす
脊柱管が狭くなり、神経が圧迫される
馬尾
椎骨
椎間板
黄色靭帯
脊柱管
神経の出口が狭くなり、椎間関節付近に増殖した骨棘に神経根が圧迫される
骨棘
椎間関節
神経根
●前かがみになる
脊柱管の内部が広がり、神経への圧迫が緩む
神経の出口が広がる

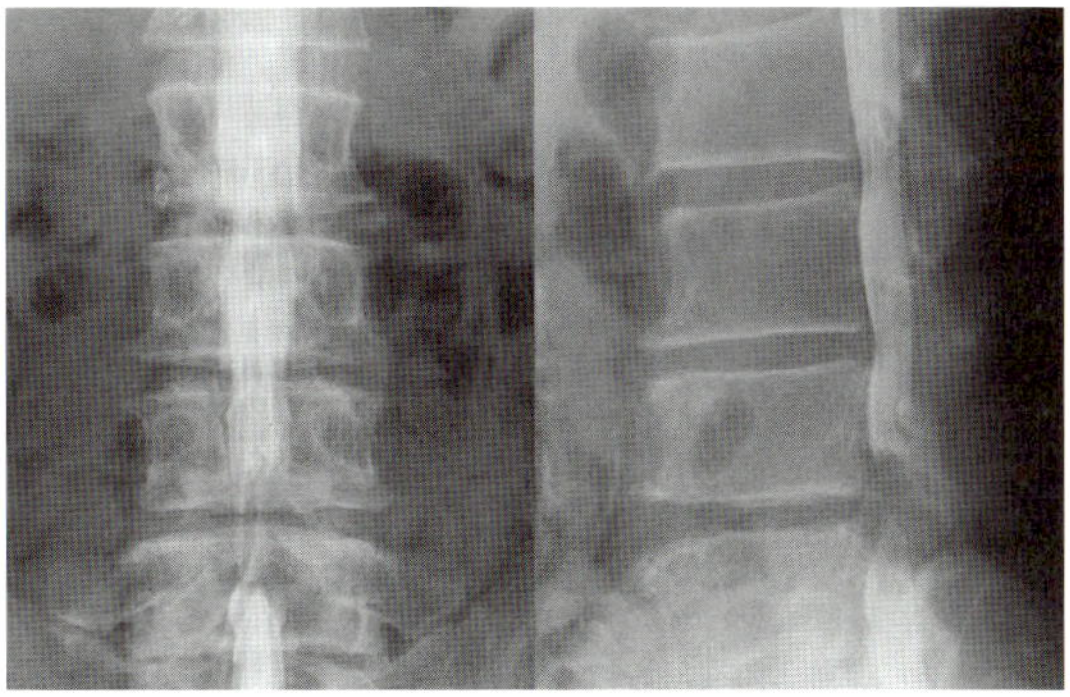

腰部脊柱管狭窄症の脊髄造影像。狭くなっている部分には造影剤が入らないため、白く映らない（左は背中側、右は横からの画像）

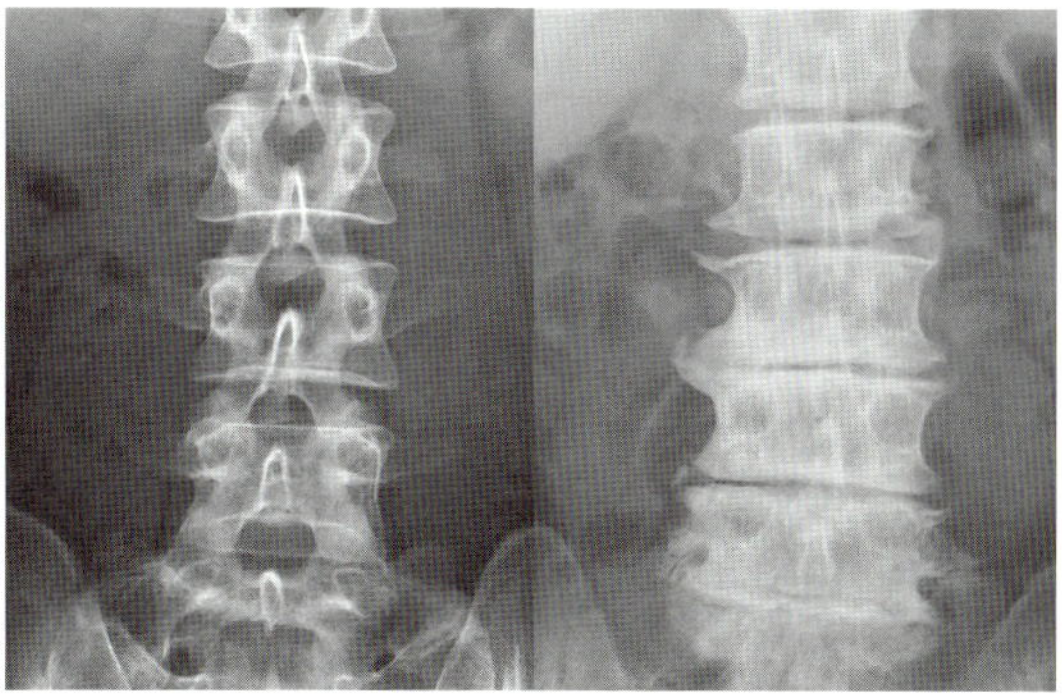

左が若者の、右が高齢者の腰椎のX線画像。加齢に伴い、椎間板がつぶれて椎間が狭くなっている状態がわかる

写真提供：東邦大学医学部整形外科

っすぐかどうか、横から見たときに弯曲や異常がないかを調べます。

【触診】

指を当てて棘突起《きょくとっき》の配列に異常がないかを確認します。指で押してみて痛みがないかも調べます。

【痛みを誘発させるテスト】

下肢伸展挙上《かししんてんきょじょう》テスト（ＳＬＲテスト）、大腿《だいたい》神経伸展テスト（ＦＮＳテスト）、ケンプテストなどがあります（詳しくは109ページ参照）。腰部脊柱管狭窄症の場合はＳＬＲテスト、ＦＮＳテストに反応が出ることは少なく、ケンプテストで痛みが誘発されることが多くなります。

【腱反射】

ゴム製の小さなハンマーで、膝《ひざ》のお皿の下を軽くたたいて反射を調べる膝蓋腱《しつがいけん》反射、アキレス腱のうしろを軽くたたいて反射を調べるアキレス腱反射を調べます。神経に障害があると、これらの反射が弱くなったり、消失したりします。

【筋力テスト】

膝、もも、足首を動かす筋肉などの筋力を調べます。医師が加える力に抵抗するように、患者さんに力を入れてもらい、筋肉を神経がコントロールできているかをみます。

【知覚・触覚テスト】

筆やピンなどで触ったり、皮膚を軽く突いたりして、感触や痛みを感じるかをみます。神経に異常があると、左右で感覚が異なったり、感触や痛みを感じなかったりします。

【X線】

前後、側面、斜めの位置のほかに、前屈、後屈の姿勢で撮影することもあります。椎間が狭くなっていたり、椎間関節に変形があったりすると、X線画像でわかります。

【MRI】

ＭＲＩはX線では映らない椎間板や脊髄などを映し出すことができるため、非常に役立つ検査です。ただし、心臓にペースメーカーをつけている人は、この検査を受けることができません。

【造影検査】

馬尾を包む硬膜の内部や椎間板に造影剤を注入し、X線で撮影する検査です。ＣＴでも撮影します。

患者さんの訴えが診断のポイント。症状に応じて治療を行う

各種画像検査機器の発達により、背骨のようすは非常に鮮明にわかるようになってきました。しかし、画像で見る背骨の状態と、患者さんの訴える症状は、必ずしも一致するわけではありません。

画像検査で見る限り、かなり神経が圧迫されているのではないかと思われる患者さんでも、しびれや痛みをまったく訴えないことがあります。逆に、画像検査では、それほど悪い状態に見えない場合でも、しびれや痛みの症状を強く訴える患者さんもいます。

このため、診断で最も重視するのは患者さんの訴えです。患者さんが脚のしびれや痛みを訴えていて、画像検査でも異常が認められれば、腰部脊柱管狭窄症を疑うことになります。さらに間欠跛行が認められ、前かがみの姿勢をとったときに症状が軽くなるといったことがあれば、腰部脊柱管狭窄症と診断できます。先に述べた閉塞性動脈硬化症との鑑別も、必ず行います。

なお、一般の病院で使うために「腰部脊柱管狭窄診断サポートツール」が開発されています（上の表参照）。当施設のような大学病院では、整形外科のなかでも脊椎の病気を専門に扱う医師が診察しているので必要ありませんが、一般の病院ではこのサポートツールを使うと、腰部脊柱管

●腰部脊柱管狭窄診断サポートツール

（日本脊椎脊髄病学会）

評価項目		判定（スコア）	
病歴	年齢	60歳未満（0）	
		60〜70歳（1）	
		71歳以上（2）	
	糖尿病の既往	あり（0）	なし（1）
問診	間欠跛行	あり（3）	なし（0）
	立位で下肢症状が悪化	あり（2）	なし（0）
	前屈で下肢症状が軽快	あり（3）	なし（0）
身体所見	前屈による症状出現	あり（−1）	なし（0）
	後屈による症状出現	あり（1）	なし（0）
	足関節上腕血圧比0.9	以上（3）	未満（0）
	アキレス腱反射低下・消失	あり（1）	正常（0）
	下肢伸展挙上テスト	陽性（−2）	陰性（0）

＊該当するものをチェックし、割り当てられたスコアを合計する
＊合計点数が７点以上の場合は、腰部脊柱管狭窄症である可能性が高い

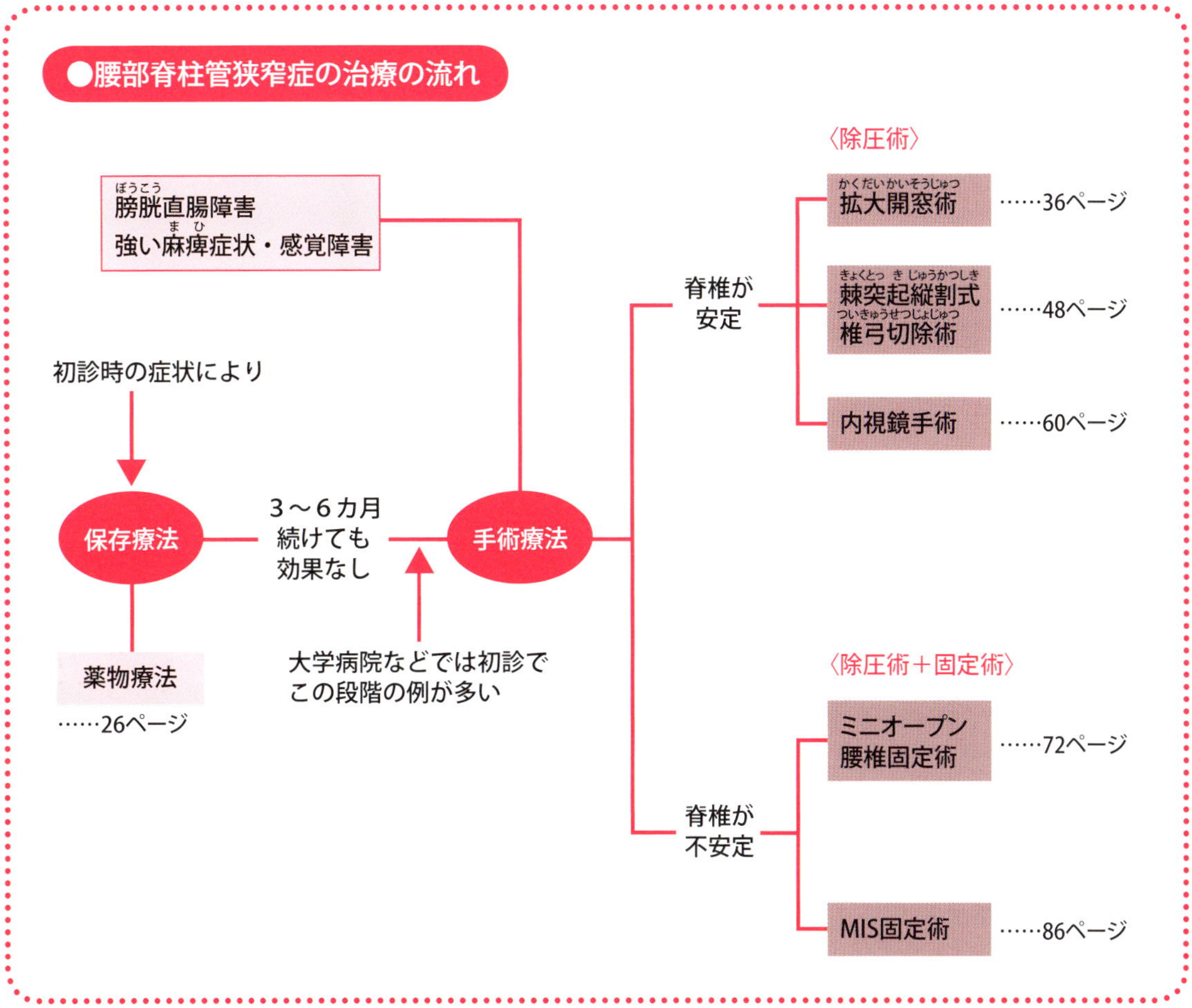

狭窄症であるかどうか、ある程度見極めがつきます。

まず保存療法を試す。手術法は複数ある

腰部脊柱管狭窄症と診断がつけば、その患者さんの症状に応じた治療を行います。

一般にはまず、日常生活が楽に過ごせることを目的に、手術以外の治療法である保存療法を行います。保存療法には薬物療法、神経ブロック、装具療法などがあります。

保存療法を3～6カ月続けても効果がみられない場合には、手術療法を考慮します。

手術の場合、脊椎が安定していれば神経の圧迫を取り除く除圧術を行います。脊椎がグラグラして不安定なら、除圧術に加えて固定術も必要です。

なお、膀胱直腸障害や強い神経の障害がみられる場合には、時間がたつと神経の回復が難しくなるため、ただちに手術を行い、神経への圧迫を取り除く必要があります。

背骨の老化が腰椎の異常の原因に

老化は椎間板の変性から始まり、やがて背骨が変形。腰部の神経への圧迫により、症状が現れる

背骨の老化によって腰や脚に症状が現れる

本書で取り上げる**腰部脊柱管狭窄症**や**腰椎椎間板ヘルニア**をはじめ、**腰椎変性すべり症**や**腰椎変性側弯症**などになると、腰痛や脚の痛み・しびれといった症状が現れてきます。こうした症状が生じるのは、大まかにいうと、背骨の老化が大きな要因となっています。加齢に伴い背骨の性質が変わったり(変性)、背骨の形が変わったり（変形）することで、背骨を通る神経を圧迫・刺激して、脚のしびれなどの共通の症状が引きおこされるわけです。

背骨のなかで、最も老化の影響が現れやすいのは椎間板といわれています。椎間板は、背骨を形成する椎骨と椎骨の間でクッションのような役割を果たしている組織で、軟骨でできています。さまざまな姿勢や動作によって、上下左右いろいろな方向から背骨にかかる衝撃を椎間板によって吸収することで、私たちの体はバランスよく背骨に支えられています。

椎間板の水分が失われ背骨が不安定に

若々しい椎間板はたくさん水分を含み、とても弾力性に富んでいます。生まれたての赤ちゃんから18歳ころまで、椎間板が含む水分量は80～90％弱との報告があり、20歳代後半からは徐々に水分が失われていき、椎間板の性質が変化していくと考えられています。水分の喪失により、椎間板のみずみずしさや弾力も失われてしまいます。

それによって、本来の椎間板の厚みを保つことができなくなって、つぶれてしまうために、背骨のバランスが崩れ、安定性が悪くなっていきます。ヘルニアは、比較的若い世代におこるといわれていますが、椎間板に注目すると、すでに老化が現れはじめているともいえます。

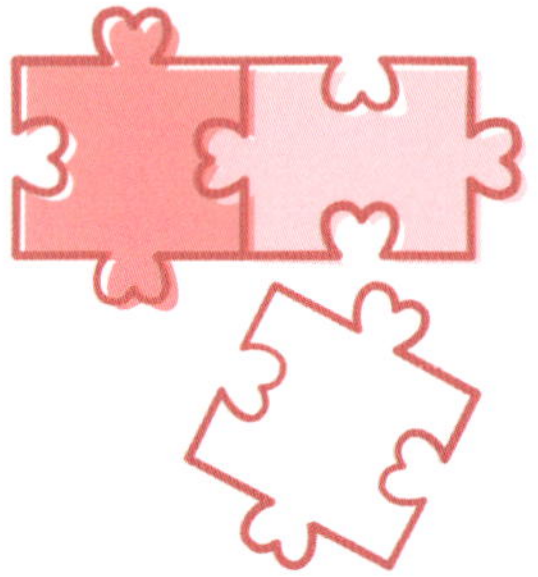

性質の変化とともに背骨の形の変化もおこってくる

こうした椎間板の変性をきっかけに、椎間関節に負担がかかったり、

背骨にずれがおこったり、バランスを補正しようとして棘のような骨（骨棘）が生じたりすることで、背骨の形にも変形がおこってきて、腰の痛みや脚のしびれにつながる状態がつくり上げられていきます。

どの部分に大きな負担がかかり、その結果、どの部分に大きな変化が現れるかは人それぞれで、その状態によって、腰部脊柱管狭窄症、腰椎椎間板ヘルニア、腰椎変性すべり症、腰椎変性側弯症などがおこることになります。たとえば、椎間板の周囲に亀裂が入り、中味がはみ出してしまえば椎間板ヘルニア、神経の通路である脊柱管が狭くなってしまうと脊柱管狭窄という状態になります。それらの状態は単独ではなく、いくつか重なって生じていることも少なくありません。

このように、現れ方はさまざまであっても、背骨に生じている変化は共通しており、症状は、馬尾や神経根など下半身をつかさどる神経への圧迫や刺激によっておこるものですから、治療の考え方の基本も共通しています。いずれも保存療法から始め、必要に応じて手術を検討します。手術は、神経にかかっている圧迫を取り除く除圧術、不安定な背骨を固定する固定術に大きく分かれ、これらを組み合わせて行うこともあります。

●椎間板の変性と背骨の変形

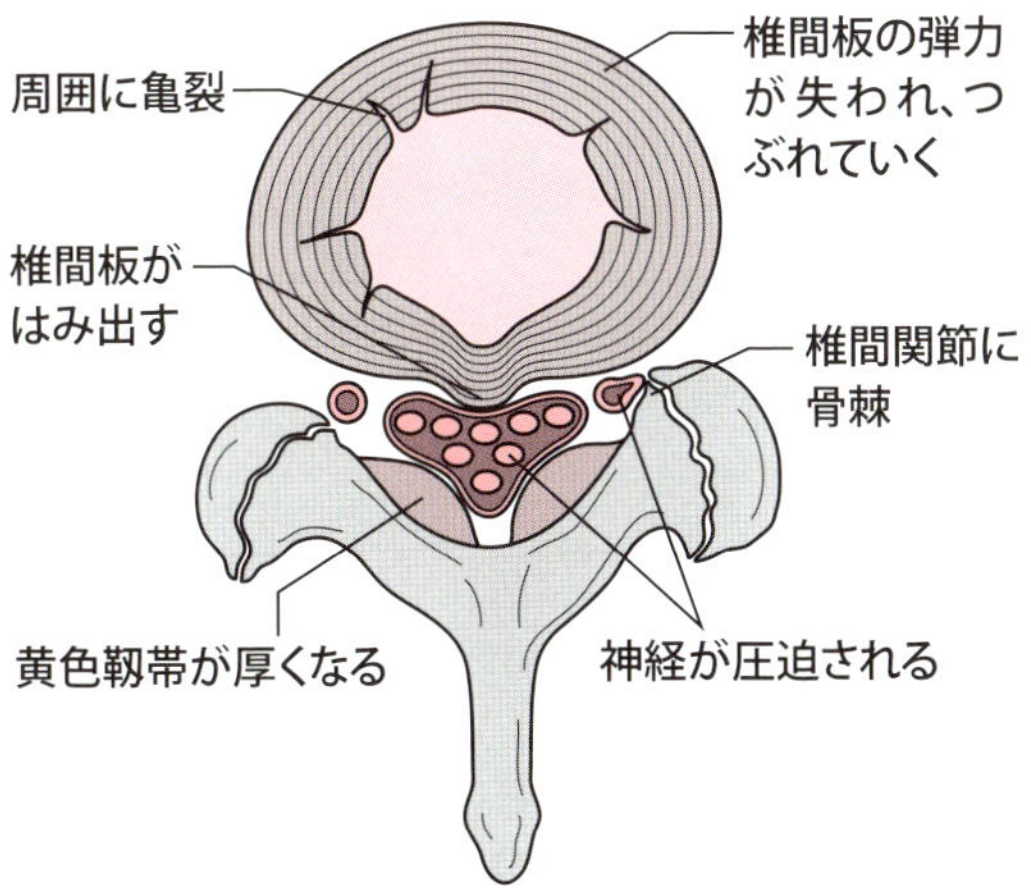
周囲に亀裂
椎間板の弾力が失われ、つぶれていく
椎間板がはみ出す
椎間関節に骨棘
黄色靭帯が厚くなる
神経が圧迫される

●腰椎変性すべり症

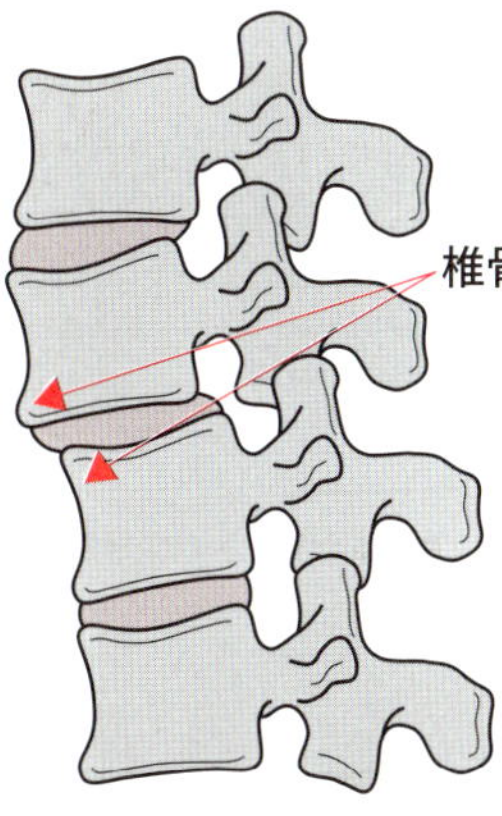
椎骨のずれ

椎間板が弾力を失ってつぶれたことにより、椎骨がすべって前後にずれる

●腰椎変性側弯症《そくわん》

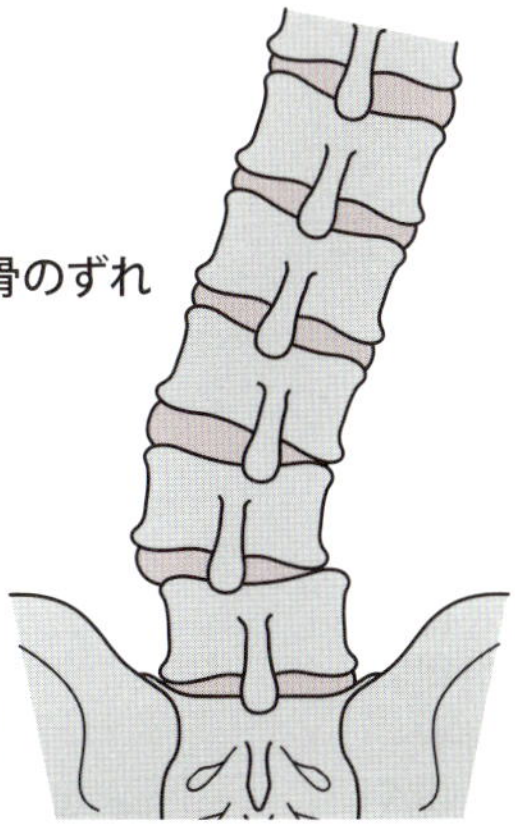

椎間板の変性や、椎間関節の変形により、背骨が側方に弯曲する

保存療法

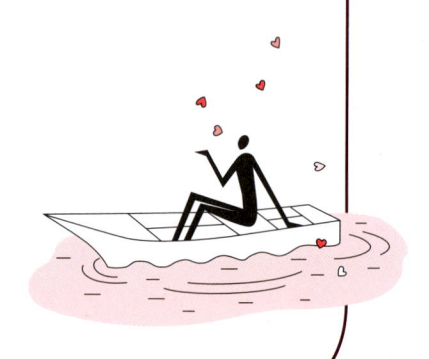

薬物療法

痛みをやわらげ、日常生活の動作を楽にする

東邦大学医療センター大森病院 整形外科教授
高橋 寛（たかはし・ひろし）

腰部《ようぶ》脊柱管《せきちゅうかん》狭窄症《きょうさくしょう》の治療で、最初に取り組むのが保存療法。服薬や神経ブロックによる薬物療法がその中心となる。症状に応じて用いる薬剤、神経ブロックの有用性など適切な対処法を、高橋寛先生にうかがった。

どんな治療法ですか？

症状のある患者さんに、最初に行う治療法です。痛みやしびれなどの症状をやわらげ、日常生活を楽に送れるようにする目的で行い、3～6カ月程度続けて、効果を見極めます。

脊柱管が狭くなっていても症状が出るとは限らない

腰部脊柱管狭窄症は、神経の通り道である背骨に囲まれたトンネル（脊柱管）が狭くなってしまい、神経を圧迫しておこります。加齢による椎間板《ついかんばん》や骨の変形、椎骨のずれ、脊柱管を通る神経のうしろ側で背骨の椎骨どうしをつないでいる黄色靱帯《おうしょくじんたい》が厚くなるなど、いくつかの原因が合わさって、脊柱管が狭くなっていきます（脊柱管の構造は14ページ参照）。

ただし、脊柱管が狭くなっていても、必ず症状が出るわけではありません。X線などの画像検査で、このような状態になっていることが確認できる患者さんでも、脚の痛みやしびれなどの症状がまったくない人もいます。このような患者さんには治療を行う必要はありません。

診断がついたら最初に行うのが薬物療法

しかし、脚の痛みやしびれといった症状があって、諸検査で腰部脊柱管狭窄症であると診断された場合は、最初に、薬物療法を行うのが一般的です。

薬物療法の目的は、生活の支障となる不快な症状をやわらげて、日常の動作を楽に行える状態にすることです。腰部脊柱管狭窄症の患者さんは、脚の痛みやしびれが原因で歩くことが困難な場合が多いので、日常生活に困らない程度の距離を歩くことができるようになれば、薬物療法は成功したといえるでしょう。

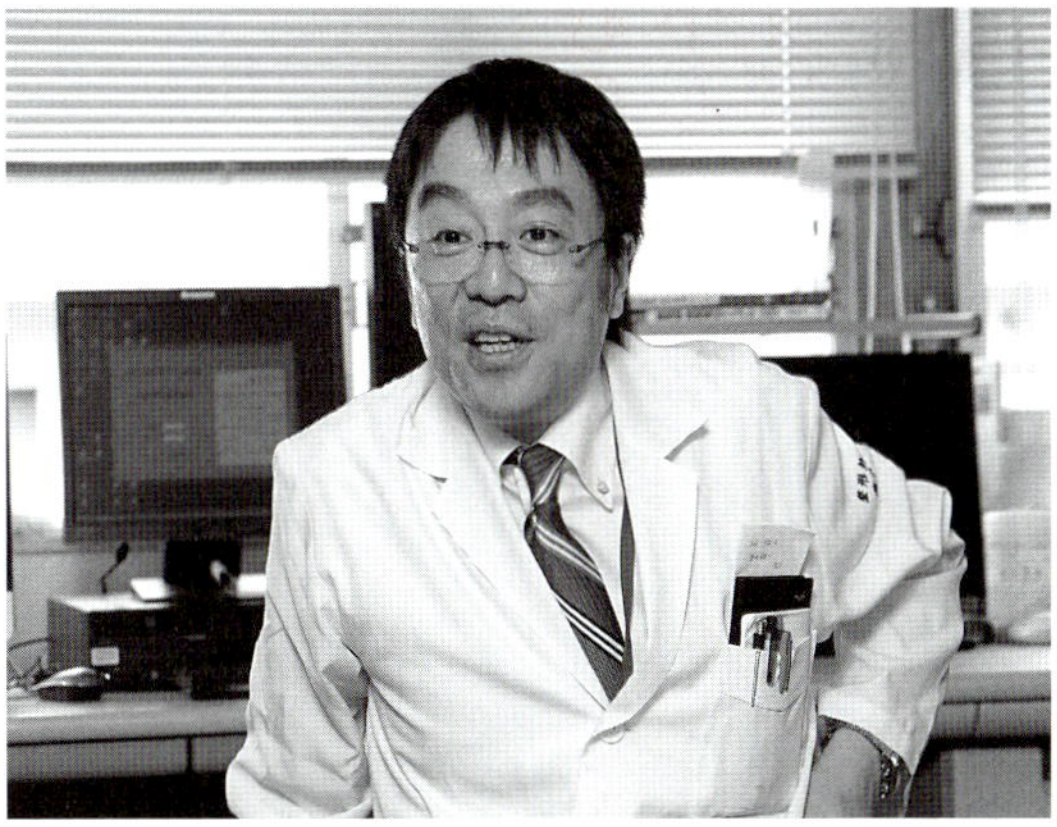
「適切な治療には患者さんとの信頼関係が大切です」

ただし、薬物によって物理的に背骨のトンネルを広げることはできません。したがって、薬物療法によって、痛みやしびれを引きおこしている原因を解消することはできないのです。薬物療法は有効な治療法ですが、限界もあるということを頭に置

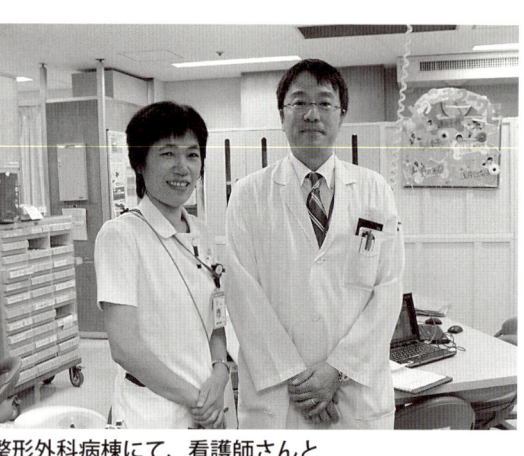

整形外科病棟にて、看護師さんと

いておく必要があります。

しばらく薬物療法を続けて、症状がおさまっていけば少しずつ薬を減らし、薬がなくても日常生活に困らないようになれば治療を終えることができます。しかし、薬を使っても症状が取れない場合は、いくつか薬の種類を変えて、ようすをみることになります。

それでも症状が改善しない場合は、神経ブロックという治療を行います。圧迫を受けている神経やその周囲に局所麻酔薬やステロイド薬を注射して、痛みの伝達を止める（ブロックする）方法です。ただし、神経ブロックは人によって効果が異なり、非常によく効く場合もあれば、ほとんど効果がみられない場合もあります。

残念ながら、これらの薬物療法の効果で痛みなどの症状が軽減しても、痛みがゼロになるとは限りません。治療前に10の強さと感じる痛みが、3あるいは4のレベルになって、日常生活には困らない程度になり、その状態で普通に生活している患者さんもたくさんいます。

排便や排尿の障害などがあればすぐに手術を考慮する

神経ブロックでも効果が得られない場合は、手術を検討する必要があります。一般に薬物療法や神経ブロックに3～6カ月程度取り組んでも症状の改善がみられないときは、手術をお勧めしています。

しかし、手術となるとなかなか決心がつかない患者さんも少なくありません。腰部脊柱管狭窄症は命にかかわる病気ではないので、手術のタイミングは患者さんの気持ちしだいとなります。

薬物療法によって日常生活には困らない程度に痛みが抑えられれば、手術を受けないという選択肢も考えられます。

ただし、腰部脊柱管狭窄症によって、排便・排尿がコントロールできなくなるなどの膀胱《ぼうこう》直腸障害（17ページ参照）、若い男性ではＥＤ（勃起《ぼっき》不全）、神経の麻痺が強くて脚の筋力低下がみられる場合などは、薬物療法は行わず、すぐに手術を検討するべきです。

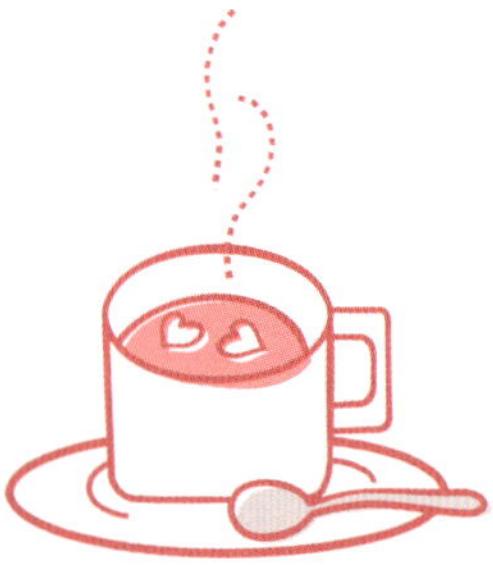

●腰部脊柱管狭窄症《ようぶせきちゅうかんきょうさくしょう》の保存療法

診断
- 脚の痛みやしびれなどの症状
- 脊柱管が狭くなって神経を圧迫

↓

薬物療法
- 非ステロイド性消炎鎮痛薬（NSAIDs）
- プロスタグランジンE1製剤
- 漢方薬（芍薬甘草湯《しゃくやくかんぞうとう》）
- 神経性疼痛《とうつう》緩和薬（プレガバリン）
- オピオイド鎮痛薬（トラマドール塩酸塩・アセトアミノフェン配合）

↓

神経ブロック
- 硬膜《こうまく》外ブロック
- 選択的神経根《しんけいこん》ブロック

その他の保存療法
- 装具療法（コルセット）
- 電気療法、温熱療法
- 牽引《けんいん》療法 など

3～6カ月保存療法を行っても効果がみられない場合には手術を考慮する

治療の進め方は？

脚の痛みに対しては、痛みをやわらげる薬、脚のしびれには、血流を促す薬を用います。強力に痛みを抑える新しい薬も登場しています。神経ブロックも試す価値のある治療法です。

痛みには消炎鎮痛薬、しびれには血流促進の薬剤

腰部脊柱管狭窄症の薬物療法では、脚の痛みがある場合、最初に使うのは非ステロイド性消炎鎮痛薬（ＮＳＡＩＤｓ）で、痛みと炎症を抑える働きがあります。この薬は胃腸障害をおこしやすいという副作用がありますが、最近は胃腸障害をおこしにくいタイプの薬も開発されています。

そこで、非ステロイド性消炎鎮痛薬のなかでも、胃腸障害をおこしにくい薬を第一に選択し、効果がみられない場合は、その他の非ステロイド性消炎鎮痛薬を試すことになります。その際には、胃腸障害の予防のために、胃酸の分泌を抑制するプロトンポンプ阻害薬を一緒に処方するようにしています。

患者さんのなかには、長期間、非ステロイド性消炎鎮痛薬を服用したため、消化管に潰瘍《かいよう》ができて下血がみられる人もいます。このような場合は薬物療法を中止して、手術を受

●腰部脊柱管狭窄症の治療に用いられる薬

非ステロイド性消炎鎮痛薬（NSAIDs）	胃腸障害をおこしにくいタイプ（COX-2《コックス》選択的阻害薬）	最もよく使われる痛み止めで炎症を鎮める作用もある。主な副作用は消化器の潰瘍《かいよう》、心血管系障害、発疹《ほっしん》、眠気など
	従来のタイプ ＊プロトンポンプ阻害薬併用	
プロスタグランジンE1製剤		末梢《まっしょう》の血管を広げて血流を改善する。主な副作用は下痢、吐き気、嘔吐《おうと》、眠気、発疹など
漢方薬	芍薬甘草湯	筋肉痛や神経痛をやわらげる。主な副作用は胃の不快感、吐き気、発疹など
神経性疼痛緩和薬	プレガバリン（商品名リリカ）	末梢神経の障害による痛みをやわらげる。主な副作用は眠気、ふらつき、むくみなど
オピオイド鎮痛薬	トラマドール塩酸塩・アセトアミノフェン配合（商品名トラムセット）	強力な鎮痛効果。主な副作用は吐き気、嘔吐、眠気、便秘、めまいなど

けるように勧めています。

脚のしびれや脱力感、間欠跛行《かんけつはこう》といった症状がみられる患者さんには、プロスタグランジンE1製剤を用います。この薬は末梢《まっしょう》の血管を広げて血流をよくする働きがあります。脚のしびれや脱力感、間欠跛行といった症状は、神経が圧迫されることにより、血行が悪くなって現れると考えられるため、プロスタグランジンE1製剤が効果的です。

また、腰部脊柱管狭窄症の患者さんのなかには、夜眠っているときや明け方に脚がつる人がいます。こうした患者さんに対しては、漢方薬の芍薬甘草湯《しゃくやくかんぞうとう》を処方しています。

消炎鎮痛薬で効果が不十分なら作用の異なる薬を用いる

非ステロイド性消炎鎮痛薬を数種類試しても効果がみられない場合は、プレガバリン（商品名リリカ）という神経性疼痛《とうつう》緩和薬と呼ばれる種類の薬を使うことがあります。この薬はもともと帯状疱疹《たいじょうほうしん》後の神経痛を抑えるために使われている薬で、末梢神経が障害されている場合に、よく効きます。非ステロイド性消炎鎮痛薬とは、薬が作用するしくみが異なるので、非ステロイド性消炎鎮痛薬で効果がみられない患者さんには、次の選択肢として有望な薬です。

ただし、プレガバリンは眠気、ふらつきといった副作用があるので、注意する必要があります。

さらに、トラマドール塩酸塩・アセトアミノフェン配合（商品名トラムセット）という薬も有力な選択肢です。この薬はアセトアミノフェンとトラマドールという薬物が両方含まれている配合剤です。アセトアミノフェンは副作用の少ない解熱鎮痛薬で、市販のかぜ薬などにも含まれています。トラマドールは弱オピオイドと呼ばれる種類の薬物で、中枢神経系に働き、強力な鎮痛効果があります。非ステロイド性消炎鎮痛薬ともプレガバリンとも、薬が作用するしくみが異なります。

ただし、この薬は吐き気、嘔吐《おうと》、眠気、便秘、めまいなどの副作用に注意が必要です。

硬膜外ブロックまたは神経根ブロックが有効

さまざまな内服薬による薬物療法で効果がみられない患者さんにとって、もう一つ有力な選択肢となるのが、神経ブロックです。

神経ブロックは神経やその周囲に局所麻酔薬を注射し、痛みの伝達をブロックする方法です。痛みの情報が脳に伝わらないように、途中で止めてしまうわけです。症状によっては、局所麻酔薬に炎症を鎮めるステロイド薬をあわせて用います。

腰部脊柱管狭窄症の治療でよく使われるのは、硬膜外《こうまく》ブロックという

●硬膜外ブロック

脊柱管内には神経の束の馬尾が通っている。馬尾を包んでいる硬膜の外側に局所麻酔薬、ステロイド薬を注入して神経を麻痺《まひ》させ、痛みが伝わるのを止める。腰椎の椎骨間から入れる手技と、仙骨の先の仙骨裂孔という孔から入れる手技がある。

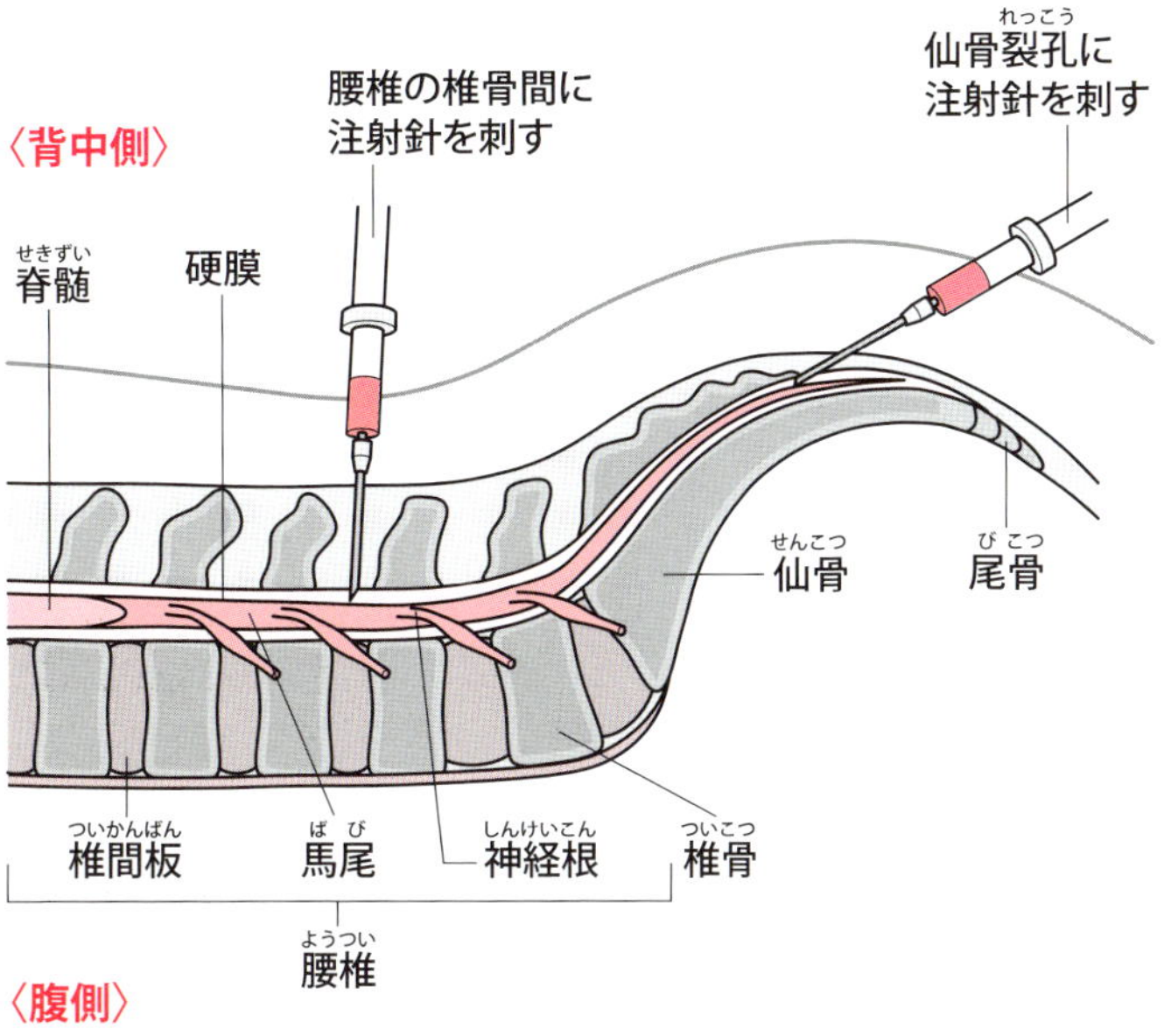

●選択的神経根ブロック

症状のもととなっていると推測される１本の神経根に針を刺すか、あるいはその直近に針を入れて、薬を注入する。打った瞬間の痛みが、いつもの症状と一致するか、その後症状がとれるかによって、症状を引きおこしている神経根を特定できる。

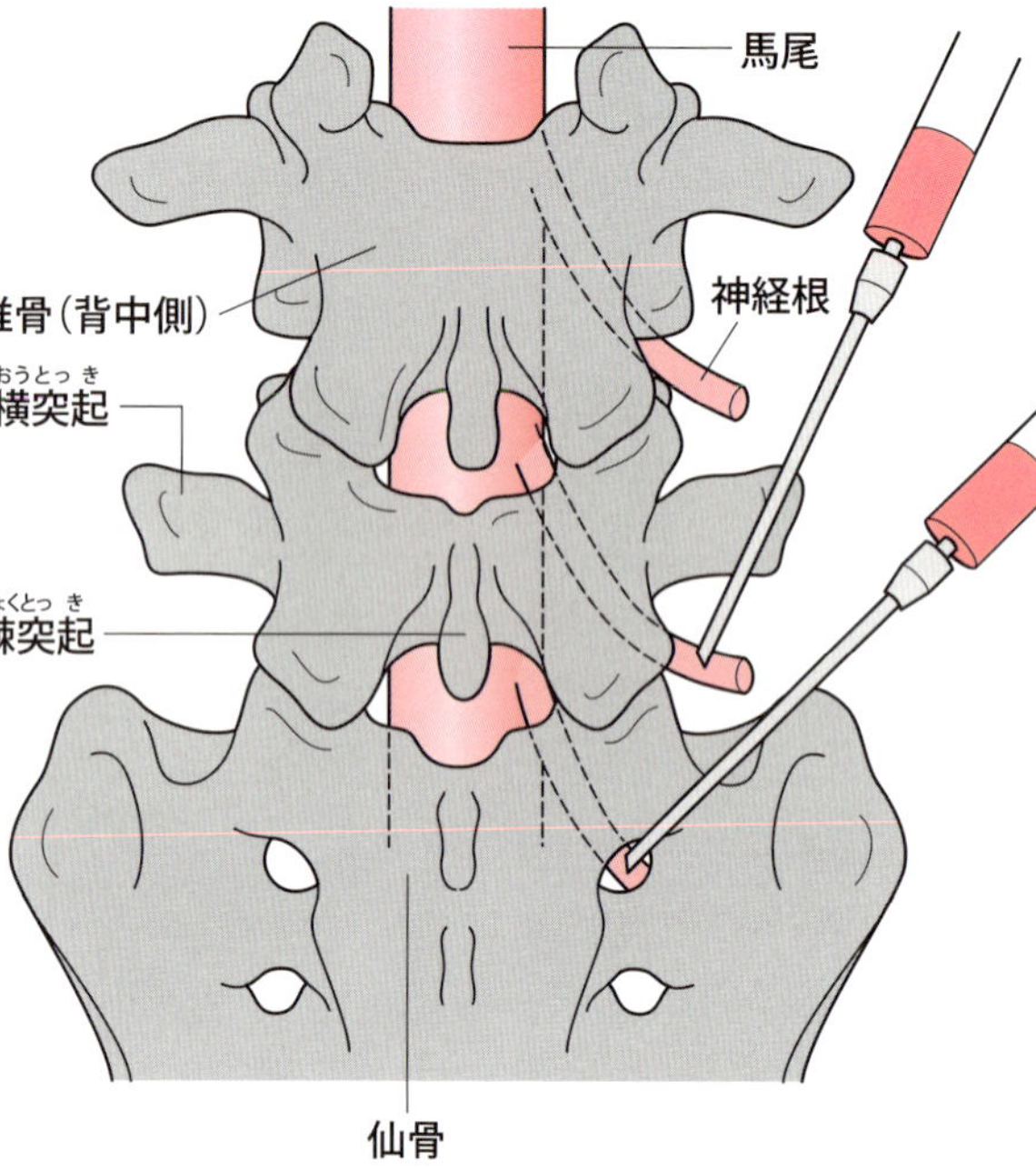

方法です。脊髄《せきずい》や馬尾《ばび》は硬膜という膜で包まれていますが、この膜の外側にある空間に薬剤を注入する治療法です。

硬膜外ブロックを行うと、知覚神経だけでなく運動神経も麻痺します。また、麻酔の効いている血管が広がるため、血圧が低下します。このため、注射を打ったあと、患者さんは1～2時間程度、安静に過ごす必要があります。

腰部脊柱管狭窄症では、診断と治療を兼ねて、選択的神経根《しんけいこん》ブロックという手法も行われます。X線透視装置で位置を確認しながら、その患者さんの症状を引きおこしていると推測される、馬尾から分かれた1本の神経根を選び、神経根そのもの、もしくはその周囲に注射を打って、局所麻酔薬、あるいは、局所麻酔薬にステロイド薬をあわせて注入するものです。局所麻酔薬を注入する前後に造影剤を注射して検査をする場合もあります。

選択的神経根ブロックの注射は、打った瞬間に激しい痛みが生じますが、その神経根が普段出ている症状のもととなっていれば、すぐに痛みやしびれなどの症状はおさまっていきます。

この選択的神経根ブロックによって、症状のもととなっている神経根を特定できます。そのため、この治療は診断を兼ねて行うものです。

神経ブロックの効果は人それぞれで、効果が1年以上持続する患者さんもいれば、注射を打ったその日にしか効果がみられない患者さんもいます。数回、神経ブロックを試みても効果が持続しないようであれば、手術を検討するように勧めるのが一般的です。

装具療法は手術後一時的に、温熱療法は腰痛に有効

　薬物療法以外の保存療法としては、装具療法が昔から行われてきました。腰部脊柱管狭窄症の患者さんは、前かがみの姿勢をとると、患部の神経の圧迫が弱まり、症状がやわらぎます。そこで、痛みを抑えるため、体がのびないように、強制的に前かがみの姿勢にする装具のコルセットを身につけるという治療です。コルセットは患者さんの体に合わせてオーダーメードで作ります。

　しかし、手術を避ける目的でこの装具療法をすることは、最近は少なくなっています。コルセットを身につけても、根本的な解決策になるわけではなく、不自然な姿勢を長期間とるのは患者さんにとって大きな負担となるためです。

　ただし、手術のあとには患部の保護のために、背骨が安定するまでコルセットをつける場合があります。

　低周波を当てる電気療法や、温熱療法をして血行を促す療法は、腰痛に対して一定の効果があります。ただし、腰部脊柱管狭窄症にみられる脚の痛みやしびれに対しての効果は期待できません。

　慢性的に腰痛のある人に対して、牽引《けんいん》療法が行われることがあります。牽引は筋肉の緊張をほぐすことが目的で、腰痛には一定の効果があります。ただし、この方法も腰部脊柱管狭窄症にみられる脚の痛みやしびれに対して有効とはいえません。

　腰部脊柱管狭窄症の場合、脚の痛みやしびれによって、満足に歩けない状態になっています。運動をすることは困難なため、運動療法は勧めていません。

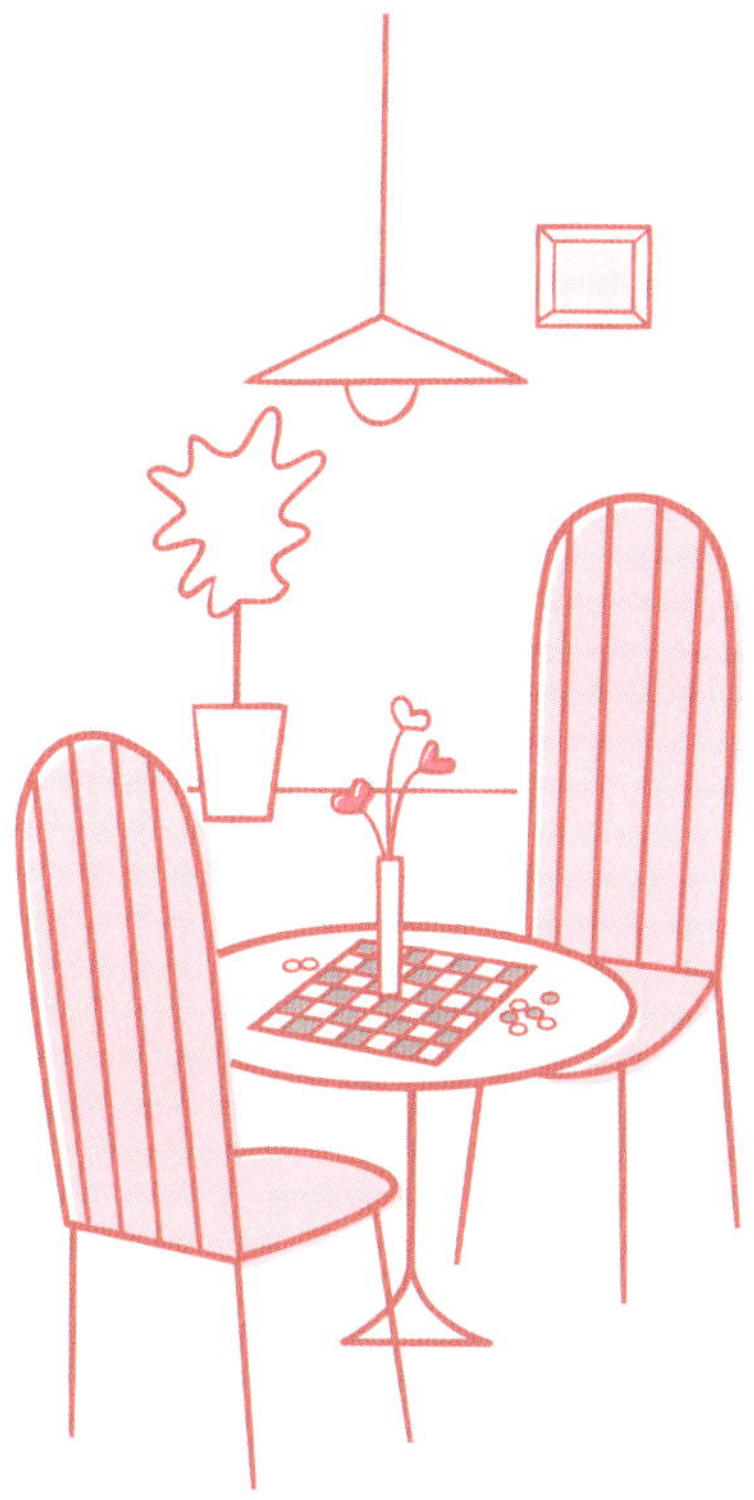

Interview

高橋 寛（たかはし・ひろし）

東邦大学医療センター大森病院
整形外科教授

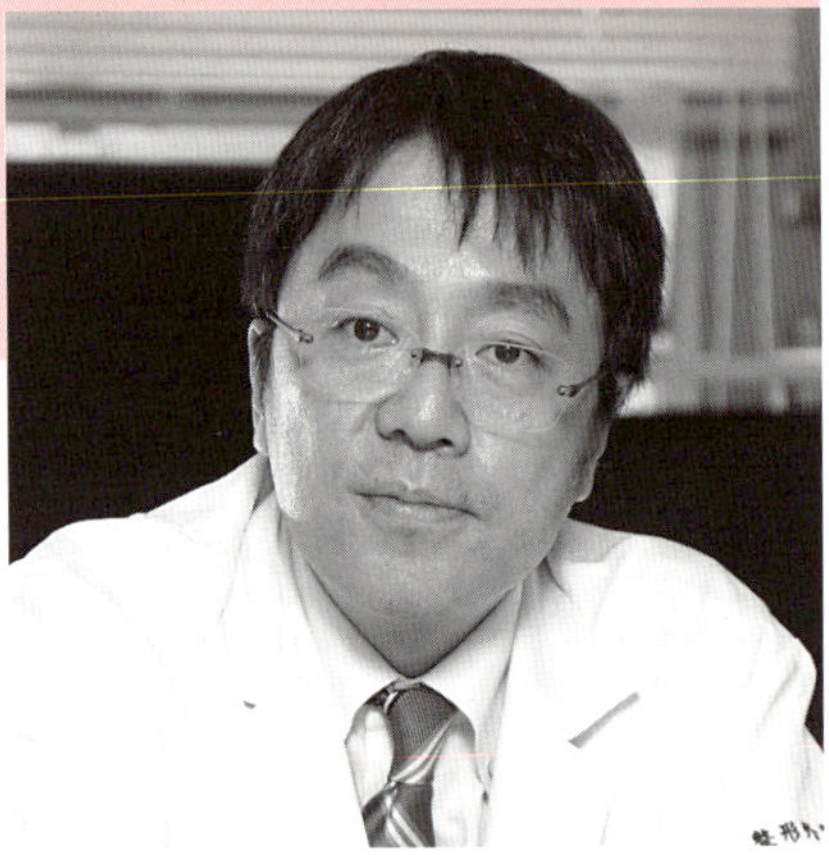

母の病状も気になりました。でも、私は担当する患者さんが第一という気持ちで、全力で診療をしていました。

高橋先生は28歳のときに母親を亡くしました。その通夜の席に、思いがけずある患者さんの息子さんが来てくれました。1週間前に父親を看取《みと》ったばかり。実は、彼は「転移性脊椎腫瘍《せきついしゅよう》の60歳代の男性の患者さんでした」

勤務先の病院に引き取ったばかりの母親の病状も気になりながら「やはり、患者さんが第一」という気持ちで全力でその患者さんの診療に臨んだという高橋先生。「母親の入院自体も内緒にしていたのですが、看護師からでも聞いたのでしょうか」

通夜に参列してくれた息子さんを見てありがたい気持ちがあふれ「精いっぱいの誠意を尽くせば、相手もこたえてくれる」と実感しました。

こんな経験も経てきて、高橋先生は、特に手術をするときには、患者さんとの信頼関係をとても大切にしています。それは、ときとして患者さんの満足度と医師の満足度が一致しないことがあるからです。

「脊椎の手術は、たとえば手術前の10の痛みがゼロになるとは限らず、2〜3割程度の痛みが残ったり、しびれが残ったりすることもあります。手術前に比べて明らかによくなっているはずですが、『歩けるようになった』とよくなった7〜8割のほうを喜ぶか、『痛みが残った』と2〜3割のほうを嘆くかは患者さんしだい。だから、信頼関係を構築しないまま、安直に切ることはしません」

実は高橋先生の父親も整形外科の医師。「お金を度外視」して身障者の子どものケアに尽力し、途中からリハビリの道に進んだという経歴の持ち主だそうです。そんな父親に反発して、報道関係の仕事をしたいと文系の勉強に励んだこともあったとか。しかし、法学や経済学は自分の勉強がすぐには実践に結びつきにくいと考え「自分の知識や技術をフィードバックがしやすいのでは」と医師の道を選びました。

現在、高橋先生が取り組んでいる研究テーマは、MIS（最小侵襲《しんしゅう》手術）です。侵襲とは患者さんの体の負担になることを意味する言葉で、それをできる限り小さくしていく手術法を追求しています。

「手術による傷口が小さいだけ、内視鏡を使うだけがMISではないと考えています。患者さんの痛みや負担が本当に少ないのか、それを数値で表したいと思っています」

そこで、動物実験を実施したり、大学病院の倫理委員会の承認のもと患者さんの協力を得たりして、血液の特殊なデータを調べる、あるいは痛みを計測するツールを使うなどして研究を進めているそうです。

低侵襲であると同時に安全で確実な手技が欠かせないのも脊椎の分野。傷の大小にかかわらず、神経を傷つけたら後戻りはできません。それだけに「やりがい」もあります。

「卒業後、間もなく見た先輩の頸椎《けいつい》の手術は劇的でした。動かない手が動くようになったのです」と今でも興奮気味に話す高橋先生。だからこそ、学生や後輩たちには「アグレッシブな外科医、切れる医者になってほしい」と話します。

同時に、若い医師たちには留学を勧めます。自身のアメリカへの留学経験は、振り返れば苦い思いばかり。お酒を覚えたのもそのとき。「それでも、研究の進め方、人間関係のつくり方、生活を取り巻く文化の違い。つまり、ひとことでいえば空気の違いを感じることはよい経験」。健康保険制度もまったく異なるアメリカでは、考えさせられることも多々ありました。「日本に比べたら治安も悪く、決して楽じゃないけれど、得るものは大きい。萎縮《いしゅく》せずに」と発破《はっぱ》をかけているそうです。

腰部脊柱管狭窄症の患者さんには、こんなアドバイスをくれました。

「『背骨の手術を受けたら車いす』と誤った印象をもっている患者さんは少なくありません。この10～15年で手術の選択肢はとても多くなっています。患者さんに優しい手術も増えました。2度目の手術を受けた人が『こんなに楽だとは』と驚くほど。ぜひ、怖がらずに受診してください」

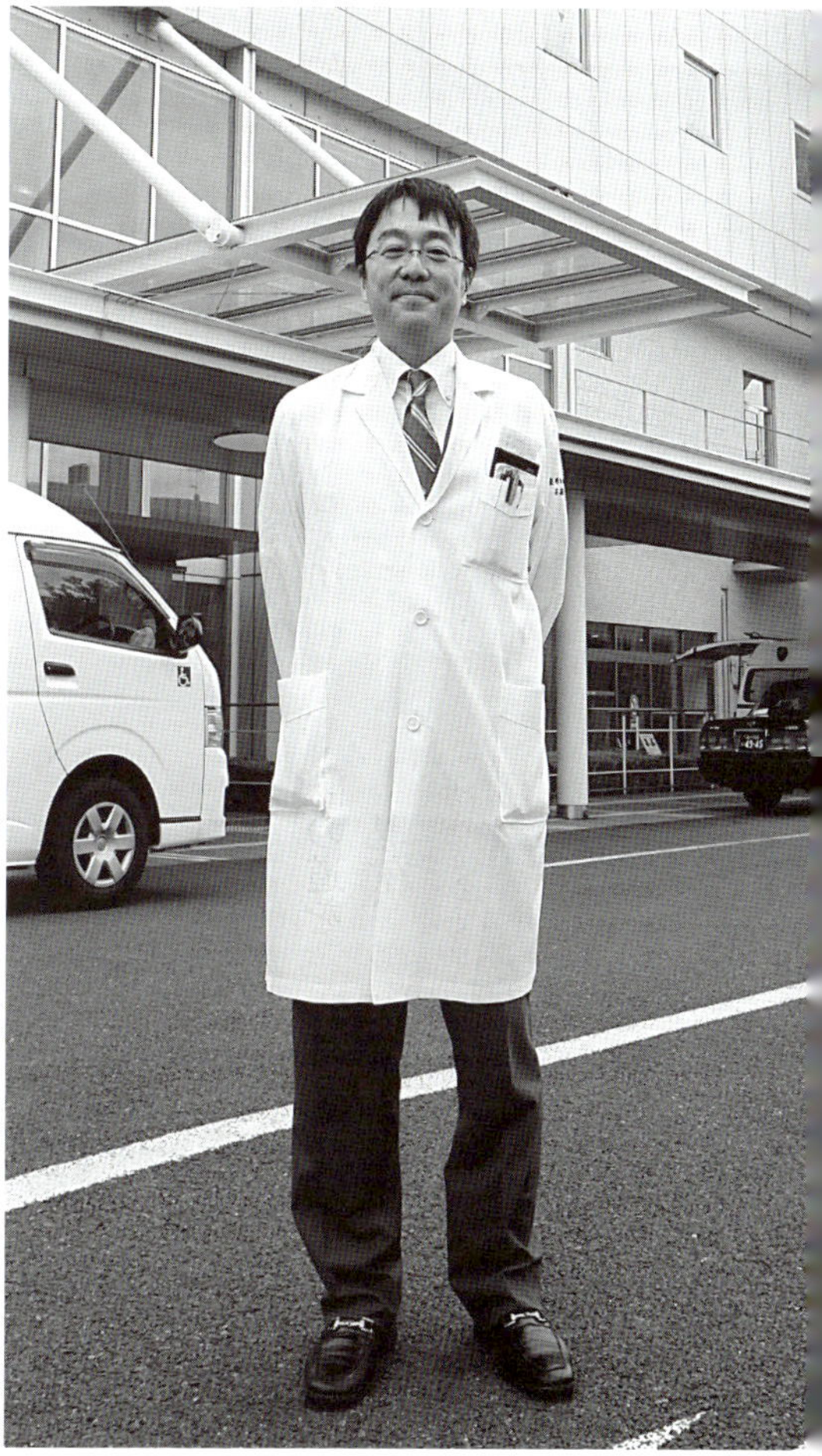

高橋 寛（たかはし・ひろし）

1964年東京生まれ。88年東邦大学医学部卒業。同大医学部付属大森病院整形外科等を経て、98年から１年間、米国カリフォルニア大学（UCSF）留学。2004年東邦大学医療センター大森病院整形外科講師、09年同准教授、11年同教授、脊椎脊髄病診療センター長、12年任用換えにより東邦大学医学部整形外科教授。

手術療法

拡大開窓術《かくだいかいそうじゅつ》

神経の圧迫をとるスタンダードな手術法

東京医科大学病院 整形外科講師
遠藤健司（えんどう・けんじ）

圧迫された神経を開放する除圧術として、現在、最も普及している手術法。腰部脊柱管狭窄症《ようぶせきちゅうかんきょうさくしょう》の手術を多数手がける遠藤健司先生に、手術法の特徴や進め方についてうかがった。

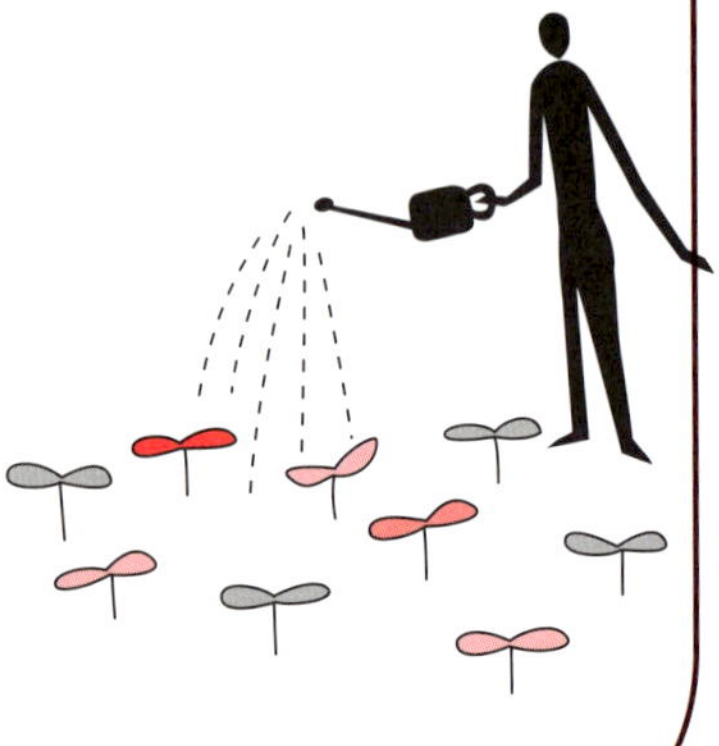

●東京医科大学整形外科における腰部脊柱管狭窄症《ようぶせきちゅうかんきょうさくしょう》の手術

●脊椎《せきつい》手術での腰部脊柱管狭窄症手術の割合

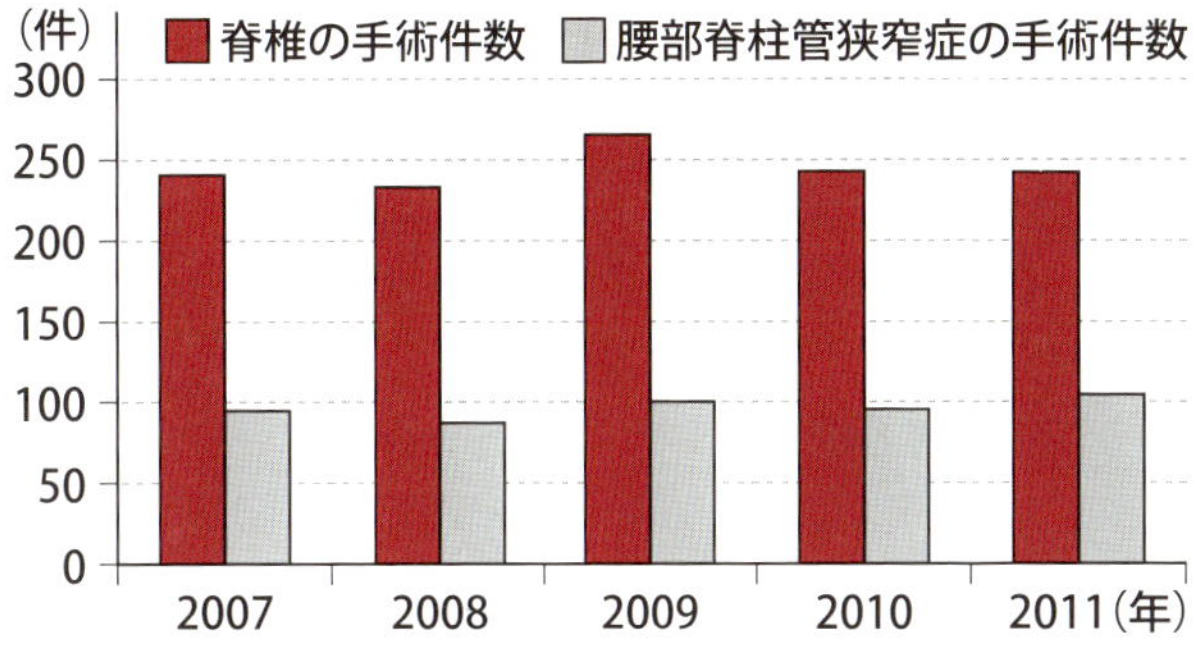

●腰部脊柱管狭窄症手術での拡大開窓術《かくだいかいそうじゅつ》の割合

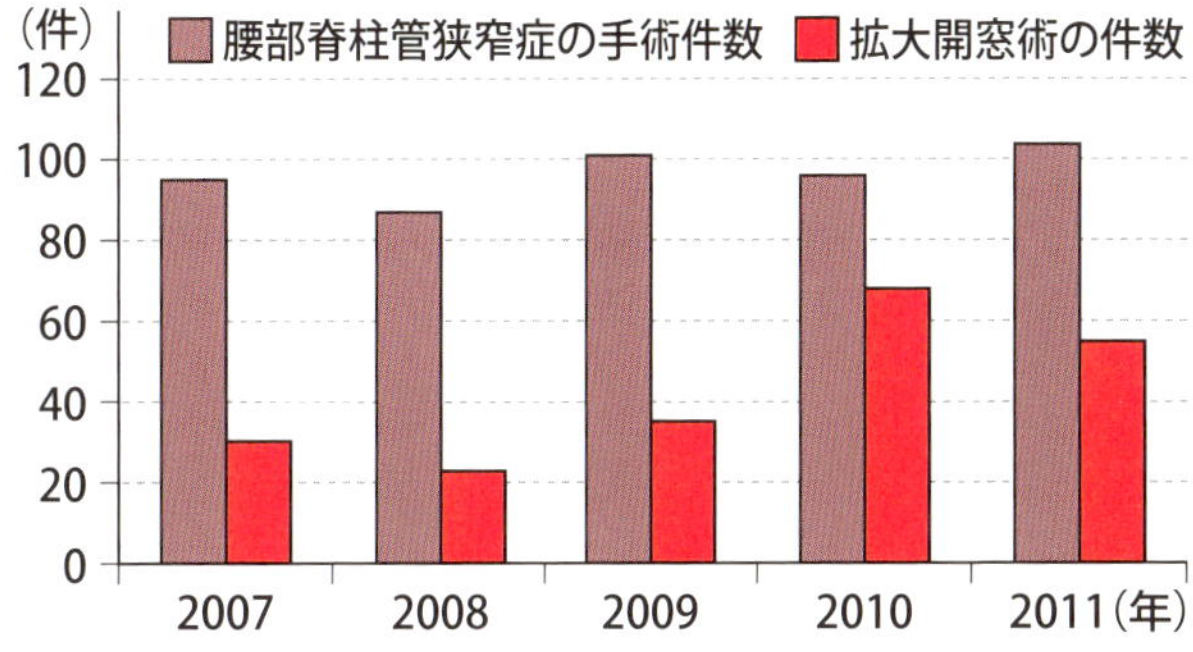

東京医科大学整形外科調べ

どんな治療法ですか？

背中から皮膚を切開し、必要最小限の椎弓《ついきゅう》の一部だけを切除する手術法です。オーソドックスな手術法として確立されており、多くの施設で行われています。

狭窄の主な要因がわかり、手術法が改良されてきた

腰部脊柱管狭窄症は、60歳以上の高齢者によくみられる病気です。上のグラフは東京医科大学整形外科における脊椎《せきつい》の手術件数と、そのうちの腰部脊柱管狭窄症の手術件数を示したものです。脊椎の手術には大きく分けて、神経の圧迫を取り除く「除圧術」と、曲がっているものを治す「再建術」があり、拡大開窓術は除圧術の一つです。

腰部脊柱管狭窄症に対しては、古くから除圧術として椎弓切除術が行われてきました。背中から皮膚を切開し、棘突起《きょくとっき》や椎間《ついかん》関節の一部、黄《おう》色靭帯《しょくじんたい》まで含め、椎弓を丸ごと切除する方法です。しかし、画像診断の発達で、脊柱管狭窄をおこす主な要因は、椎間関節の内側部と黄色靭帯であることがわかってきました。

狭くなった脊柱管を開放して、中を通る神経（馬尾《ばび》や神経根《しんけいこん》）への圧迫を除くという意味では、椎弓をすべて切除する方法で問題ありません

が、この方法では、狭窄に関係のない棘突起や椎間関節、棘突起をつないでいる棘間靭帯《きょくかんじんたい》まで、すべて取り除いてしまうことになります（背骨の構造は13、14ページ参照）。そこで、患者さんの体への負担をなるべく減らすという観点から手術法が改良され、拡大開窓術と呼ばれる手法へと移行してきたのです。こうした経緯から、拡大開窓術も健康保険上では、椎弓切除術の一つとして扱われています。

拡大開窓術は1990年代から普及してきました。これ以前から医師の判断で同様の手術は行われていたと考えられますが、拡大開窓術という名前で行われるようになったのはこのころからです。

●拡大開窓術と椎弓《ついきゅう》切除術

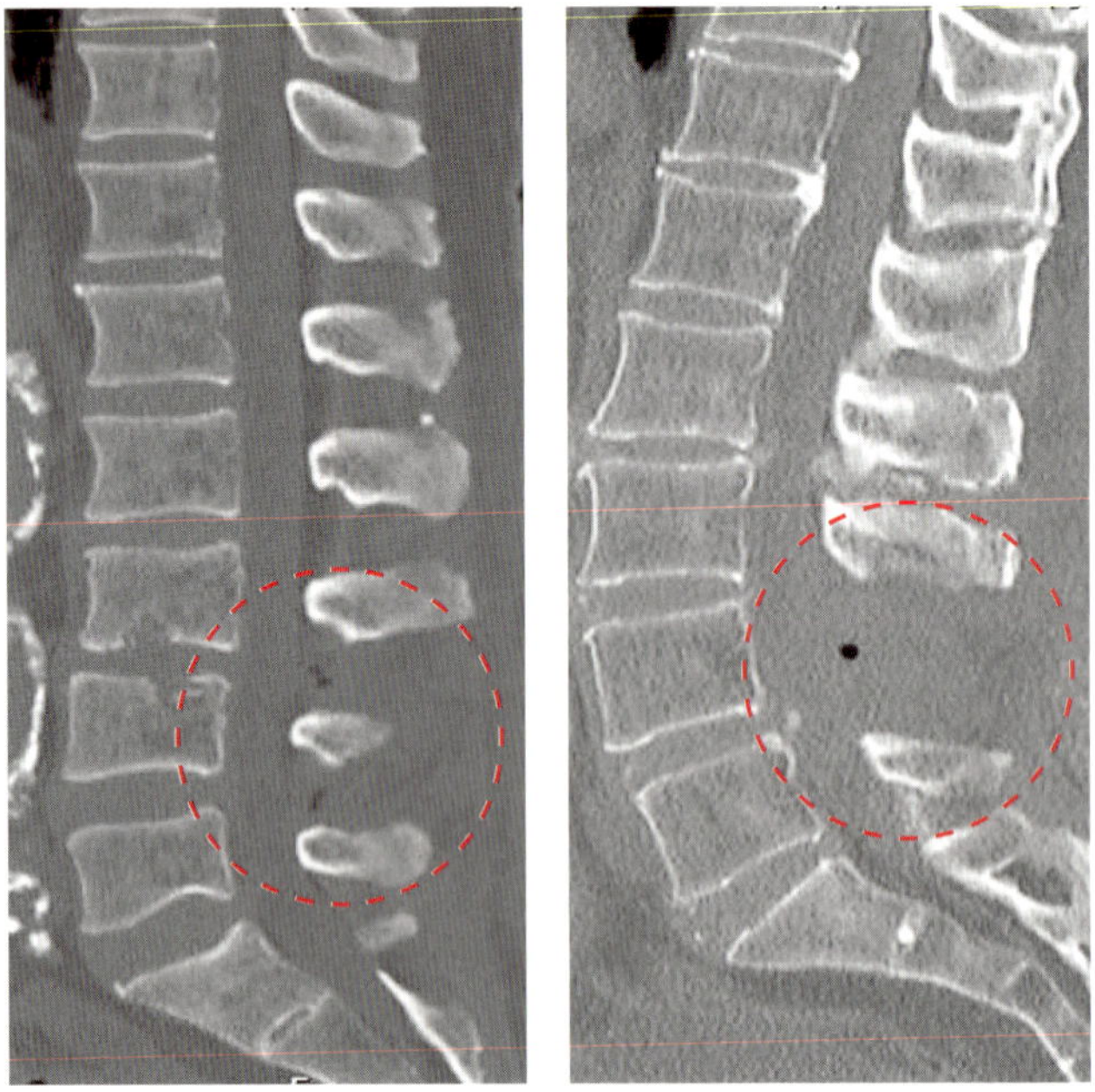

拡大開窓術
椎弓の一部は切除されているが、残存部分がX線画像に白く映っている

椎弓切除術
X線画像で見ると、椎弓は完全に切除されているのがわかる

写真提供：東京医科大学整形外科

圧迫している部位だけを取り除く安全確実な手術法

拡大開窓術は、椎弓のどの部分が神経を圧迫しているか、きめ細かくとらえ、椎弓のなかでも、圧迫部分だけを削り取る方法です。黄色靭帯は切除しますが、椎間関節はできるだけ多くを残します。

積み重なっている椎弓を子細《しさい》に見ると、組み合わさっている椎間関節の内側の部分が、神経を圧迫していることが多いので、この付近を削り取ります。すると、背中側から見て椎弓に窓をあけたような状態になるので、開窓術と呼ばれます。

また、脊柱管を通る馬尾から分かれて腰椎《ようつい》の外へとのびる神経の根元にあたる、神経根も圧迫されていることが多いので、窓を少し横に広げる形で椎弓を削ります。開窓術に「拡大」がつくのはこのためです。

拡大開窓術はいま最も普及している安全で確実な手術法で、狭窄の強い患者さんがそれほど多くない一般の病院であれば、腰部脊柱管狭窄症

●椎弓に窓をあけるか、すべて取り除くか

●拡大開窓術

神経の圧迫にかかわる部分だけを窓をあけるように削り、除圧を行う。

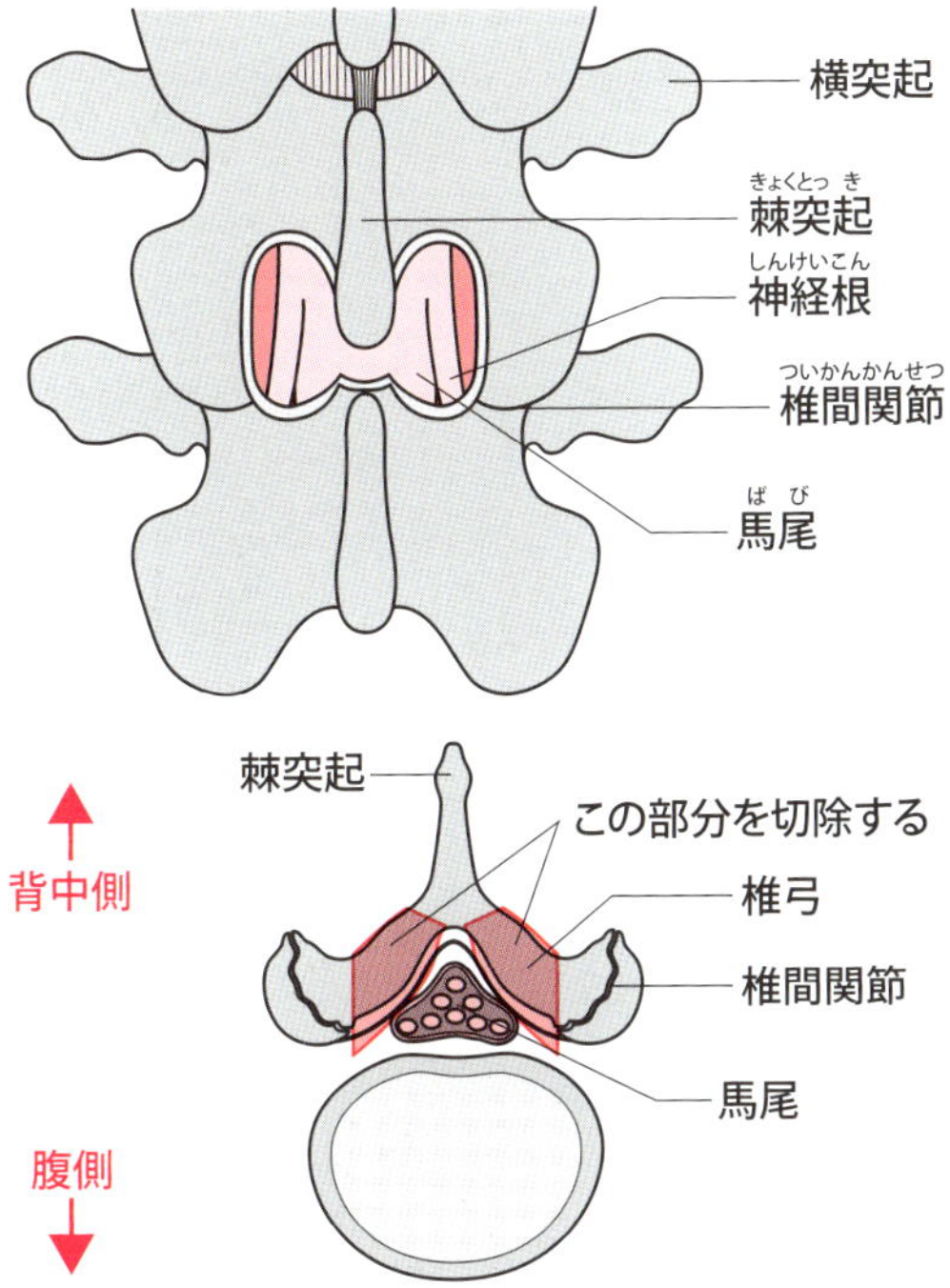

●椎弓切除術

棘突起、椎間関節の一部、黄色靭帯《おうしょくじんたい》まで含め、椎弓を丸ごと切除して神経の除圧を行う。

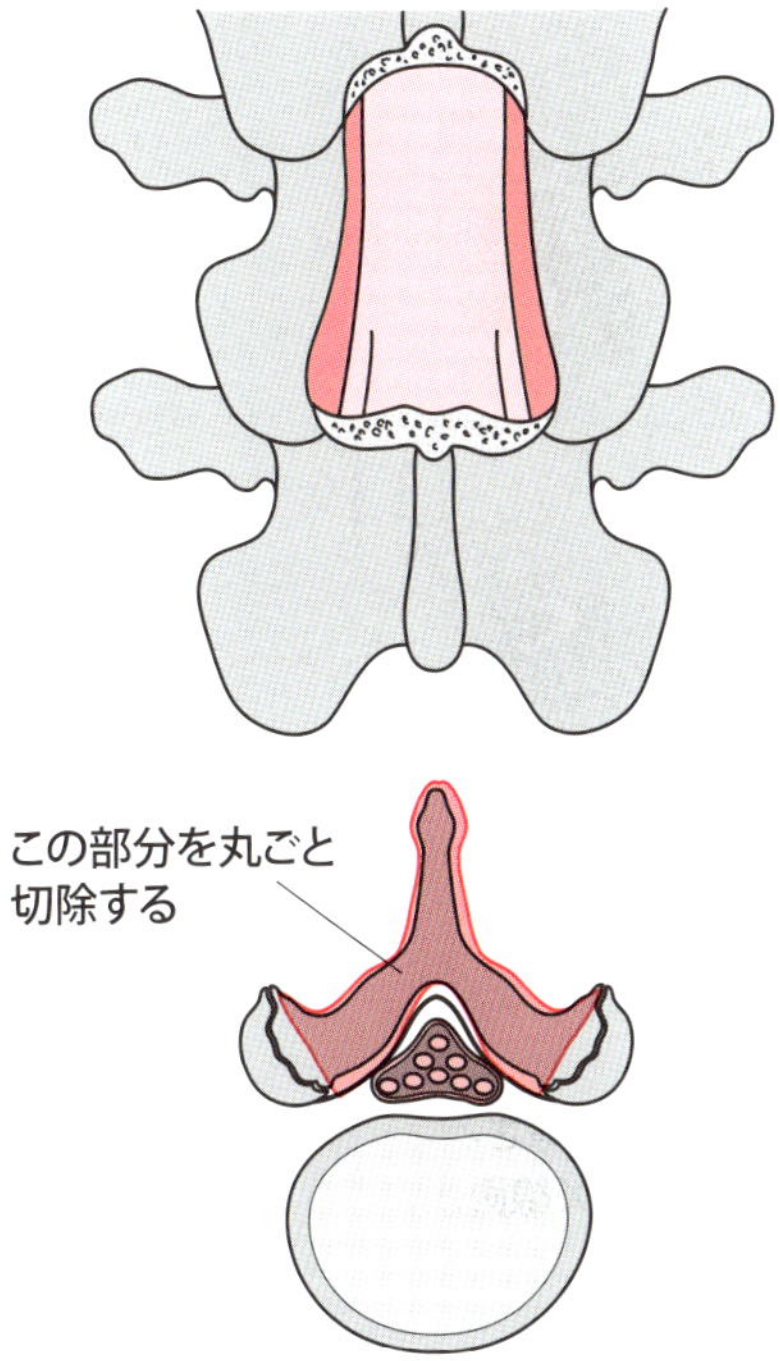

の手術のうち6割以上に行われていると思われます。当施設は大学病院という性格上、より重症の患者さんが多いため椎弓切除術の割合が高く、拡大開窓術の割合は一般の病院より低めですが、それでも約半数の患者さんに行っています（37ページグラフ参照）。ただし、狭窄が強い場合には、手術途中で椎弓切除術に移行せざるをえないこともあります。

拡大開窓術は顕微鏡下や内視鏡下で行われることもあり、施設によってはそうした方法を得意としているところもあります。

拡大開窓術に適しているのは、脊椎（背骨）自体にずれや不安定性が少なく、体を支える支持性が保たれている場合です。神経を圧迫している部分はあるものの、背骨自体はしっかりしていて、椎骨どうしのつながりが不安定になってずれたり、ぐらついたりしていない状態です。椎骨がずれたり、グラグラしている場合には、必要に応じて、椎骨どうしをつないで固定する、脊椎固定術（72、86ページ参照）を追加します。

治療の進め方は？

全身麻酔のため、事前に検査入院が必要です。圧迫している組織を削る手術時間は約2時間、早い人は、翌日から歩いてトイレに行けます。術後1カ月、コルセットで腰椎を保護します。

検査入院で合併症なども確認。手術時間は約2時間

拡大開窓術は全身麻酔で行います。そこで、手術の前に胸部X線、呼吸機能、心電図、血液検査を受けてもらいます。また、手術部位と手術法を決めるために、腰椎X線、MRI（磁気共鳴画像法）、CT（コンピュータ断層撮影）、脊髄造影の各検査が必要です。

当施設では、腰部脊柱管狭窄症の手術をする場合には、事前に4日間（高齢者や合併症のある人などは5日間）の検査入院をしてもらいます。高齢になると糖尿病や狭心症といった持病のある人が多いのですが、こうした合併症のある患者さんは、内科の医師に確認して手術が可能かどうかを判断してもらっています。

拡大開窓術による出血は少ないので、一般に患者さん本人の血液（自己血）をあらかじめとっておくことはしませんが、合併症のためリスクが高いと考えられる場合は、念のため事前に自己血をとっておきます。

手術はうつぶせの状態で行います。背中の皮膚を真ん中で5cmほど切開し、背中の両側の筋肉をはがして、目的の椎弓が見えるようにします。骨や靱帯を削るために用いるの

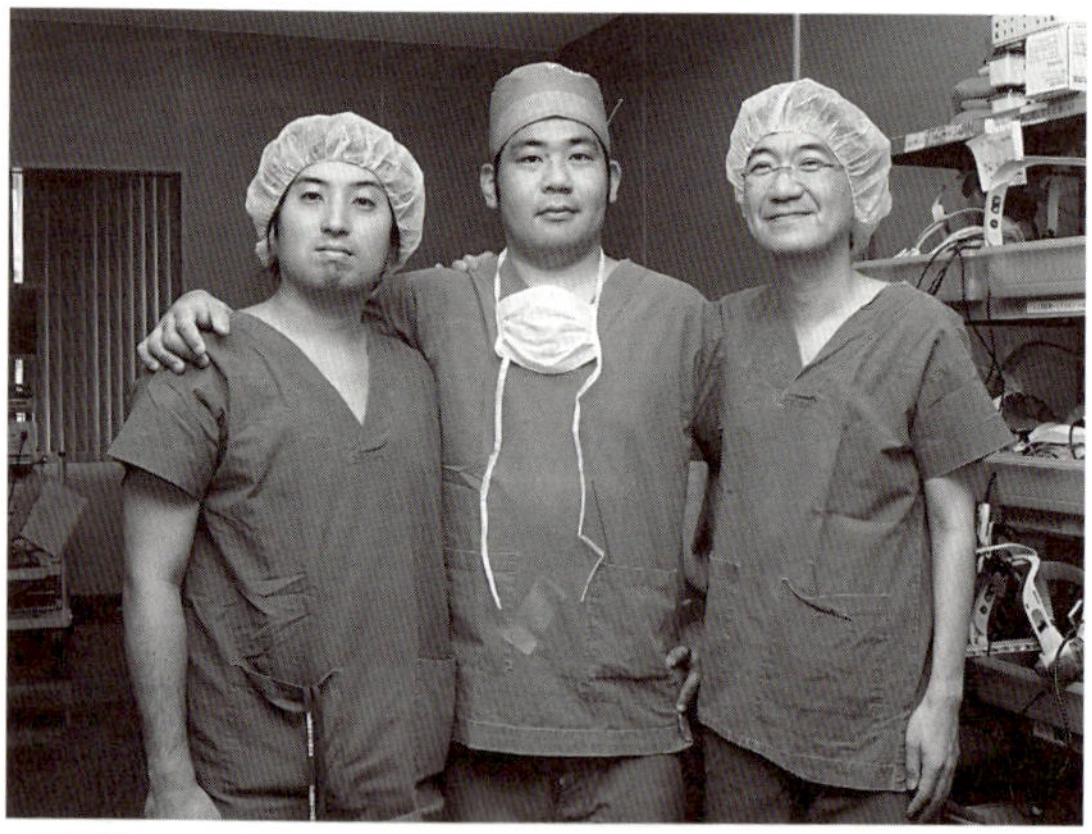

手術前、スタッフとともに。右端が遠藤先生

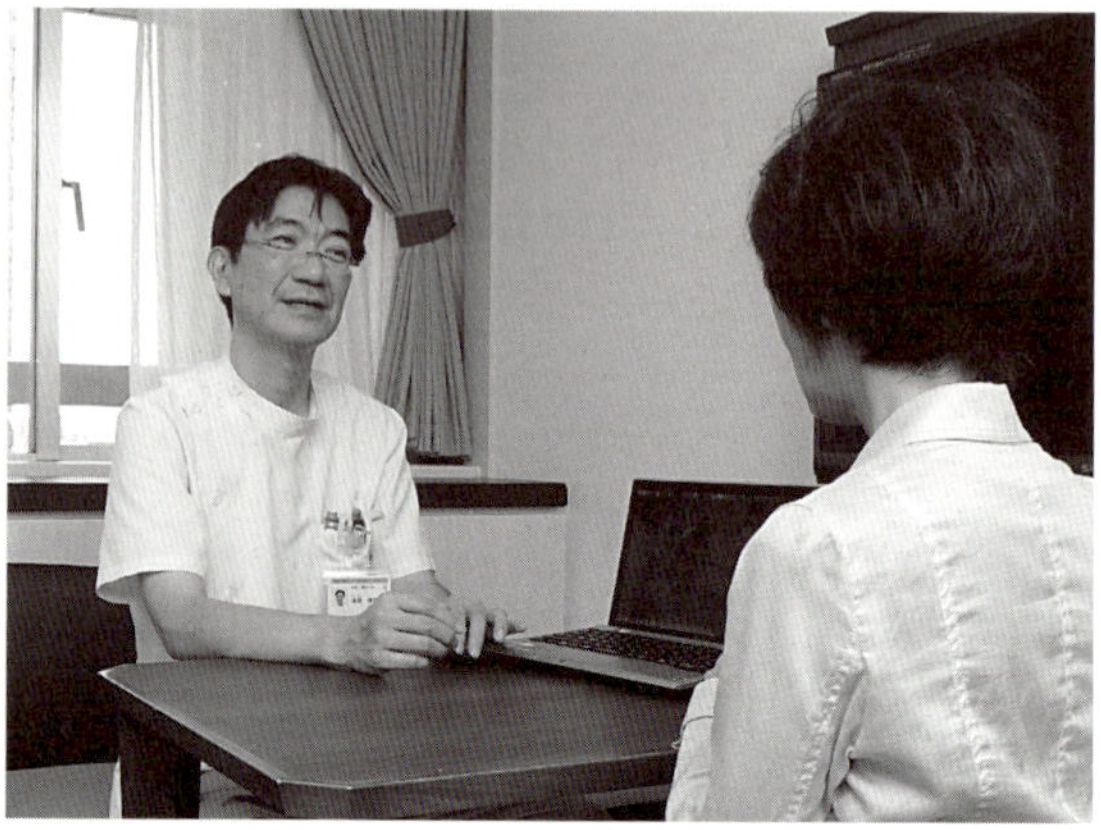

患者さんや家族にていねいに手術の説明をする

●手術室のセッティングと手術の開始

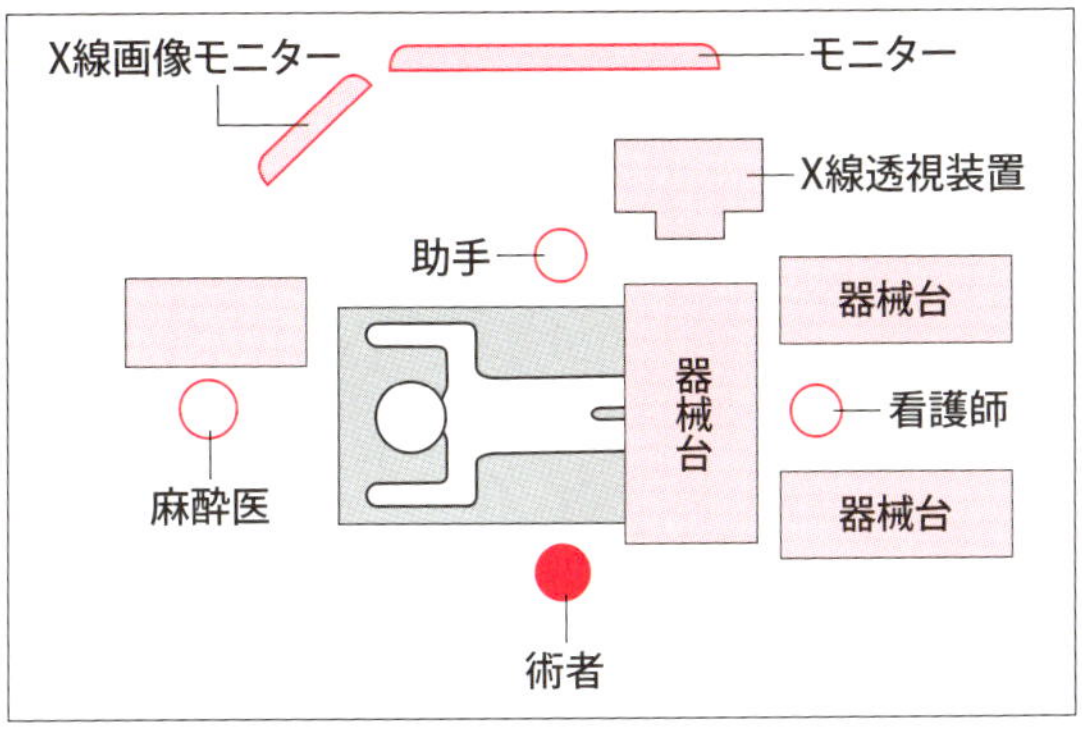
X線画像モニター
モニター
X線透視装置
助手
器械台
器械台
看護師
器械台
麻酔医
術者

●背中の中央を切開する

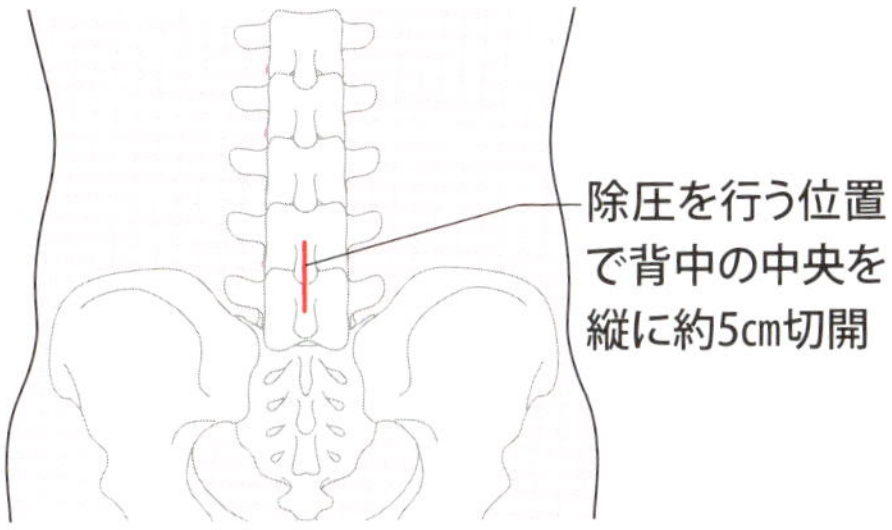
除圧を行う位置で背中の中央を縦に約5cm切開

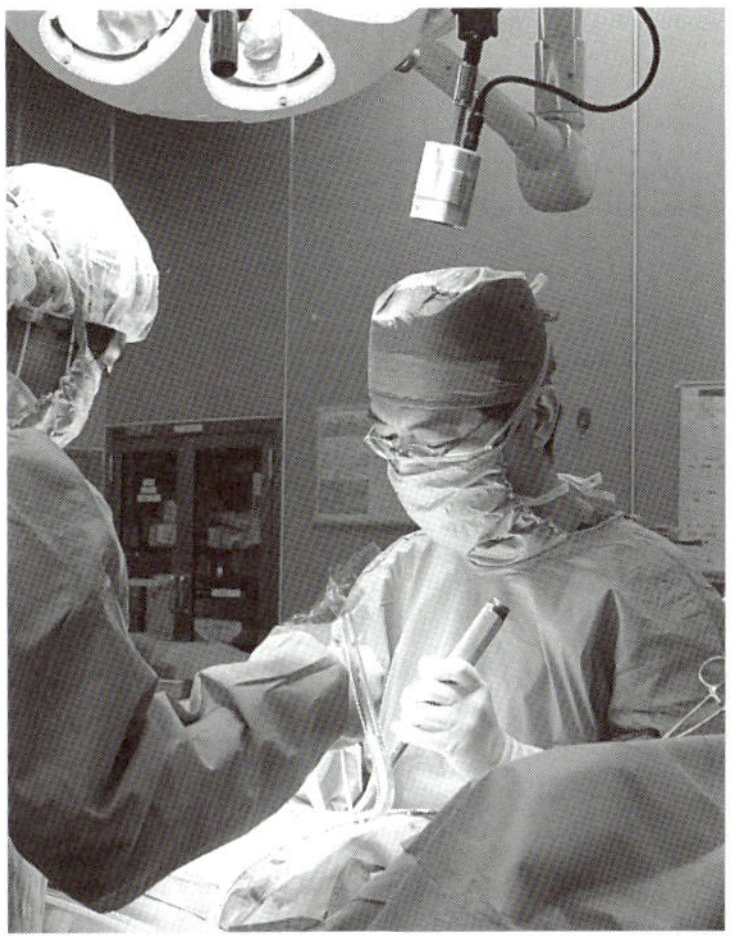

●手術の進め方

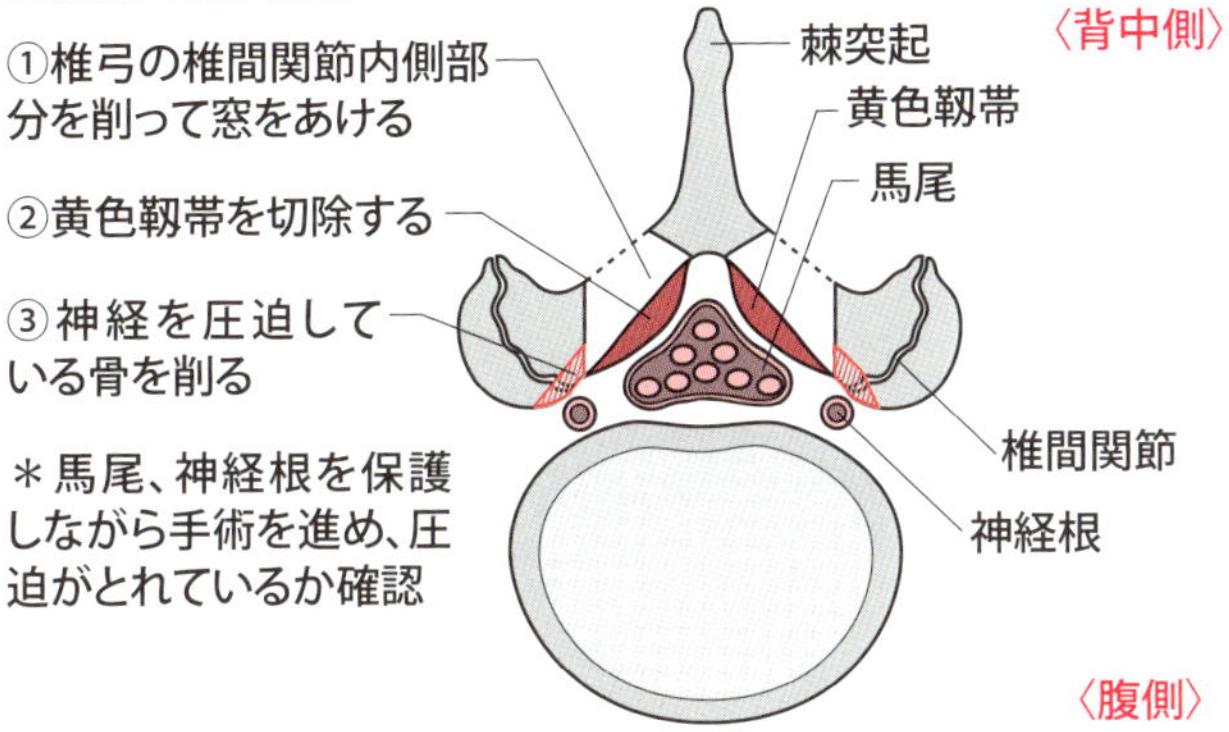
①椎弓の椎間関節内側部分を削って窓をあける
②黄色靭帯を切除する
③神経を圧迫している骨を削る
＊馬尾、神経根を保護しながら手術を進め、圧迫がとれているか確認
棘突起
黄色靭帯
馬尾
椎間関節
神経根
〈背中側〉
〈腹側〉

は、手術用のノミとハンマー、歯科医の歯を削る道具のようなエアトーム、組織をはさんで削り取るケリソンパンチ、鋭匙鉗子《えいひかんし》などといった、骨の手術のための手術器具です。

まず、椎間関節の内側の部分を削って窓をあけ、脊柱管狭窄の原因となっている厚くなった黄色靭帯を切除します。硬膜《こうまく》に包まれた馬尾を傷つけないようよく観察しながら、骨が増殖して変形した椎弓や椎間関節の一部など、神経を圧迫している部分を削り取ります。

神経根に圧迫がないかも確かめ、神経をよけながら圧迫している骨をていねいに削っていきます。このような処置を脊椎の両側で行うことで、馬尾や神経根への圧迫を緩めることができます。

圧迫がとれているか、硬膜の外側の状態、神経根の動きを確認して、最後に手術部分をよく洗浄します。血液を抜くためのドレーンという細い管を入れ、筋肉や筋膜、皮膚を縫合して、手術は終了です。

手術時間は約2時間です。

●よく用いられる手術器具

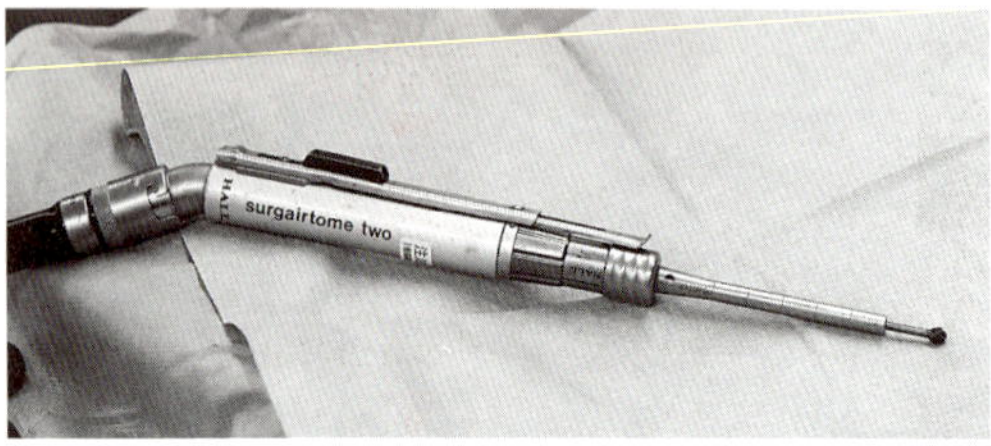

▲エアトーム　電動で骨を削る

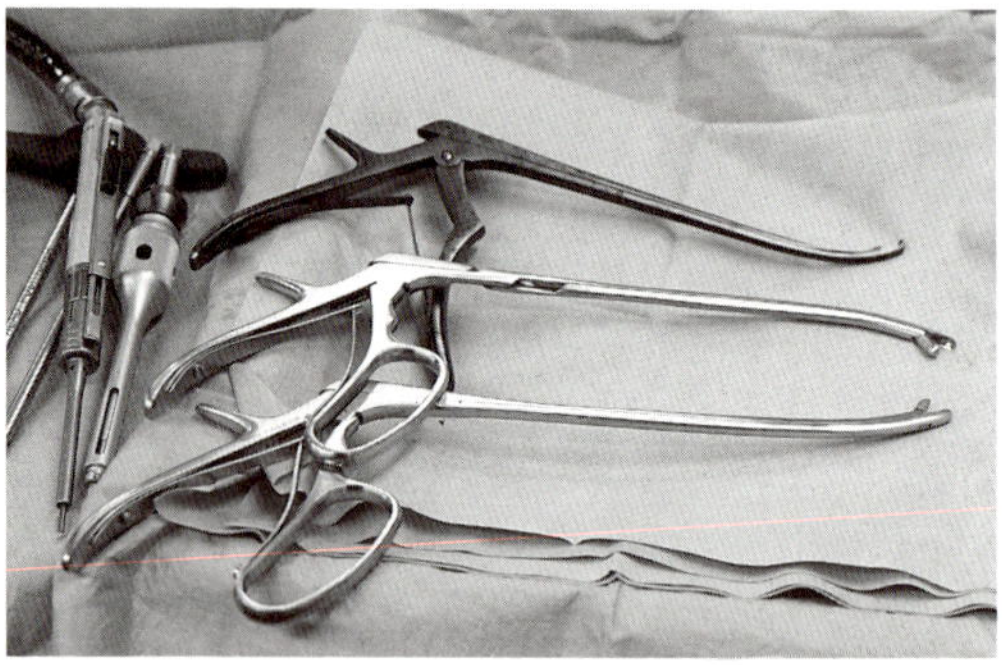

▶ケリソンパンチ（上）、鋭匙鉗子《えいひかんし》（中・下）　先端でつまむように骨を切除する

手術翌日から動くことができ、階段昇降ができれば退院

手術の痛みは術後48時間程度でおさまります。手術の翌日には、座って食事をすることができます。自力で歩ける人は歩いてトイレに行けますし、歩くのが難しい人には車いすを使います。

当施設では木曜日か金曜日に手術をして、翌週の月曜日から木曜日にかけてリハビリテーションに取り組んでもらい、しっかり自分で歩けるか、階段の昇降ができるかをチェックして、問題がなければそこで退院となります。

リハビリテーションは、理学療法士の指導のもと、全身を動かして血液循環をよくするような運動をします。また、姿勢をよくして歩くことや、退院後の有酸素運動の方法についても指導しています。患者さんのなかには、手術後はあまり動いてはいけないと誤解をしている人がかなりいます。実際に体を動かすことで、動いても大丈夫なのだという自信をもってもらうようにしています。

検査入院4日、手術とリハビリテーション期間で13日、計17日の入院が平均的なパターンです。

退院後も腰椎の保護のために、手術後1カ月間は、コルセットを用いる必要があります。コルセットは、患者さんの体に合わせたオーダーメードのものです。横になるときや、自宅で食事をするときなどは、コルセットをはずしてもかまいません。

一般的にコルセットは伸縮性がある布製で一部に支柱の入った軟らかいタイプのものを使いますが、脊椎固定術を併用した患者さんの場合はプラスチックや金属フレームなど、硬い素材のものを使います。

馬尾型、神経根型ともに痛みの改善を数値で確認

拡大開窓術をすると、日常生活に困るような脚の痛みはなくなり、休み休みでないと歩けない間欠跛行《かんけつはこう》もみられなくなります。ただし、人によっては軽い痛みが残ったり、しび

●骨や靭帯を切除し、神経を除圧

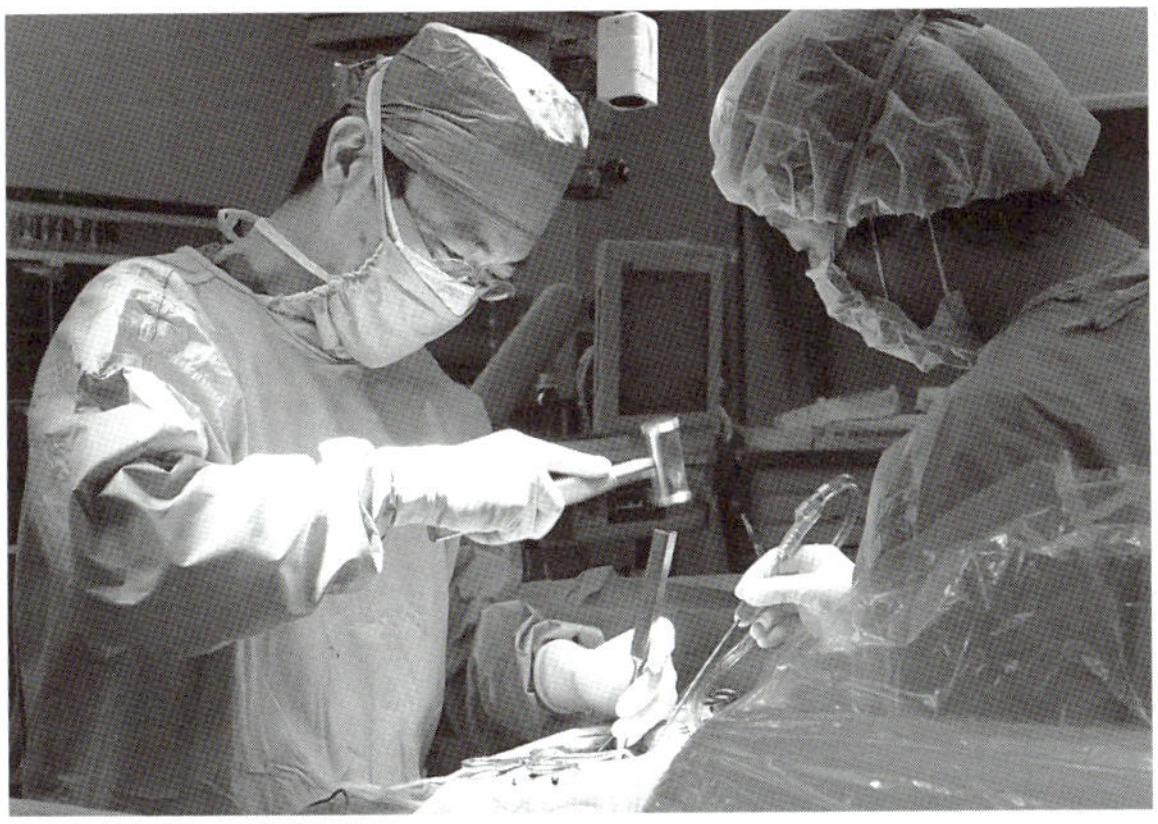

ノミとハンマーで骨を削り、窓をあける

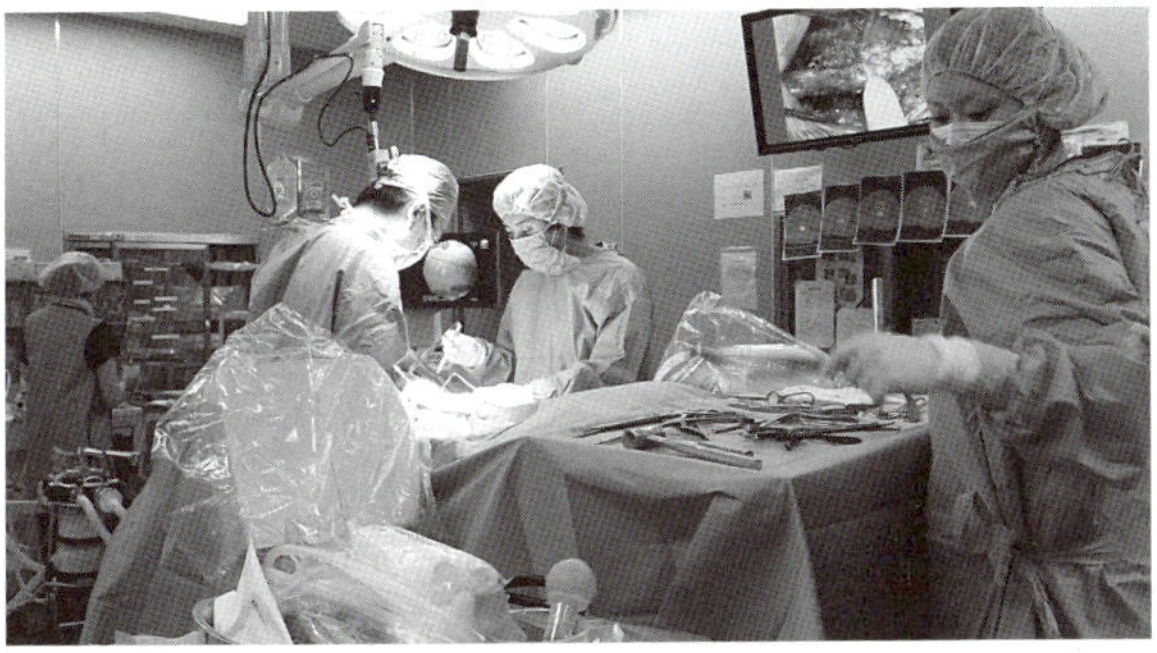

●手術の手順

皮膚を切開
▼
筋肉を剥離《はくり》して椎弓を露出
▼
椎間関節の内側部を削り、窓をあける
▼
黄色靭帯を切除
▼
神経を圧迫している骨を削る
▼
神経根の圧迫をとる
▼
除圧ができているか確認
▼
手術部分を洗浄
▼
ドレーンを設置、縫合

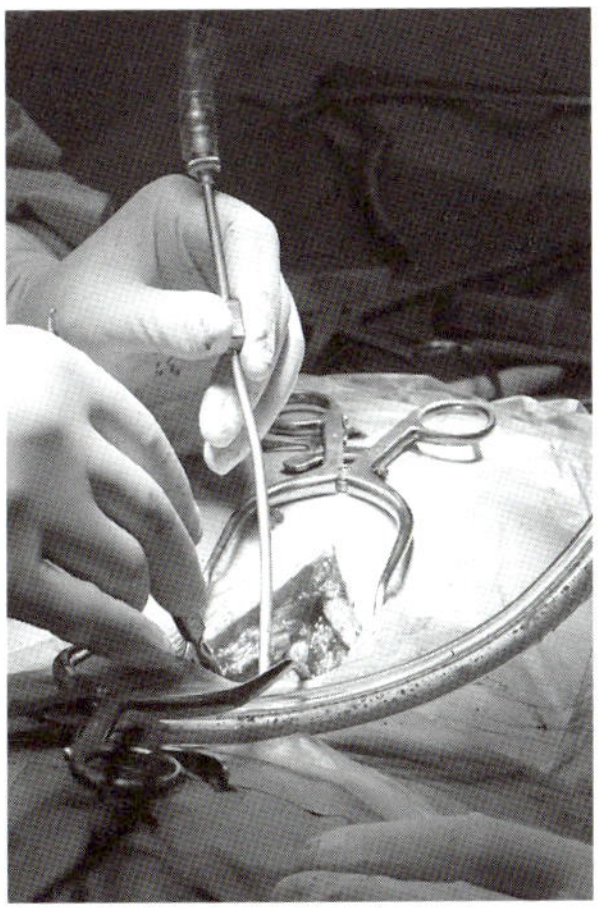

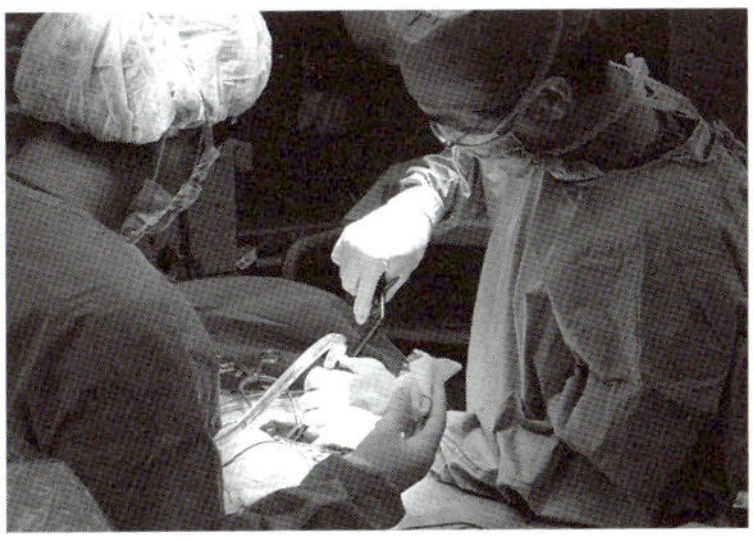

ケリソンパンチや鋭匙鉗子で除圧を進める

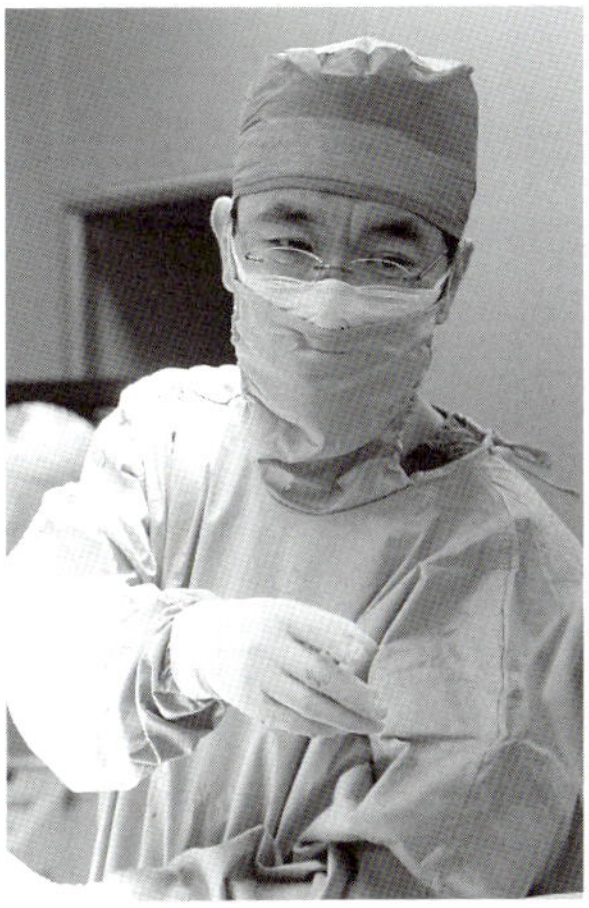

●開窓術により脊柱管は拡大

手術前（MRI画像）

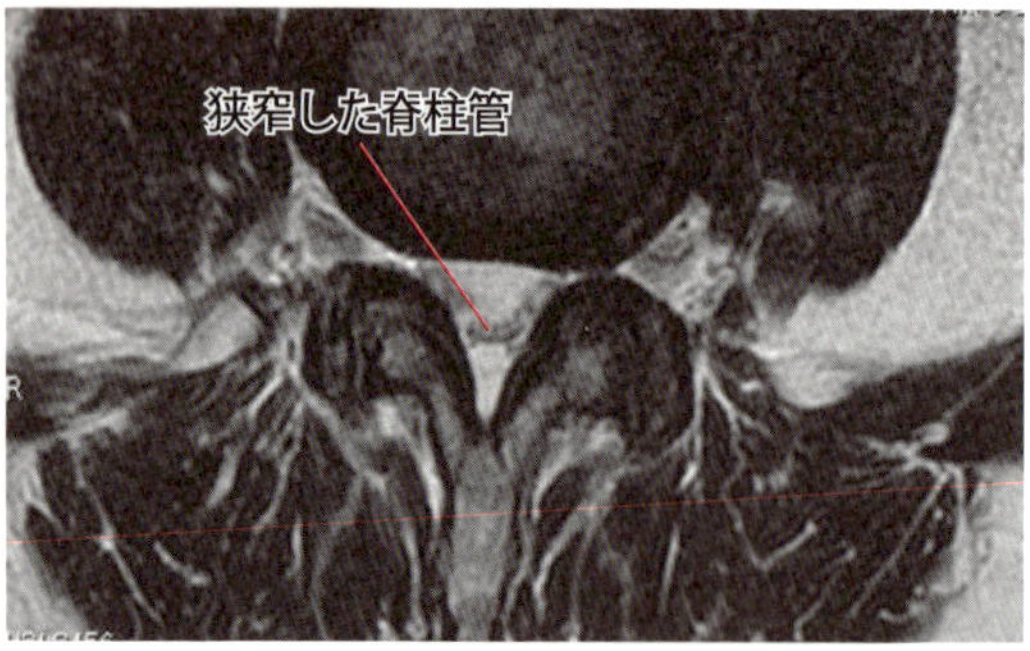

手術後

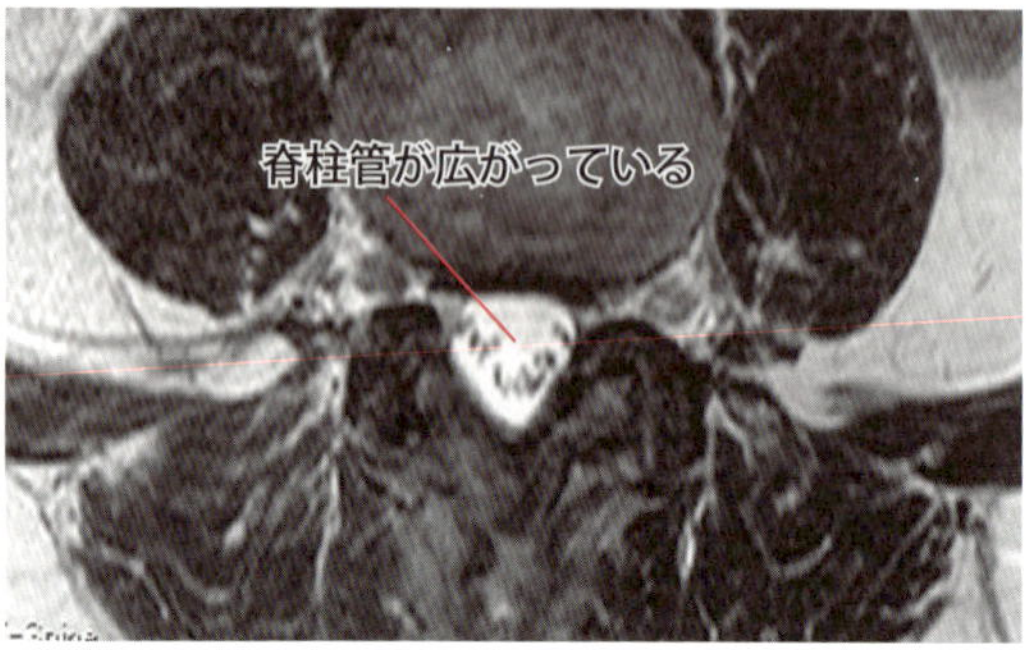

写真提供：東京医科大学整形外科

●入院から退院まで

入院検査（事前に4日間）	・胸部X線、呼吸機能、心電図、血液検査、腰椎X線、MRI、CT、脊髄造影など各種検査
入院（手術3日前〜前日まで）	・手術前検査 ・手術内容の説明 ・リハビリセンターで術前の状態を評価 ・手術前日は21時以降食事禁止、24時以降飲水禁止
手術当日	・点滴開始（翌朝まで） ・血栓予防の弾性ストッキング着用 ・手術室に入る。麻酔開始 ・手術 ・神経麻痺《まひ》のないことを確認して病室へ ・ベッド上安静。横向き可 ・痛みが強ければ痛み止め ・腸が動けば飲水可
術後1日目	・コルセット着用にて、車いす、歩行器歩行可 ・食事可 ・抗菌薬点滴 ・弾性ストッキングをとる ・トイレで排尿、排便可
術後2日目以降	・リハビリテーション開始、シャワー可（4〜5日目） ・自力歩行 ・抜糸（7日目）
退院（術後9日目）	・歩行状態に問題がなければ退院 ・次回外来予約 ・術後1カ月間コルセット着用

れが残ったりすることもあります。症状が出てから手術に踏み切るまでの時間が長かった患者さんでは、痛みやしびれが残りやすい傾向にあります。

　腰部脊柱管狭窄症には、脊柱管を通る末梢《まっしょう》神経の束である馬尾が圧迫される馬尾型と、馬尾から分かれて脚のほうへ向かう神経の根元が圧迫される神経根型があります（18ページ参照）。

　拡大開窓術によって、痛みの症状が術後にどう変化したのかを調べたのが次ページのグラフです。日本整形外科学会が腰椎治療の効果の判定基準として定めたＪＯＡスコア（29点満点で、点数が高いほど痛みが少ない）で判定しました。この結果、平均で、馬尾型では術前15・1点だったものが、術後は20・9点に、神経根型では術前15・0点だったものが、術後は22・8点になり、いずれも改善が確認されています。

　拡大開窓術はすでに20年以上の実積を積み重ねてきた、安全かつ確実に治療できる手術法です。ただし、全国的な統計では、神経障害（1・7％）、髄液のもれ（1・4％）、感染（0・9％）、血栓（0・1％）といった手術に伴う合併症がみられています。今は無理な手術はせず、安全かつ確実に治療できる場合のみ手術をする傾向にあるため、実際には手術に伴う合併症は、もっと少ないと考えられます。

●拡大開窓術の基本情報

全身麻酔	
手術時間	約２時間
入院期間	合計で平均17日間
費用	検査入院（４日間）約７万円、手術とリハビリ（13日間）約30万円（健康保険自己負担３割の場合。入院費等含む。ただし、高額療養費制度の対象のため、実際の自己負担額はさらに低い）

＊費用は2013年1月現在のもの。今後変更の可能性がある。

（東京医科大学病院の場合）

●JOAスコアでみる痛みの改善

どちらのタイプも術後の平均値が上がり、痛みが改善していることがわかる。
（点数が高いほど痛みは少ない）

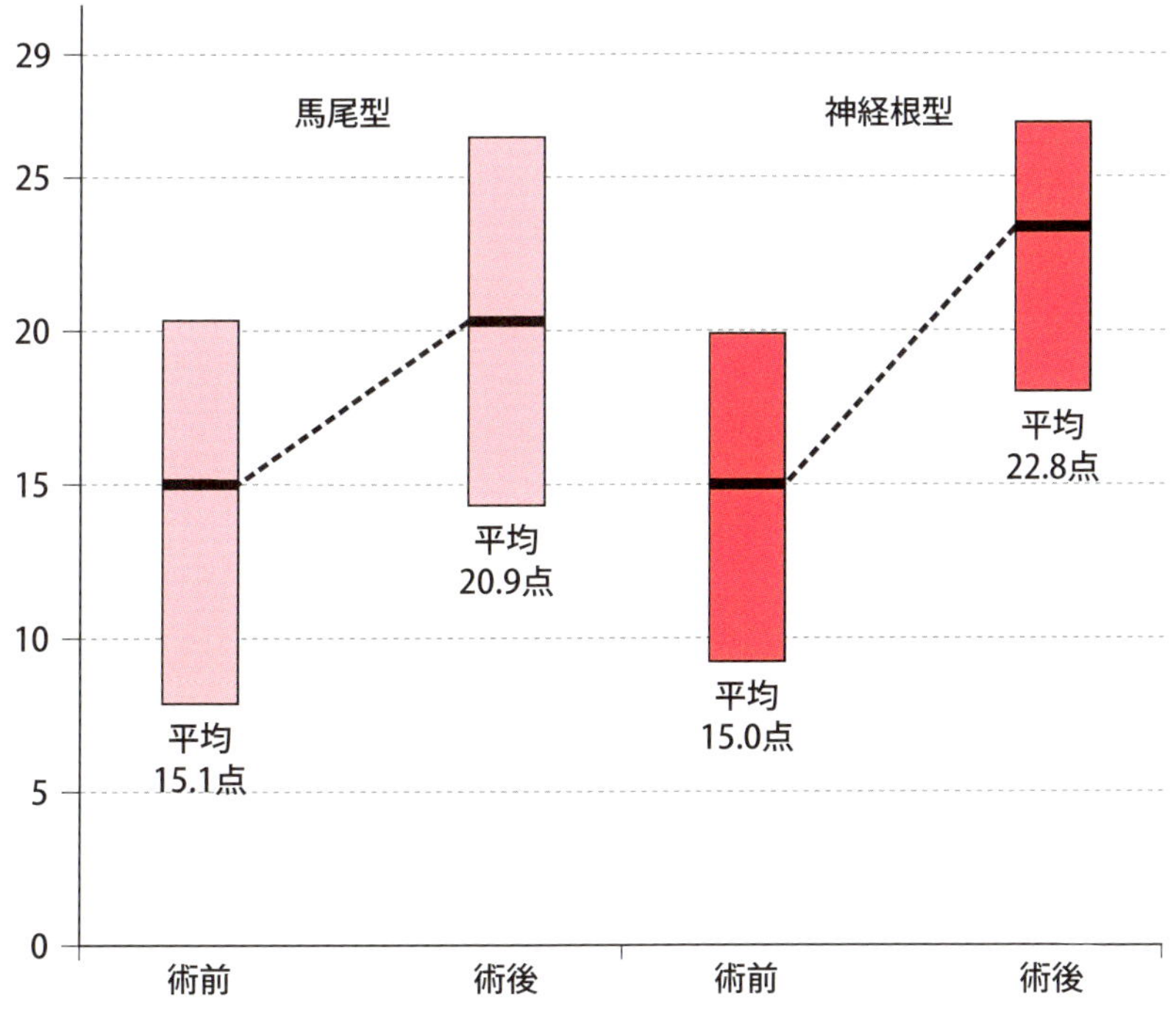

東京医科大学整形外科調べ（2010）

Interview

遠藤健司（えんどう・けんじ）

東京医科大学病院 整形外科講師

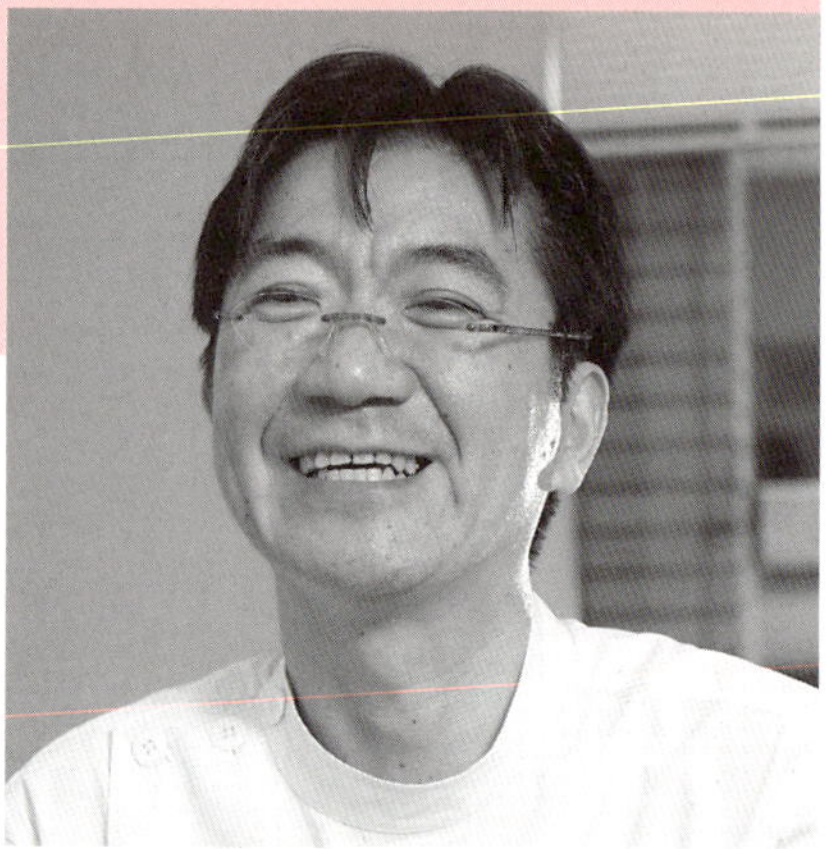

大学病院は最新技術をダイレクトに患者さんに提供できる。休日のない忙しさでも、そこも医師としてのやりがいです。

「ネコのバランス感覚って、すごいですよね」と穏やかに遠藤先生が話しはじめます。

確かに、高い塀から飛び降りても見事に着地するネコの平衡感覚は誰もが認めるところです。その秘密は、脳から脊髄への神経伝達。それを分析・解明できたら、人間にも応用できるのではないか。どこの神経が損傷したらどんな障害が起こるのか、遠藤先生の留学時のテーマは「神経生理学」でした。留学先は、ノーベル賞受賞者を輩出している米国ロックフェラー大学。その昔、野口英世《のぐちひでよ》も研究をしていたことで知られています。大学の図書館の前には彼の銅像が立っていました。

「当時、なかなか進まない研究に苦労しながら、銅像を眺めては、この地で彼もがんばったんだなと、しみじみ思ったものです」

神経の通り道である脊椎の病気は、医師からすると手術のやり直しのきかない難しさがありますが、「それだけに治ったときの喜びも大きい。そういう意味で魅力的な分野」と遠藤先生は語ります。

難しさを克服するために、いま遠藤先生が力を入れているのが、手術を安全に行うためのしくみの開発です。脊椎の手術で最も大きなリスクは、脊髄神経の損傷で麻痺《まひ》がおこること。腰部脊柱管狭窄症の手術ではほとんど心配はありませんが、首（頸《けい》椎《つい》）や背骨（胸椎）の手術などでは、慎重な対応が求められます。ところが、手術中は麻酔がかかっているので、麻痺がおこっているかどうかはわからないのです。

そこで開発されたのが「手術中に電気で神経を刺激して、手足にその情報が伝わっているかどうかを調べるしくみ」です。異常があるとモニターの波形が通常とは違った形になり、アラーム信号を発することで、麻痺を未然に防ぐような処置をすることができます。このしくみは数年前、健康保険が認められ、手術の現場で使われるようになってきました。今はこのしくみのさらなる改良に取り組んでいるところです。

整形外科は生活と密着した診療科

とはよくいわれますが、最近は、手術法の進歩で、昔は質の高い生活をあきらめざるをえなかったような患者さんが、希望をもてるようになっています。「たとえば『腰曲がり』のおばあさんの手術」は背骨全体に及びました。その女性は骨粗しょう症のため、極端に腰が曲がってしまい、食事も立った姿勢でないと食べられず、歩くときも前を見ることができないほどでした。

「座って食べられない。首を立てて前を見て歩けない。そんな生活を想像してみてください」。かなりリスクは高かったのですが、本人のあまりのつらさと強い希望で、手術に踏み切ったといいます。「背骨を固定するネジなどの器具も進歩したので、可能になった手術です」

整形外科医には、大きく分けて「曲がったものを治すのが好きなタイプ」と、「神経や痛みに関心が高いタイプ」がいるそうです。

「僕は後者で痛みの軽減を大切に考えるタイプ。患者さんの『痛みは我慢するもの』という思いを、まず取り払ってあげたい」という遠藤先生。最近では、アロマの香りによって、術後の患者さんの痛みを軽くできないかという研究が始まっています。看護師さんの提案による取り組みです。

「痛みを診《み》ることは患者さんとのつながりをもつこと」に通じ、「根本は愛情」そして、医師としての原動力は「ピュアな気持ちに尽きます。たとえば、自分の肉親のつもりで、患者さんにとってのベストを一緒に考えていくということです」

入院患者さんがいるので、なかなか休日も取れず、自分の生活はいつも後回し。

「それでも、大学病院は最新の技術をダイレクトに患者さんに提供できるので、そこも医師としてのやりがいになっていますね」

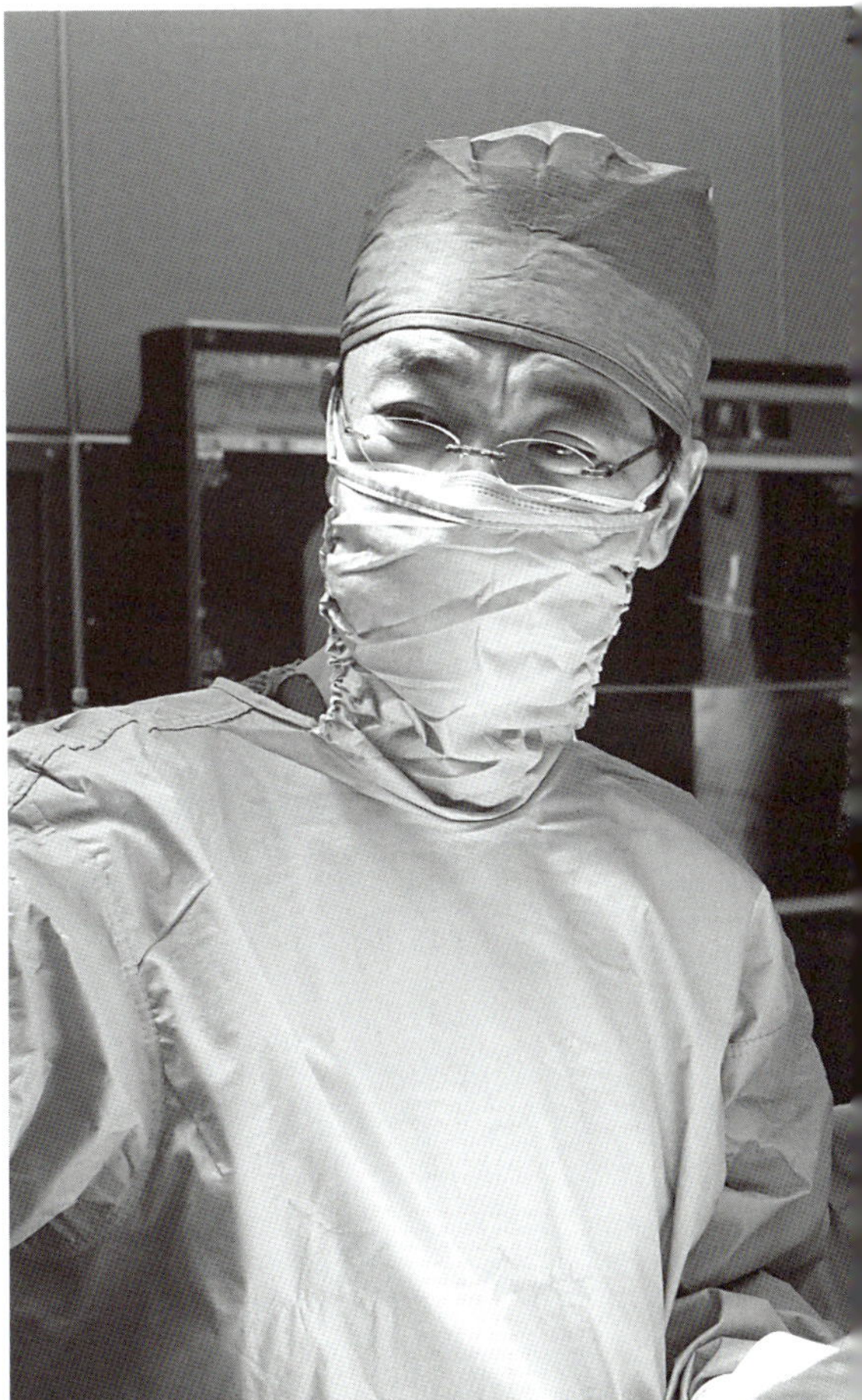

遠藤健司（えんどう・けんじ）

1962年東京都生まれ。88年東京医科大学卒業。92年米国ロックフェラー大学に留学、神経生理学を専攻。95年東京医科大学霞ヶ浦病院整形外科医長、2004年東京医科大学整形外科医局長、07年から同講師。

腰部脊柱管狭窄症

手術療法

棘《きょく》突《とつ》起《き》縦《じゅう》割《かつ》式《しき》椎《つい》弓《きゅう》切《せつ》除《じょ》術《じゅつ》

背骨の周囲にある筋肉を傷めない手術法

慶應義塾大学 先進脊椎脊髄病治療学講師
渡辺航太（わたなべ・こおた）

背骨の周囲の筋肉を大きくはがす従来の椎弓《ついきゅう》切除術は、筋肉の損傷が、術後の痛みの原因となっていた。この欠点の解消を目指したのが棘突起《きょくとつき》を縦に割る手術法。この術式を開発した、渡辺航太先生に解説していただいた。

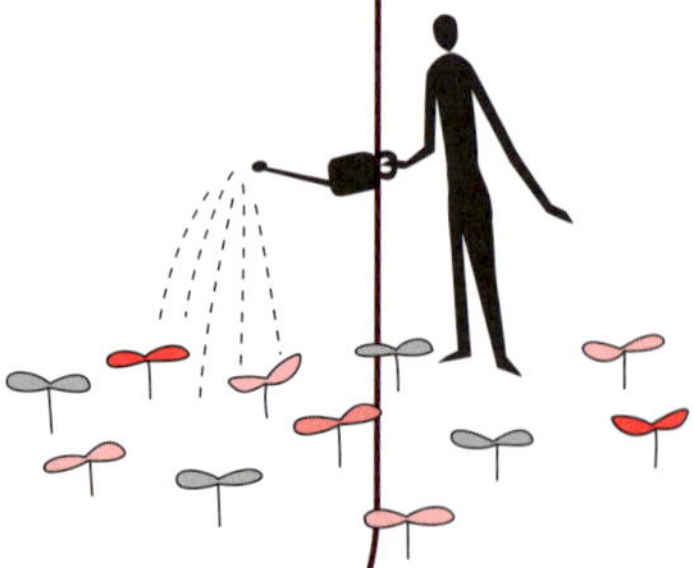

どんな治療法ですか？

背骨の背中側に突き出ている棘突起を縦に割り左右に広げて真上から神経への圧迫を除きます。背中の筋肉をはがさないため痛みが早く回復。手術しやすく、安全性の高い方法です。

筋肉をはがさずに手術の視野を確保する

腰部《ようぶ》脊柱管狭窄症《せきちゅうかんきょうさくしょう》は、背骨の神経の通り道である脊柱管が狭くなって、中を通る神経を圧迫し、主に脚にしびれや痛みがおこります。この神経への圧迫をいかにして取り除くかが、腰部脊柱管狭窄症の手術のポイントとなります。脊柱管内で神経を圧迫しているのは椎骨《ついこつ》と椎骨をつないでいる黄色靱帯《おうしょくじんたい》や、椎骨の背中側にあたる椎弓の骨の一部です（14ページ参照）。

どのような手術法でも、除圧のために黄色靱帯を切除したり、椎弓を削ったりすることに変わりはありません。手術法の違いは、除圧する部分にいかに到達するかという経路の違いにあります。私が開発した棘突起縦割式椎弓切除術（以下、縦割術）も、古くからある椎弓切除術とは、進入経路が違います。

私が縦割術という新しい手術法を始めたのは２００１年のことです。当時、私は群馬県の総合太田《おおた》病院（現太田記念病院）の整形外科に勤務していました。整形外科医になって5年目で、まだ若手のころでした。

きっかけになったのは、腰部脊柱管狭窄症の椎弓切除術は、どうしてこんなに手術がやりにくいのか、という素朴な疑問を抱いたことでした。古くからある従来の椎弓切除術は、背骨の周囲にある筋肉を大きくはがし、器具で引っ張ってよけながら手術を進めるため、筋肉が傷ついて、手術後には背筋力が低下したり、腰痛が残ったりしていました。

拡大開窓術《かくだいかいそうじゅつ》（36ページ参照）は、棘突起を残し、椎弓も切除するのは一部だけという優れた方法なのですが、椎弓の横のほうから神経の圧迫を取り除くため、患部が見えにくく、作業が少し難しいのです。

そこで、背骨の周囲の筋肉をはがさず、手術の視野を確保する方法はないものかと考えた結果、浮かんだアイデアが、棘突起を縦に割るとい

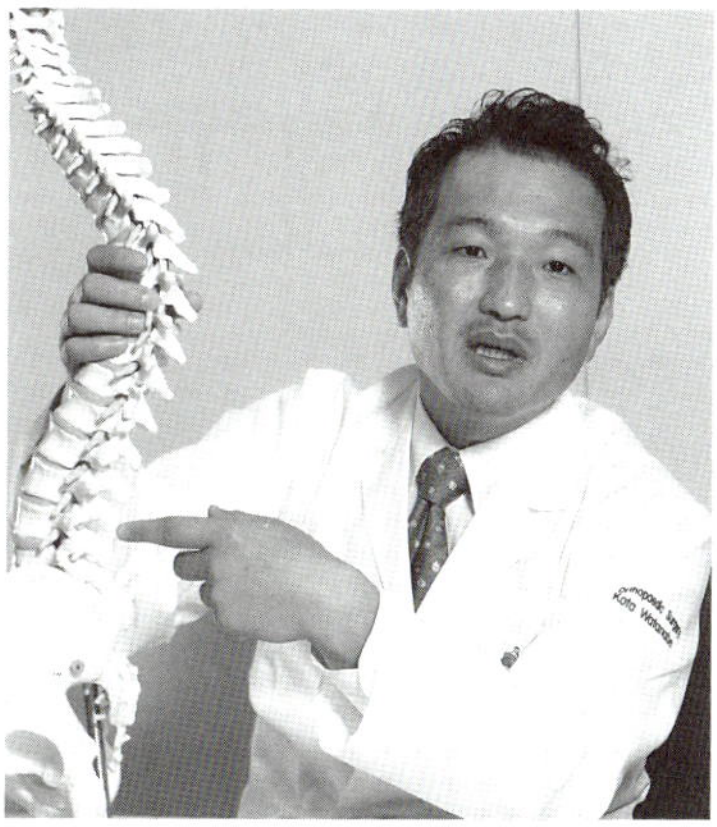
「ここを縦に切ります」と渡辺先生

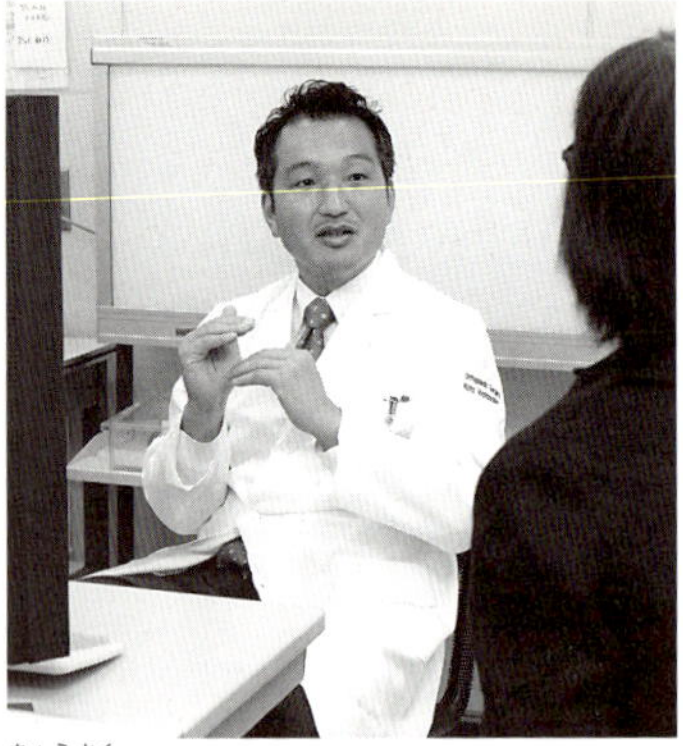

狭窄《きょうさく》の位置を示し、患者さんにていねいに説明する

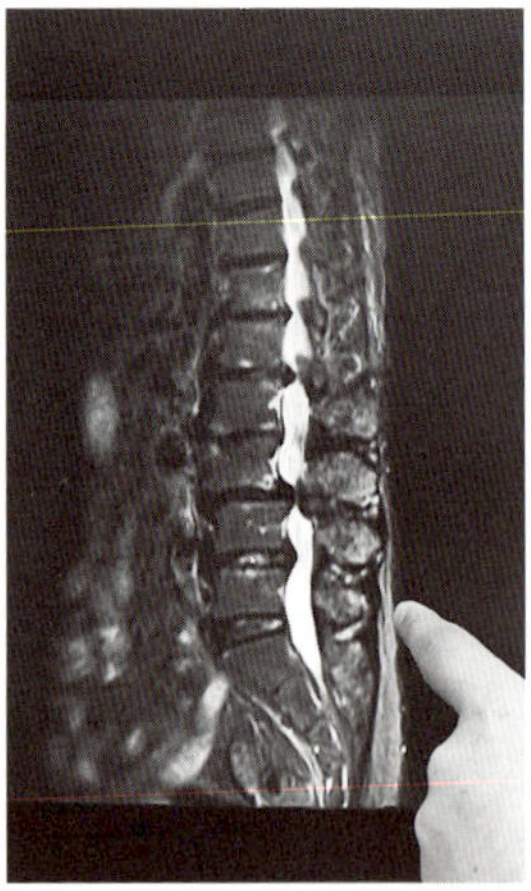

う方法でした。棘突起というのは、椎骨のうしろのほう（背中側）に出っ張った部分で、背中を触れば自分でも確認できます。その部分を割って両側に広げれば、筋肉をはがすことなく、手術を進めるための視野が確保できるのです。

　骨折の治療を考えれば納得がいくと思いますが、骨は割っても、あとでくっつけることができます。

　しっかりくっつくのに数カ月かかりますが、筋肉をはがすよりも患者さんに対する負担は少ないと考えられました。筋肉がついている骨は血流が行き渡るので、くっつきやすいという利点もあります。このような背景から、新たに挑戦する価値があると考え、当時の上司の許可を得て踏み切りました。

軟らかい海綿骨は簡単に割ることができる

　この手術法では、棘突起という部分の骨を縦に割ります。骨には皮質骨と呼ばれる硬い部分と、海綿骨と呼ばれる軟らかい部分があるのですが、棘突起の場合、硬い皮質骨は表面だけで、中身は海綿骨で軟らかいのです。このため、棘突起を縦に割るのは、実は簡単で、すぐに割ることができます。割るという言葉からは、硬いものをノミとハンマーでガンガンたたくようなイメージをもたれるかもしれませんが、実際はノミを強くたたく必要はなく、押し込むようにするだけで、あっさりと割ることができるのです。

　この方法の利点は、特殊な器具を必要としないところにもあります。手術する医師にとっては、視野が確保されていて、非常によく見えるのです。顕微鏡も必要ありません。よく見えるということは、医師にとっては手術がやりやすいということになり、同時に患者さんからすると手術の安全性が高まるというメリットがあります。

　私も腰椎椎間板《ようついついかんばん》ヘルニアの手術では内視鏡を使っていて、それはそれでメリットのある手術法だと思っています。ただし、腰部脊柱管狭窄症の手術で内視鏡を使うと、ビンの中に船を作るようなもどかしさを感じます。技術の優れた医師にはよい方法だと思いますが、誰にでもできる方法ではありません。

　その点、縦割術は、脊椎《せきつい》脊髄の外科医であれば、どんな医師でも簡単にできるのです。いまや多くの施設で、この方法が使われるようになっています。それは、医師にとって非常に簡便で、なおかつ、患者さんにとっての安全性が高いという点から

●棘突起《きょくとっき》縦割式《じゅうかつしき》椎弓切除術《ついきゅうせつじょじゅつ》の手法

椎骨《ついこつ》の背中側にあたる椎弓のうしろに飛び出た棘突起を縦に割って広げ、真上からの広い手術視野をつくる。

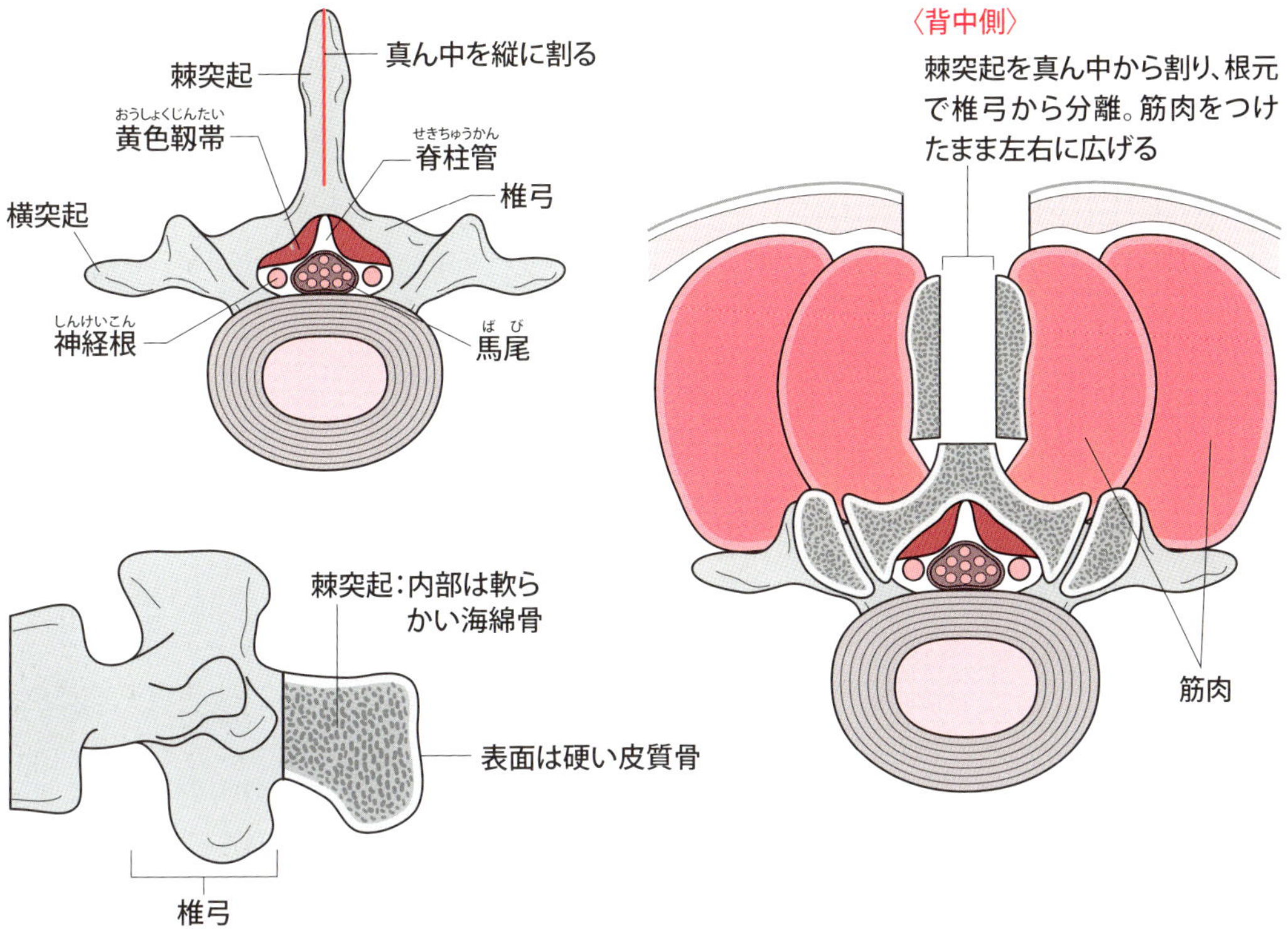

だと思います。

また、棘突起にくっついている筋肉や靱帯をはがさないで手術を進めることができるので、筋肉の損傷を最小限に抑え、筋肉に分布する神経や血管の損傷を予防することができます。

さらに、詳しくは後述しますが、縦割術では、痛みの回復も早くなります。最初の3日間は従来法と変わりませんが、7日目で比べると痛みの度合いが減っているという調査結果が出ています。

このように数多くのメリットがあるため、私どもの施設では、腰部脊柱管狭窄症の手術をする場合、原則として縦割術で行っています。

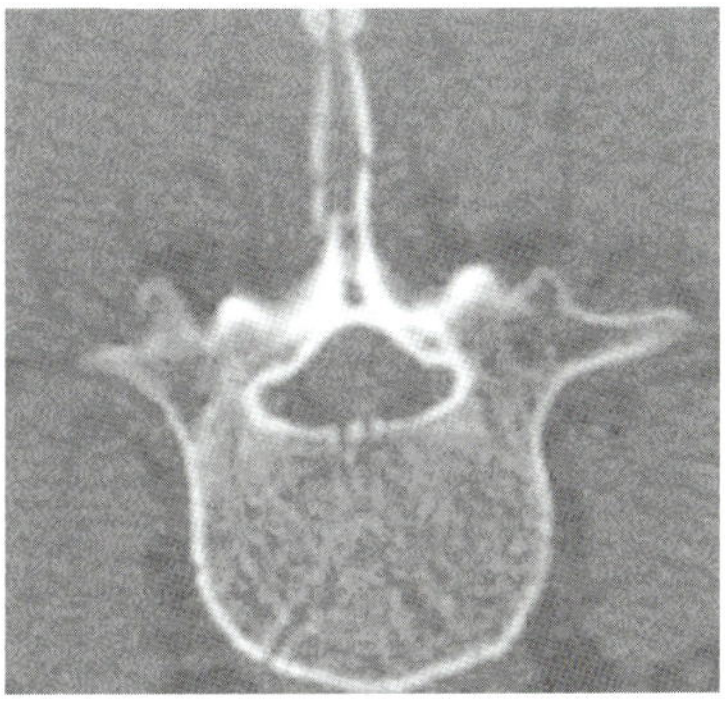

術後のCT画像。棘突起を縦に割ったあとが見える
写真提供：慶應義塾大学医学部整形外科

治療の進め方は？

背中を５㎝程度切開します。棘突起に孔をあけてから縦に割り、観音開きのようにして左右に開きます。この視野から、脊柱管の除圧を行います。

棘突起に小さな孔をあけ、ノミで縦に割る

ここでは、いちばんよくみられる第４腰椎と第５腰椎の間に神経の圧迫があり、この部分の１椎間を除圧する場合について説明します。手術は全身麻酔で進めます。患者さんは手術台にうつぶせの姿勢になります。

皮膚の切開は、第３腰椎の棘突起の下あたりから、第５腰椎の棘突起の上あたりまでです。患者さんの体格によって長さは異なりますが、５㎝程度の切開となります。

皮膚の下の脂肪層を切開し、第４腰椎の棘突起を露出します。次に、歯科で歯を削るのに用いるような直径２㎜のエアトームという手術器具を使って、棘突起の表面に小さな孔を複数あけます。この部分は皮質骨と呼ばれる硬い骨の部分です。さらに、骨ノミで棘突起を縦に割ります。あらかじめ表面の硬い皮質骨に孔をいくつかあけてあるので、内部の軟らかい海綿骨は、簡単に割るこ

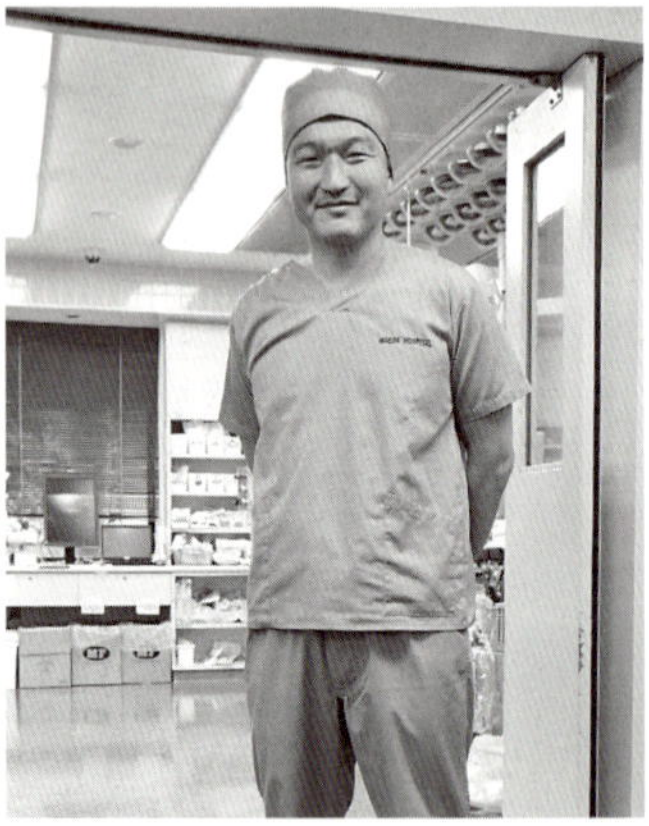

手術室に向かう

●手術室のセッティング

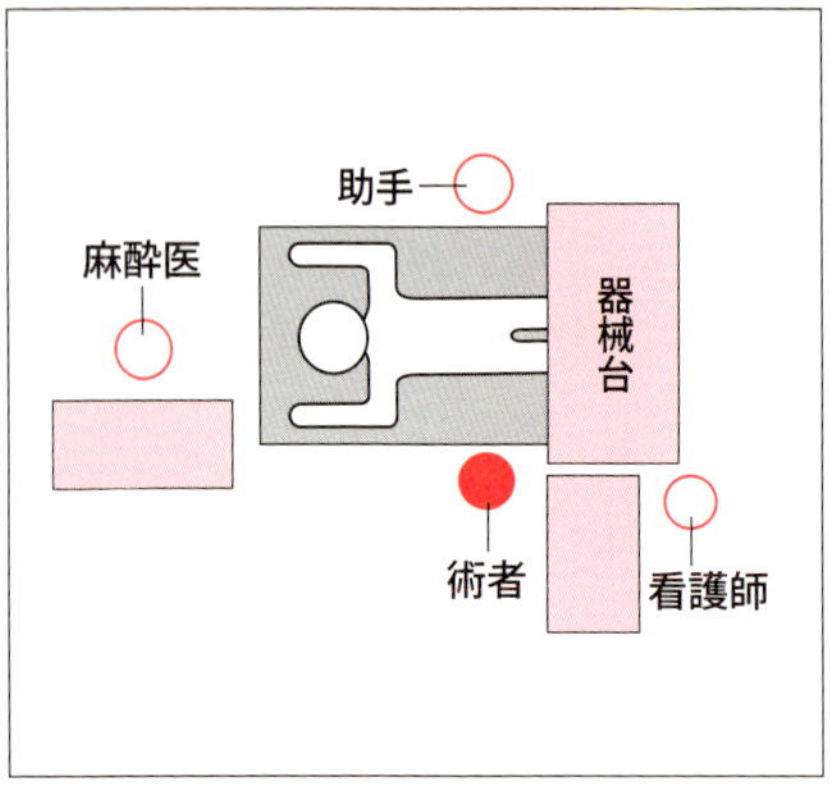

●背中の中央を切開する

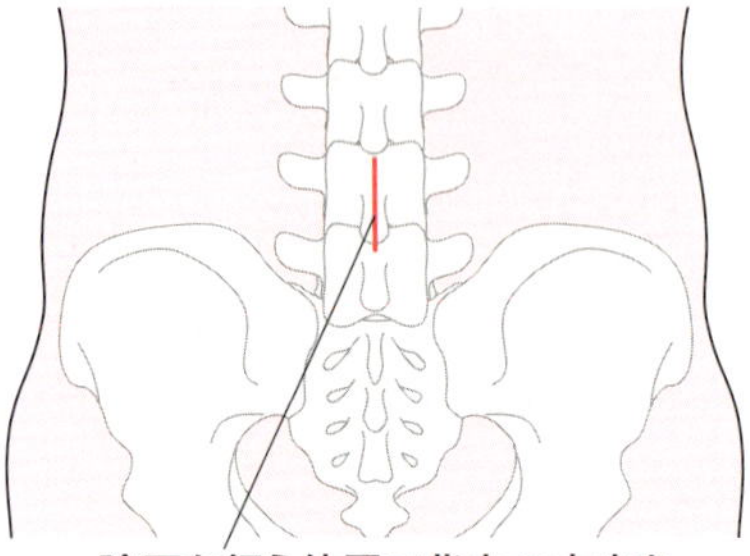

除圧を行う位置で背中の中央を縦に約5㎝切開

●手術開始。棘突起を割り視野を確保

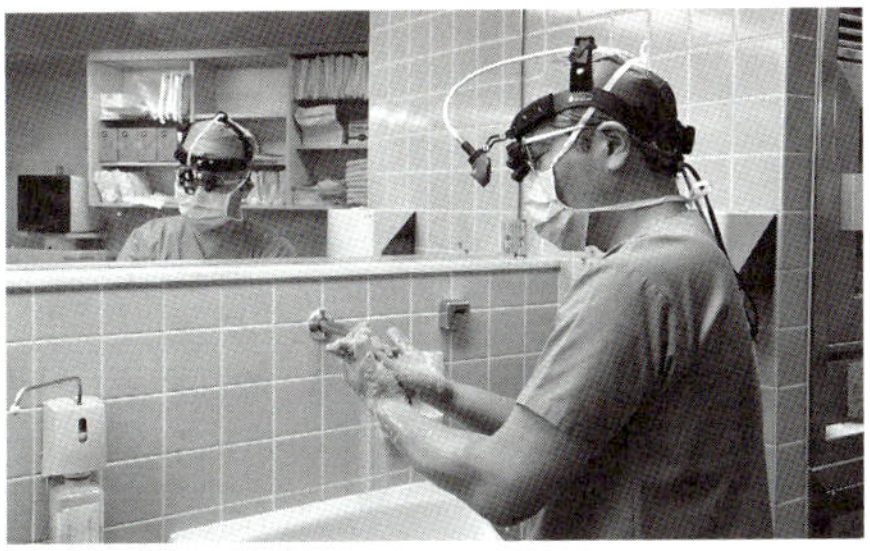
手術開始前の入念な手洗い

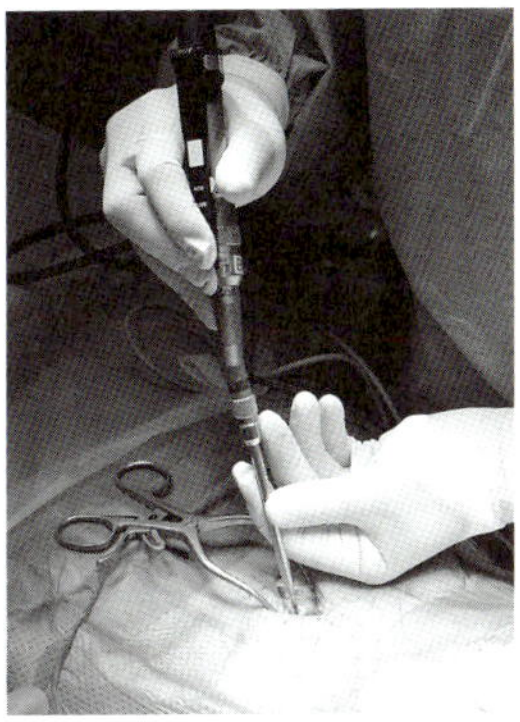
棘突起を露出したら、じかに目で見ながら、表面に数カ所孔をあけ、ノミで縦に割る

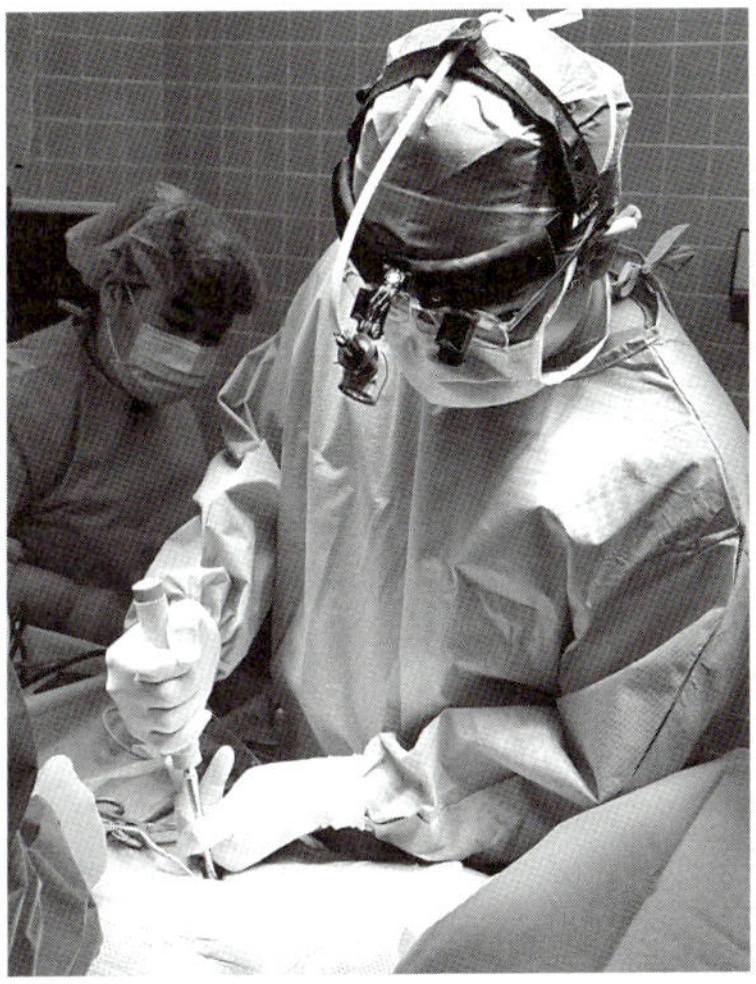

●手術の手順

皮膚を切開
▼
棘突起を露出
▼
棘突起表面に孔をあけ、縦割
▼
棘突起を根元から分離させ、左右に開く
▼
神経を圧迫している椎弓の骨を削り、黄色靭帯を切除
▼
神経の除圧ができているか確認
▼
手術部分を洗浄
▼
ドレーンを設置、棘突起を縫合
▼
皮膚を縫合

とができます。

割った棘突起は、コブエレベーターと呼ばれる手術器具を使って、根元の部分を椎弓から分離させます。次に、棘突起どうしをつないでいる棘上《きょくじょう》・棘間《きょくかん》靭帯を棘突起についたまま左右に分割し、筋肉、靭帯がついたままの棘突起を、観音開きのように大きく横に広げます。すると、そこから手術する部分が、よく見えるようになります。

真上から直接目で見て骨や黄色靭帯を削る

視野を確認したところで除圧に入ります。除圧する部分を真上から直接目で見ながら手術を進めます。除圧は、エアトームを用いて、神経を圧迫している部分の椎弓を削り、黄色靭帯も切除します。これで、狭くなっていた脊柱管を広げ、馬尾《ばび》や神《しん》経根《けいこん》への圧迫を取り除くわけです。神経の動きを見て十分に除圧できたかを確認し、腰椎椎間板ヘルニアなど、ほかの圧迫要因がないかも調べたら除圧終了です。

●神経の圧迫を取り除く

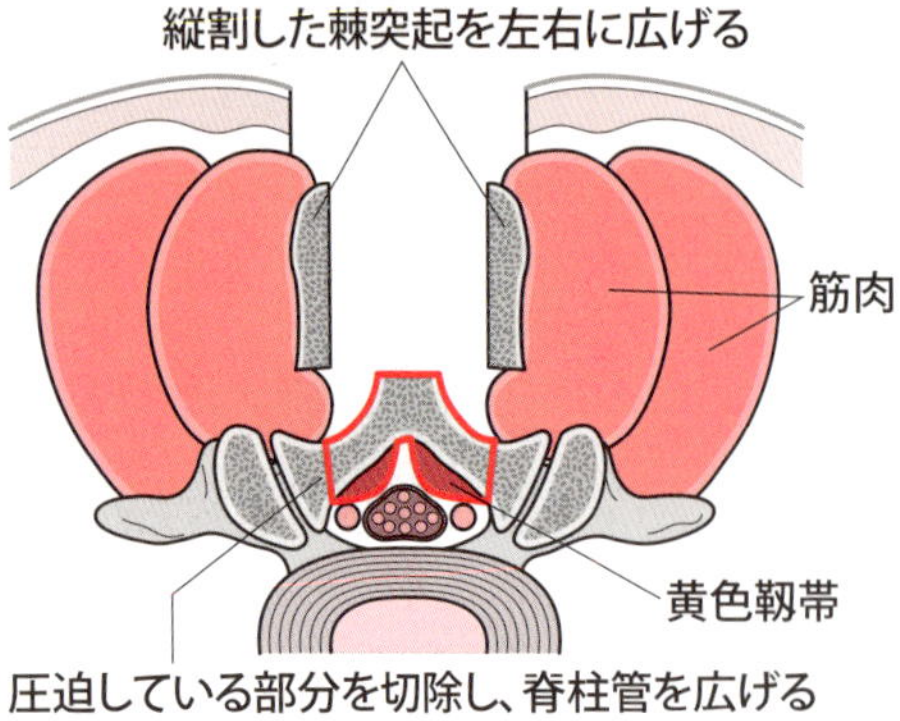
縦割した棘突起を左右に広げる
筋肉
黄色靱帯
圧迫している部分を切除し、脊柱管を広げる

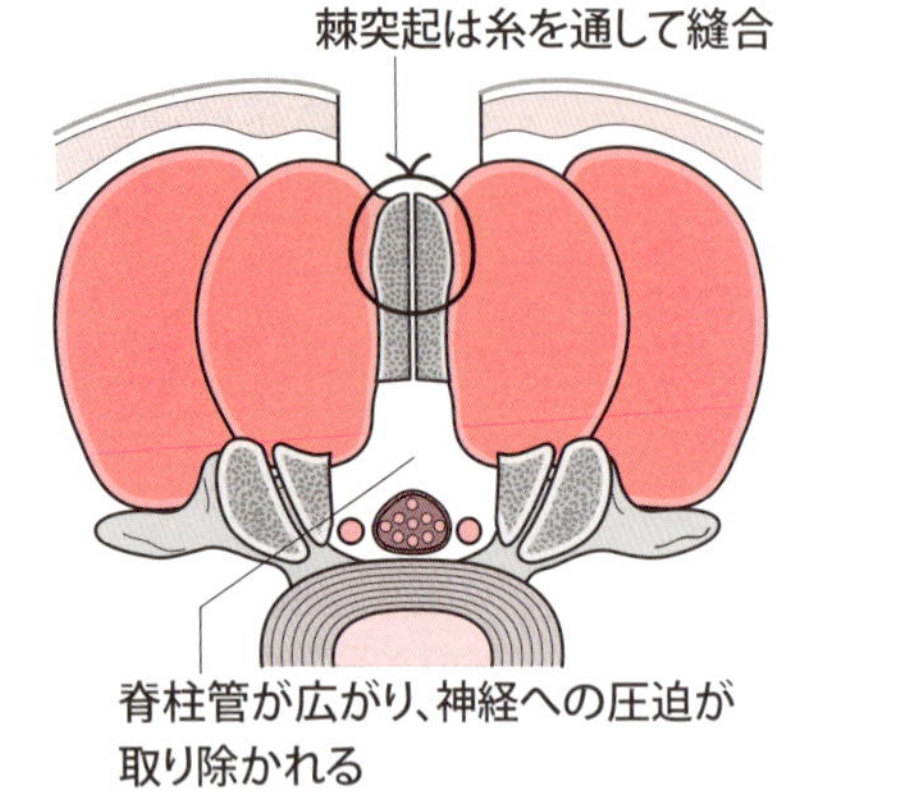
棘突起は糸を通して縫合
脊柱管が広がり、神経への圧迫が取り除かれる

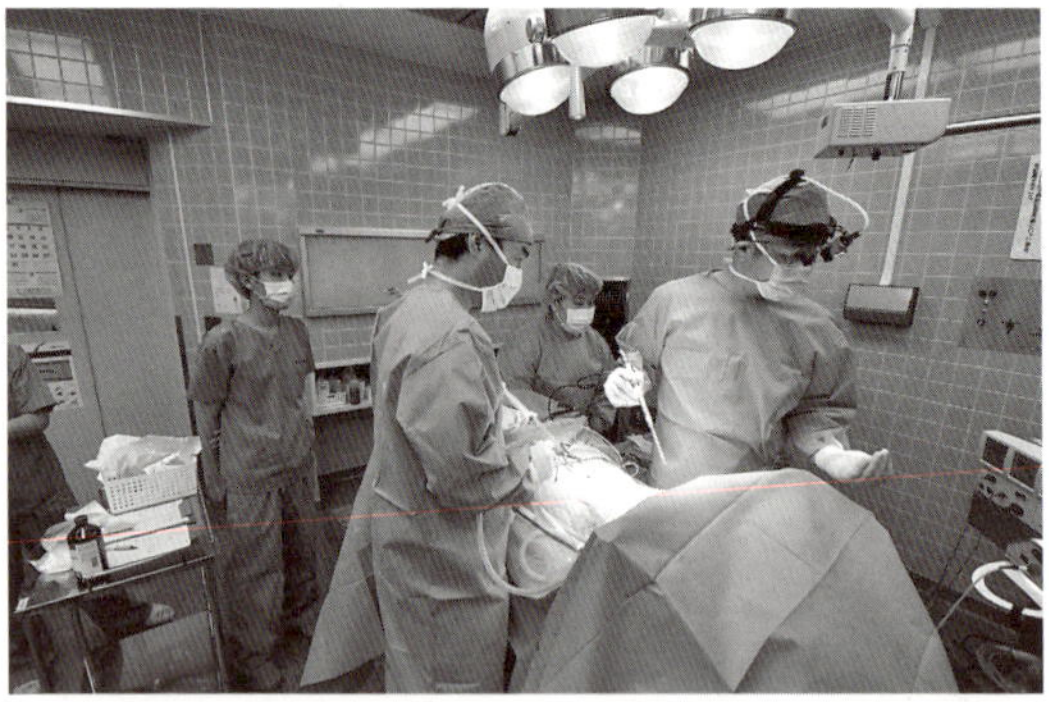

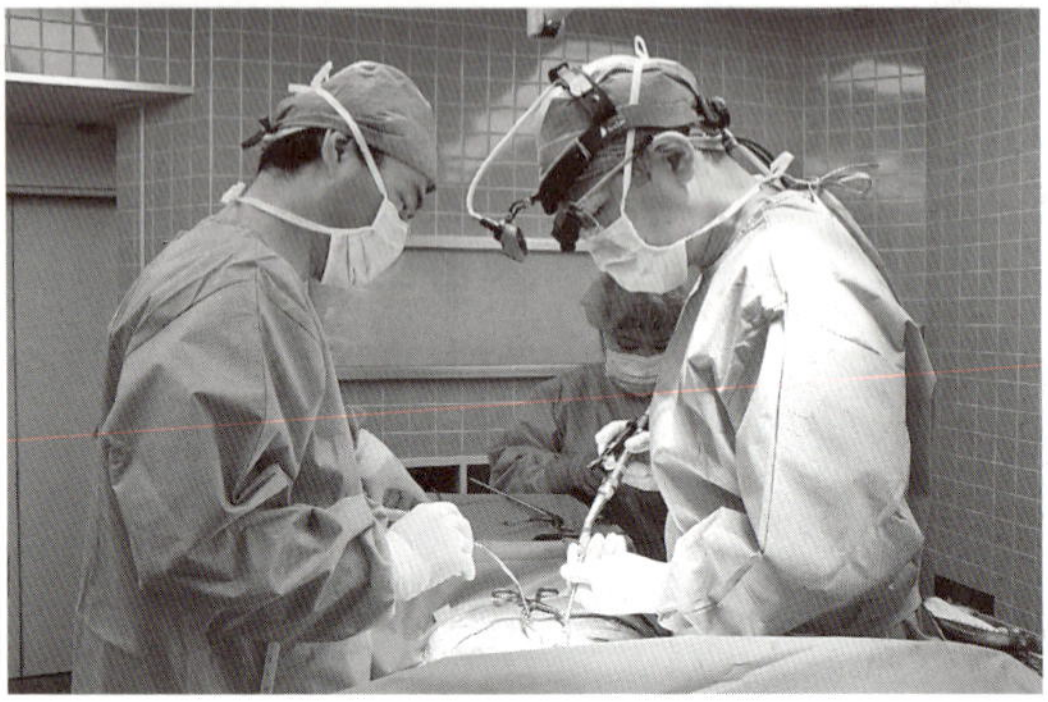

骨を削り、黄色靱帯を切除して、除圧を行う

＊この手術は赤坂《あかさか》見《み》附《つけ》前田《まえだ》病院（東京都）で行われています

除圧を終えたら、出血がないことを確認し、ドレーンと呼ばれるチューブを設置します。術後ににじみ出てくる血液や体液を、体外に排出するためのチューブです。

その後、縦割した棘突起の中央にエアトームで小さな孔を1、2カ所あけ、そこに糸を通して棘突起を縫合し、もとの形に戻します。さらに、棘間・棘上靱帯、皮下、皮膚も縫合して手術を終えます。

手術時間は1カ所の除圧の場合、40分程度です。ほかの手術法に比べて、縦割術は手術時間も短いのが利点です。手術時間が短いと、それだけ筋肉などの組織の損傷も抑えられるからです。また、患者さんだけでなく、手術する医師やスタッフの負担も、それだけ軽くなります。

術後2日目からは歩行可能。入院期間はほぼ2週間

術後当日は、ベッド上で安静に過ごし、血栓予防のためのフットポンプを装着します。術後1日目もベッド上で過ごしますが、横向きになっ

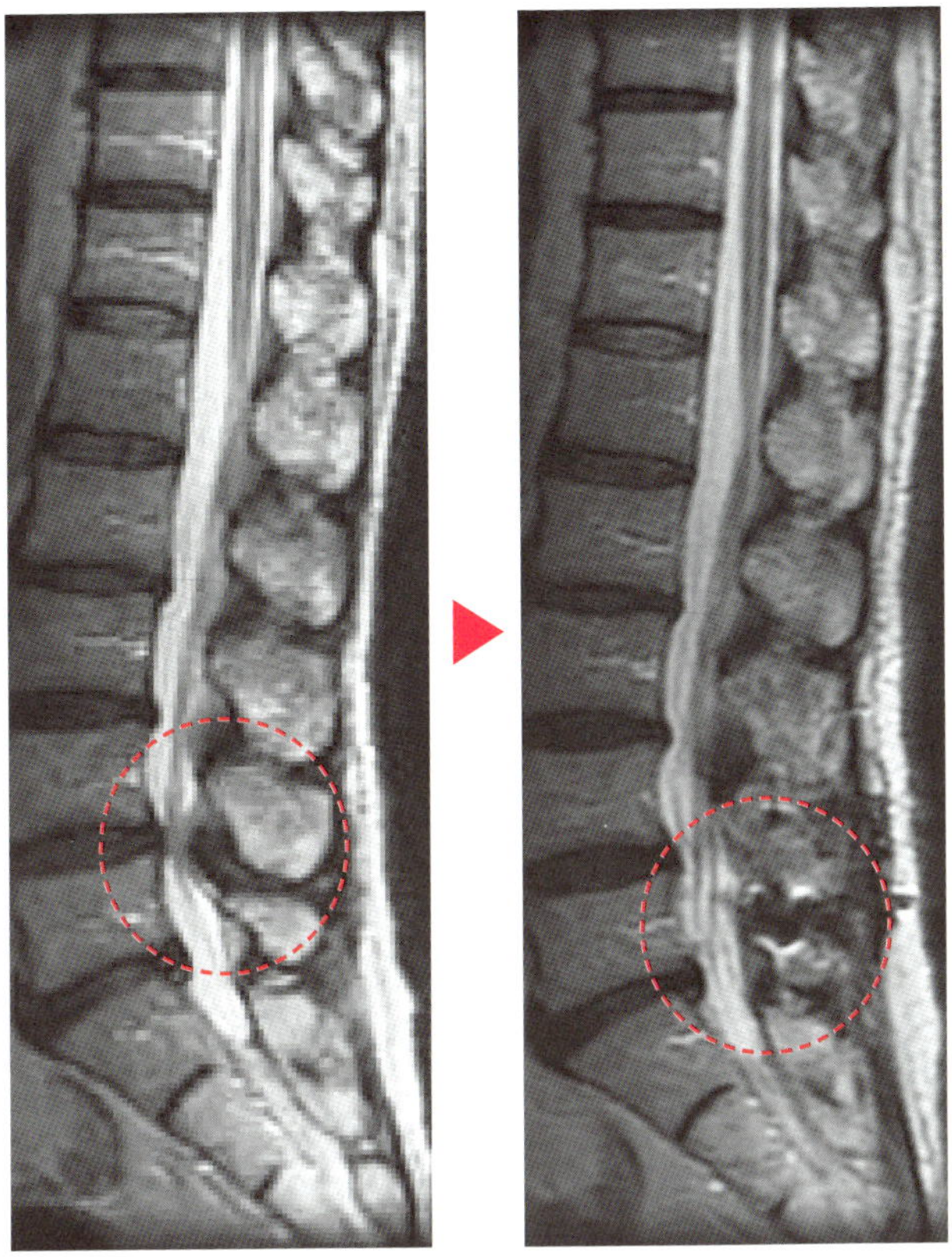

左は術前、右は術後のMRI画像。術後も棘突起は残っている。椎弓の根元の部分を削って除圧、脊柱管が広がり神経への圧迫がなくなっている

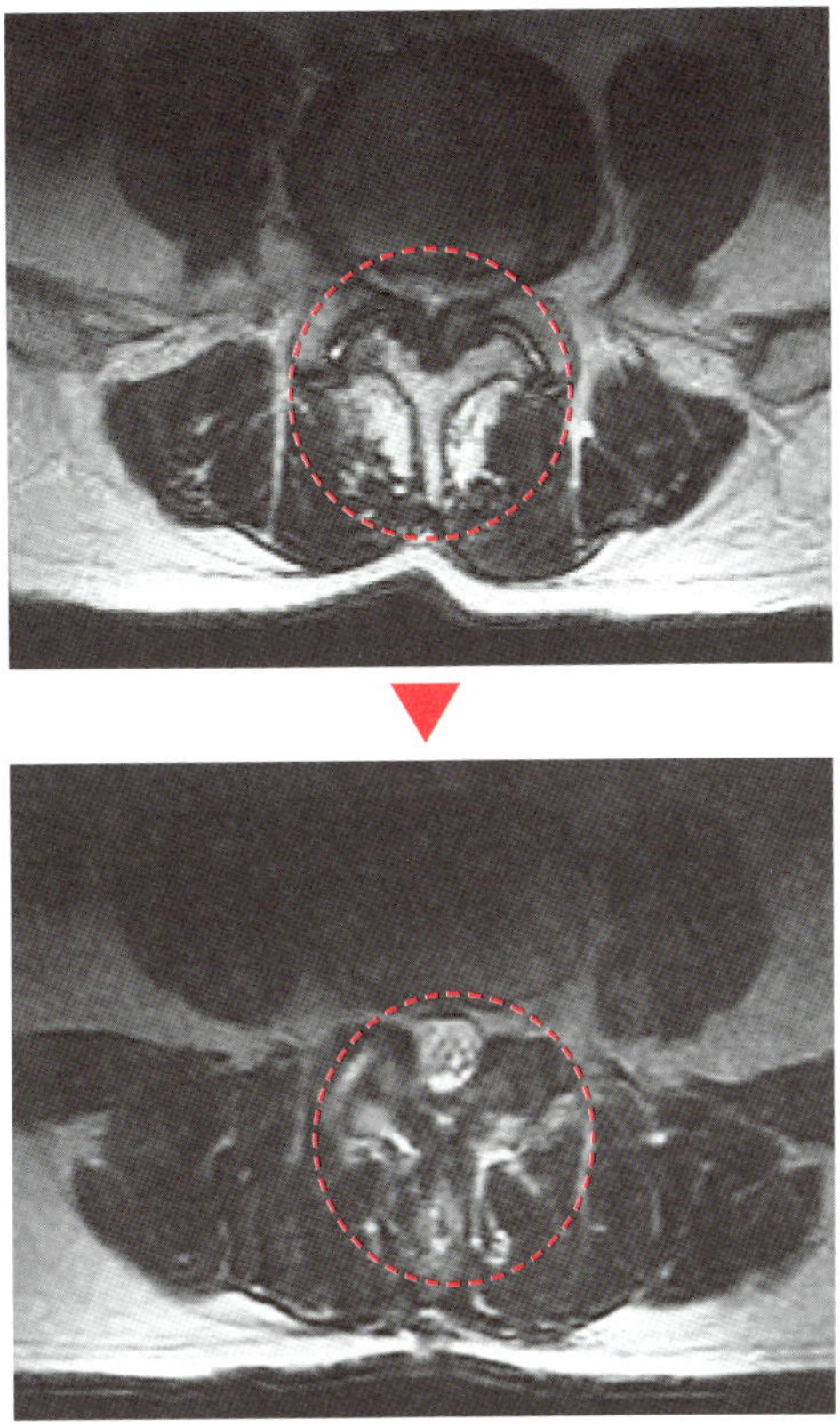

上は術前、下は術後の水平断面MRI画像。術後は棘突起のつけ根部分が切除されているが棘突起は残り、脊柱管は広がっているのがわかる

写真提供：慶應義塾大学医学部整形外科

たり、30度の角度でベッドを起こしたりすることはできます。膀胱《ぼうこう》には管が入っていて、その管を通じて排尿することになります。排便はベッド上でしてもらいます。

術後2日目からは、歩行が可能です。排尿のための管を抜き、歩行器を利用するなどして自分で歩いてトイレに行くことができます。体液や血液の排出状況を確かめ、問題なければ傷口に取りつけたドレーンを抜きます。術後6日目には傷がぬれないようにテープで保護して、シャワーを浴びることができます。術後9〜10日目に抜糸します。抜糸後問題なければ退院も可能です。腰部脊柱管狭窄症の縦割術の場合、入院期間はおおむね12日〜2週間です。

棘突起は数カ月でしっかりくっつきます。一般に骨がしっかりくっつくのには半年程度かかりますが、手術中に棘突起から筋肉を終始はがすことなくついたままにしておくので血流が良好であり、骨の再生が盛んに行われて、くっつきやすいのだと考えられます。

●入院から退院まで

入院 手術2日前	・手術前検査 ・手術内容の説明 ・手術後のベッド上での飲食、排《はい》泄《せつ》、動きなどの練習 ・手術前日は21時以降飲食禁止
手術当日	・点滴開始（翌日まで） ・手術室に入る。麻酔開始 ・排尿のための管を入れる ・手術 ・異常がないことを確認して病室へ ・ベッド上安静 ・血栓予防のフットポンプ装着 ・痛み止め使用
術後1日目	・ベッド上で横向き可。ベッドは30度まで起こせる ・腸が動けばおかゆから食事開始 ・抗菌薬点滴 ・排尿は管で、排便はベッド上で
術後2日目〜10日目	・歩行器を使用して歩行練習、安定したら自立歩行へ ・フットポンプ終了 ・食事は普通食に ・尿の管を抜く。トイレでの排尿・排便可 ・ドレーンを抜く ・傷を保護してシャワー可（6日目〜） ・抜糸（9〜10日目）
退院 術後9〜11日目	・次回外来予約

術後7日で比べると縦割術は痛みが軽い

私たちは術後早期の患者さんの痛みについて、縦割術と従来の椎弓切除術の両者で比べてみました。縦割術は18人、従来法は16人の患者さんで、平均年齢、平均除圧椎間数、平均手術時間、平均術中出血量のすべてにおいて、両者に差はありません。

術後3日目と7日目に患者さんにアンケート調査を実施し、手術の傷口の痛みについて、最も痛い状態を100点、まったく痛くない状態を0点として、自己評価してもらいました。その結果、縦割術では平均で43点から16点に低下しましたが、従来法では44点から34点への低下にとどまりました。

痛みの深さについては、あまり変わっていませんでした。さらに痛みの持続時間については、縦割術のほうが早く低下していました（次ページグラフ参照）。

これらのことから、縦割術で除圧を行うと、従来法に比べて、術後3日目では痛みにあまり違いがないものの、術後7日目では痛みは軽くなっていることがわかりました。縦割術では術後の回復が早いことがわかったのです。

また、手術前、手術後3日目と7日目に血液検査を行い、CPK（クレアチンフォスフォキナーゼ）という成分を測定して、筋肉の損傷の程度を比較しています。CPKというのは筋肉の中にある酵素の一種で、筋肉の細胞に異常があると血液中に流れ出します。手術によって筋肉が損傷を受けると、CPK値が上がることになります。この結果を縦割術と従来法で比べると、従来法の値が高く、縦割術のほうが筋肉の損傷が少なく、回復も早いことがわかります（下のグラフ参照）。

なお、日常生活動作（食事、着替え、移動、寝起き、入浴など生活上の動き）については、術後3日目で比べると、縦割術のほうが従来法に比べてやや早く回復する傾向がありましたが、術後7日目で比べると両者に差はありませんでした。

また、腰部脊柱管狭窄症による痛みの改善率では、1年後で縦割術が75％、従来法が74％で、長期的な成績は変わりがありませんでした。

こうした研究結果から、縦割術は手術後の痛みを早期に軽くする効果のある手術法だと考えられます。また、手術の効果、安全性にも問題はなく、腰部脊柱管狭窄症の除圧術において、私たちの施設では第一選択の手術法と位置づけています。

●棘突起縦割式椎弓切除術の基本情報

全身麻酔	
手術時間	約40分
入院期間	12日～2週間
費用	手術、入院、検査等を含め約25万円（健康保険自己負担3割の場合。ただし、高額療養費制度の対象のため、実際の自己負担額はさらに低い）

＊費用は2013年1月現在のもの。今後変更の可能性がある。

（慶應義塾大学病院の場合）

●縦割術と従来の椎弓切除術の術後の痛みや筋肉損傷の比較　（値は平均値）

調査の結果、縦割術で行う除圧術は、従来法より手術後の痛みからの回復が早く、筋肉損傷は少ないことがわかった。

●手術の傷口の痛み
（最も痛い状態：100点～痛みのない状態：0点）

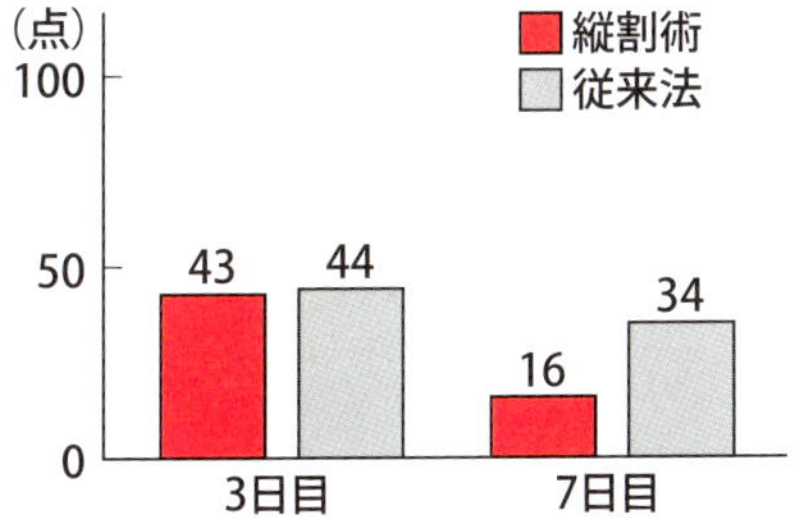

●痛みの深さ
（皮膚の表面：1点　筋肉：2点　体の芯まで：3点）

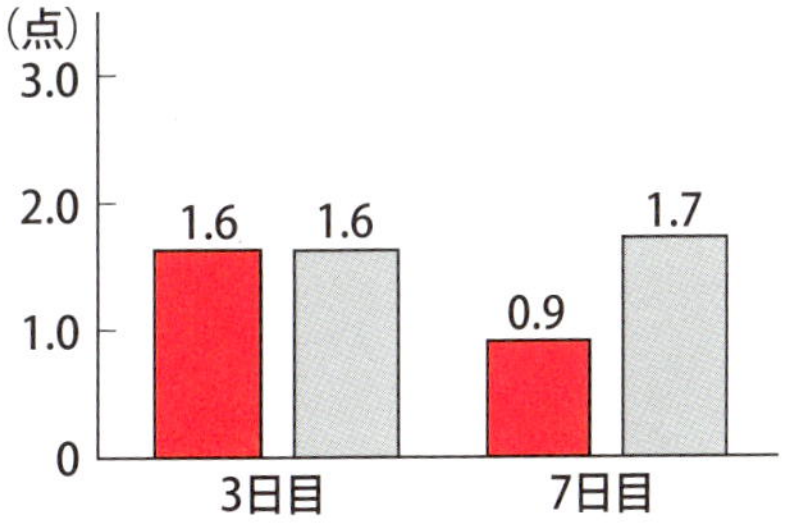

●痛みの持続時間
（数秒間：1点　数分間：2点　数時間：3点　1日中：4点）

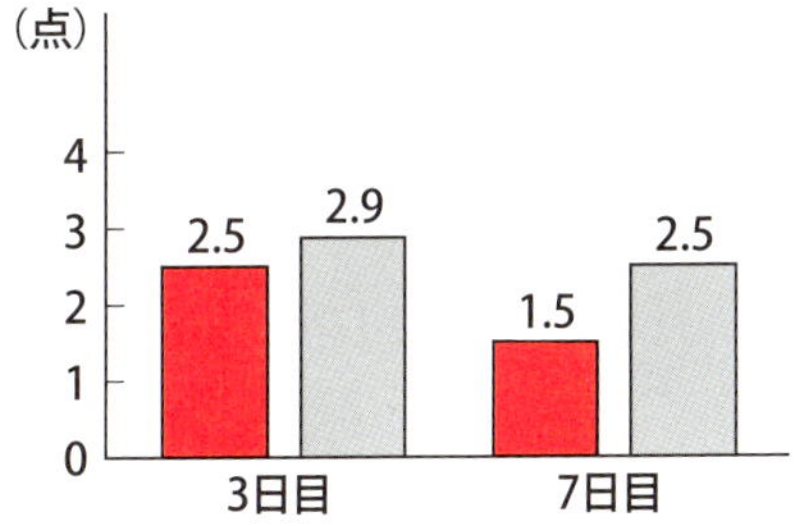

●筋肉の損傷をみるCPK値
（値が高いほど筋肉の損傷が大きい）

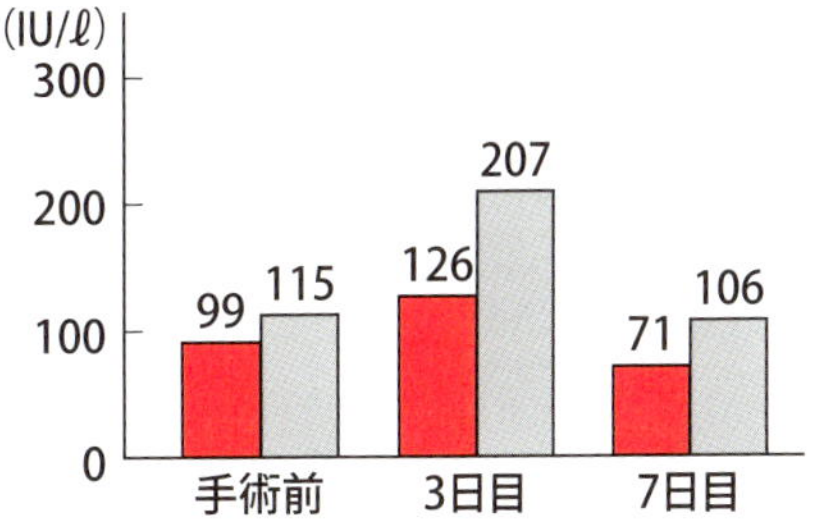

J Neurosurg Spine 2011

Interview

渡辺航太（わたなべ・こおた）

慶應義塾大学
先進脊椎脊髄病治療学講師

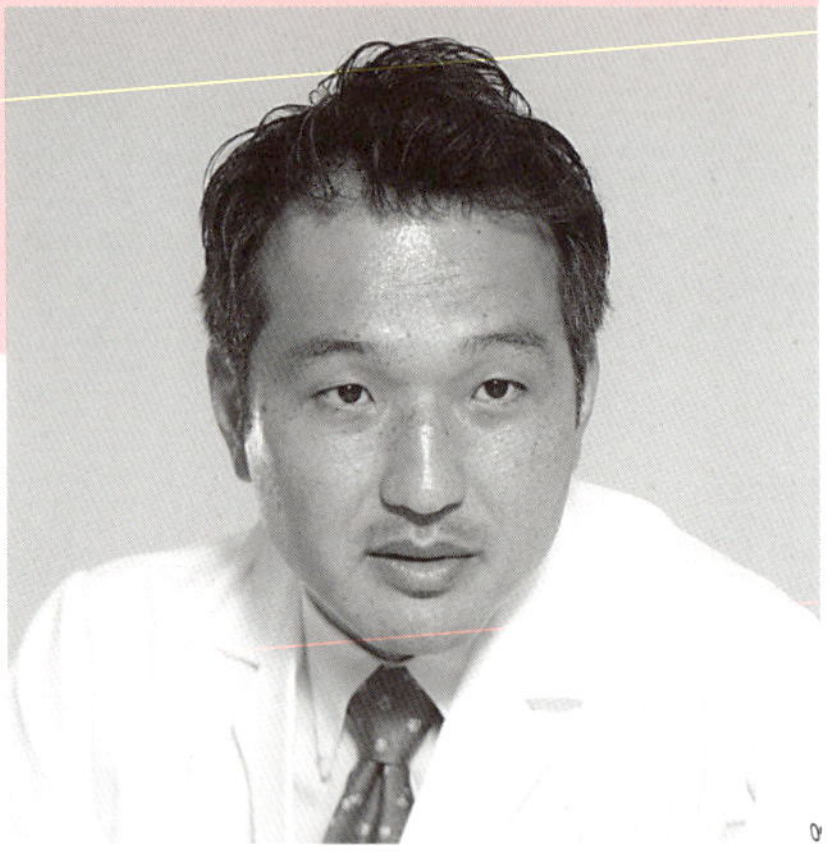

背骨の専門医を探して診てもらうことが大切です。症状の原因や、現在の状態を正確に診断してもらいましょう。

渡辺先生は中学生のときに、サッカーをしていて脚の骨を折り、自宅近くの国立第二病院（現国立病院機構東京医療センター）で手術を受けました。これをきっかけに医師になろうと決め、慶應義塾《けいおうぎじゅく》大学医学部に進学。医師として、人が元気に暮らしていけるように手助けをしたいと思い、ＱＯＬ（生活の質）を高める医療に関心をもちました。

そこで、整形外科に入局したところ、最初に指導してくれた先輩医師は、なんと中学生のときに手術をしてくれた先生だったのです。

「その先輩は、私が手術を受けた病院に慶應大学からたまたま派遣されていたのです。人生、こんなこともあるのだなと、びっくりしました」

渡辺先生は腰部脊柱管狭窄症の新しい手術法である棘突起縦割式椎弓切除術を開発したことで知られています。一般に、新しい手術法となれば、他施設の医師から問い合わせや、見学の申し入れがあります。

「誰も、聞きに来てくれないんです。論文で読んだだけで手技がわかってしまうので、教えられなくてもできる。単純な方法ですから」と、笑いながら話す渡辺先生。それだけ汎用《はんよう》性の高い手術法といえます。

この手術法の開発者であると同時に、渡辺先生は小児の脊柱側弯《そくわん》症の治療を専門としています。この分野では世界一とされる米国ワシントン大学にも留学しました。

「私が扱っているのは、成長に伴って背骨が曲がる病気。３歳、５歳といった子どもの背骨を手術で矯正すると、背がのびなくなってしまいます。子どもの成長を促しながら、治療する必要のある特殊な病気です」

渡辺先生たちの共同研究グループは、全国の専門医を通じて家族の了解をとり、患者さんの血液約２、５００人分のサンプルを集めて遺伝子を解析、脊柱側弯症の発症に関係する遺伝子を世界に先駆けて発見しました。著名な学術誌に論文が掲載され、マスコミの取材も受けました。

「小児の側弯症は、軽度も含めれば１００人に１～２人いて、意外に多い病気です。治療が必要な人はその一部ですが、将来を担う子どもたちですから、しっかり治してあげたいという気持ちで取り組んでいます」

　渡辺先生が今、若手医師たちに強調しているのは、患者さんに会い、体に触れ、看護師さんからたくさんの情報を聞くことだといいます。

「入院患者さんの顔を1日に2回は見て、体に触れ、話をするようにとアドバイスしています。患者さんを近くで見ている看護師さんの話も非常に重要です。チーム医療ですから、密にコミュニケーションをとることで、看護師さんも励みになりますし、患者さんにもよい影響を与えることになります」

　診療面でも患者さんからよく話を聞くことを大切にしています。

「症状について理路整然と話せる患者さんはいません。私たち医師がうまく聞き出していく作業が不可欠です。画像検査の結果だけではわからないのです。患者さんの話から、研究の切り口を突然思いついたり、突破口となるようなアイデアがひらめいたりすることもあります」

　腰部脊柱管狭窄症として病院を訪れる患者さんでも、診断の結果、違う病気であることが判明したり、保存療法で十分対応できたりする場合もあるといいます。

「大学病院に紹介されてくる患者さんのなかには、どうしてこんな治療を受けていたのかと、驚くような例もあります。書籍や雑誌、インターネットなどで情報を収集し、背骨の専門医を探して診《み》てもらうことが大切です。症状の原因が何で、今どのような状態にあるのか正確に診断してもらい、的確な治療法を専門医にたずねるのです。本当に腰部脊柱管狭窄症であるなら、手術で日常生活に問題がないレベルにまで治すことができます」

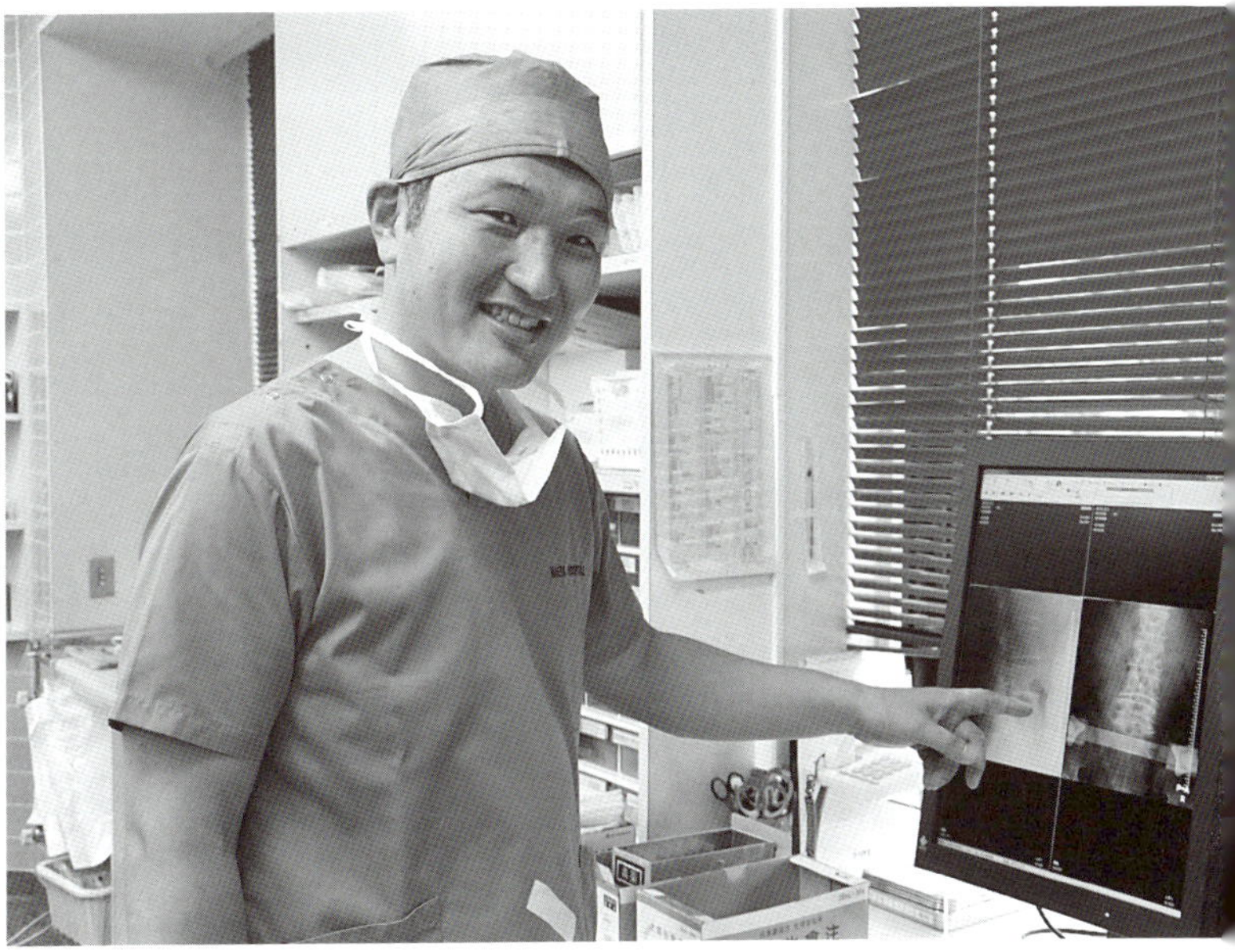

渡辺航太（わたなべ・こおた）

1972年神奈川県生まれ。97年慶應義塾大学医学部卒業。同大医学部整形外科に入局、総合太田病院（現太田記念病院）整形外科等を経て、2002年から２年間、慶應義塾大学生理学教室に所属。04年同大医学部助手。05年から１年間、米国ワシントン大学整形外科留学。06年慶應義塾大学先進脊椎脊髄病治療学助手、07年同大医学部整形外科助教、08年から現職。

手術療法

内視鏡手術

細い円筒形の器具を通して手術を行う

山梨大学医学部附属病院 整形外科講師
江幡重人（えばた・しげと）

腰椎《ようつい》椎間板《ついかんばん》ヘルニアに用いる内視鏡手術を応用。
筋肉を傷つけず、体への負担が少ない
腰部《ようぶ》脊柱管《せきちゅうかん》狭窄症《きょうさくしょう》・内視鏡手術の第一人者、江幡重人先生に
この手術のメリットや適応、手術法についてうかがった。

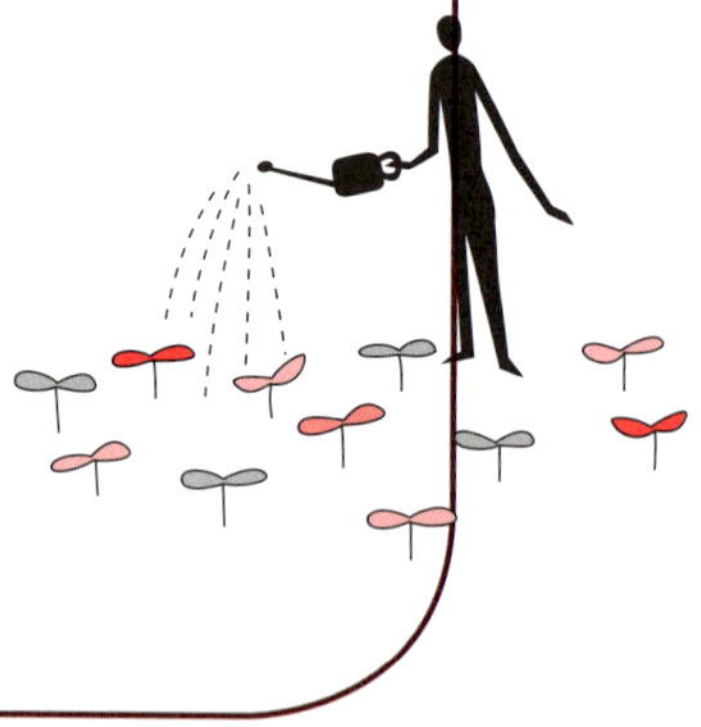

どんな治療法ですか？

使用するのは直径16㎜の円筒形の開創器《かいそうき》。高度な技術が必要ですが、筋肉に対する損傷が最小限で済み体への負担が少ない点がポイントです。

手術法の発展から生まれた筋肉の損傷の少ない方法

腰部脊柱管狭窄症に対する内視鏡手術（内視鏡下片側進入両側除圧術/Micro Endoscopic Laminoplasty・MEL）は、手術法の進歩の歴史のなかで生まれてきたものです。もともと腰部脊柱管狭窄症に対しては、古くから椎弓《ついきゅう》切除術（37ページ参照）が行われてきました。背骨中央の神経の通り道である脊柱管というトンネルを広げて、神経を圧迫から開放することで、痛みやしびれをなくそうという考え方によるものです。

その後さまざまな手術法が開発されていますが、この基本的な考え方は、まったく変わりません。神経を圧迫から開放することを、私たち医師は除圧と呼んでいます。

従来の椎弓切除術は、確実に除圧できる方法ですが、背骨を取ったり筋肉をはがしたりするため、術後に背骨の安定性が悪くなったり、痛みが生じたりすることがありました。

この欠点を解消しようとして生まれたのが、拡大開窓術《かくだいかいそうじゅつ》（36ページ参照）です。拡大開窓術は、神経を圧迫している最大の要因である、変性して厚くなった黄色靱帯《おうしょくじんたい》の切除を中心に考え、背骨はできるだけ取らないで、一部を削るだけにとどめようという考え方に立っています。

拡大開窓術は安全で確実な方法として、現在の腰部脊柱管狭窄症手術の基本となっていますが、やはり筋肉をはがす必要があり、術後にその影響がみられることがあります。そこで、極力筋肉を傷つけないで除圧できないか、という観点から生み出されたのが内視鏡手術です。

腰椎への内視鏡手術は、まず腰椎椎間板ヘルニアに対する内視鏡下椎間板切除術（MED）（152ページ参照）として開発されました。MEDを腰部脊柱管狭窄症に応用したものが、ここで紹介する内視鏡手術です。

手術する部位には、円筒型開創器

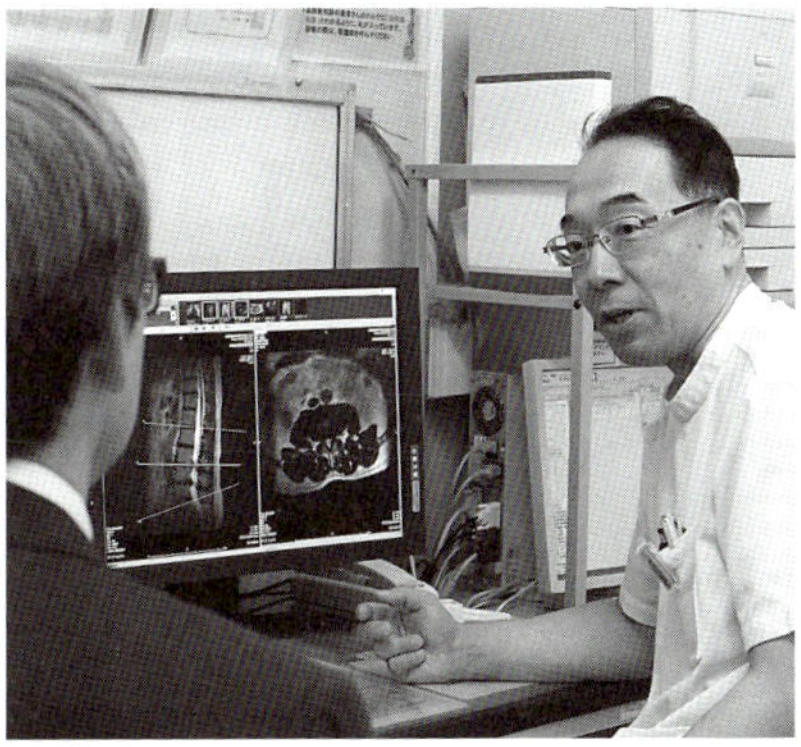

患者さんには脊柱管《せきちゅうかん》の状態をしっかり説明する

●内視鏡のシステム

先端にレンズのついた細い筒状の内視鏡（エンドスコープ）をカメラに装着、レトラクターを通して患部に入れ、手術部位の鮮明な３Ｄ画像をモニターに映し出す。手術部位のライティング、手術部位からの吸引もこの管を通して行う。

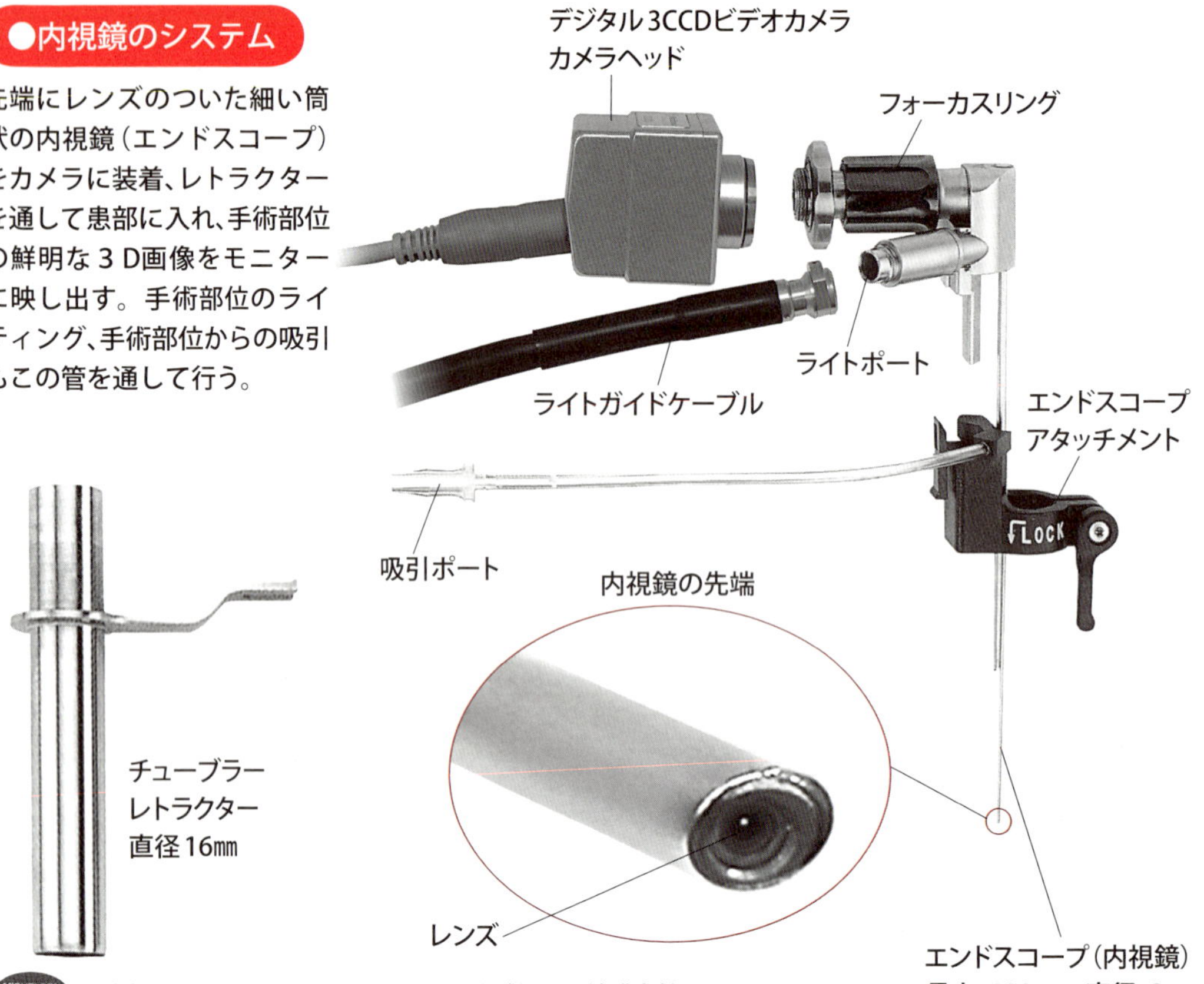

写真提供：メドトロニック ソファモア ダネック株式会社

（チューブラーレトラクター・以下レトラクター）と呼ばれる器具を入れます。レトラクターは細い筒状で、その中にカメラに装着した内視鏡や手術器具を差し入れて手術を行います。

レトラクターは直径16㎜、内視鏡は直径３㎜なのでレトラクターに手術器具を入れる余裕ができます。この手術はカメラが映し出したモニターの映像を見ながら、ごく狭い範囲で行います。高度な技術が必要ですが、直径わずか16㎜のレトラクターを入れるだけなので、筋肉の損傷を最小限に抑えることができ、それがこの手術の大きなメリットです。

除圧の対象は2椎間まで。固定術が必要な場合は対象外

私が腰椎椎間板ヘルニアに対する内視鏡手術（ＭＥＤ）を始めたのは、２００２年12月でした。腰椎椎間板ヘルニアで数多くの手術を経験し、内視鏡の操作に十分な自信を得てから、腰部脊柱管狭窄症に対する内視鏡手術を始めました。

若手の医師が腰部脊柱管狭窄症に対する内視鏡手術を始めるにあたっては、腰椎椎間板ヘルニアに対するＭＥＤを１００例は経験していることなど、一定の条件をクリアすることが必要だと考えています。

また、腰部脊柱管狭窄症に対する内視鏡手術は、除圧が１椎間（上下二つの椎骨《ついこつ》範囲対象）、もしくは２椎間（上下三つの椎骨範囲対象・65ページ図参照）に行っています。専門の学会でも推奨は２椎間までです。

神経の圧迫が３椎間以上など広範囲にわたる場合は、原則として内視鏡手術は施行していません。

腰部脊柱管狭窄症の患者さんのなかには、椎間板や椎間関節、靭帯が不安定となり、腰椎が前後にずれる腰椎変性すべり症を合併している人がいます。その場合でも、腰椎の動きやずれの度合いがそれほどひどくなければ、内視鏡手術をすることができます。ただし、腰の屈伸などの際に腰椎がグラグラと不安定に動くような患者さんの場合は、固定術（72、86ページ参照）が必要になるので、内視鏡手術では対応できません。

●棘突起《きょくとっき》のわきにレトラクターを入れる

腰椎《ようつい》の内視鏡手術には円筒形のレトラクターを使用。内視鏡や手術器具はレトラクターを通して操作する。

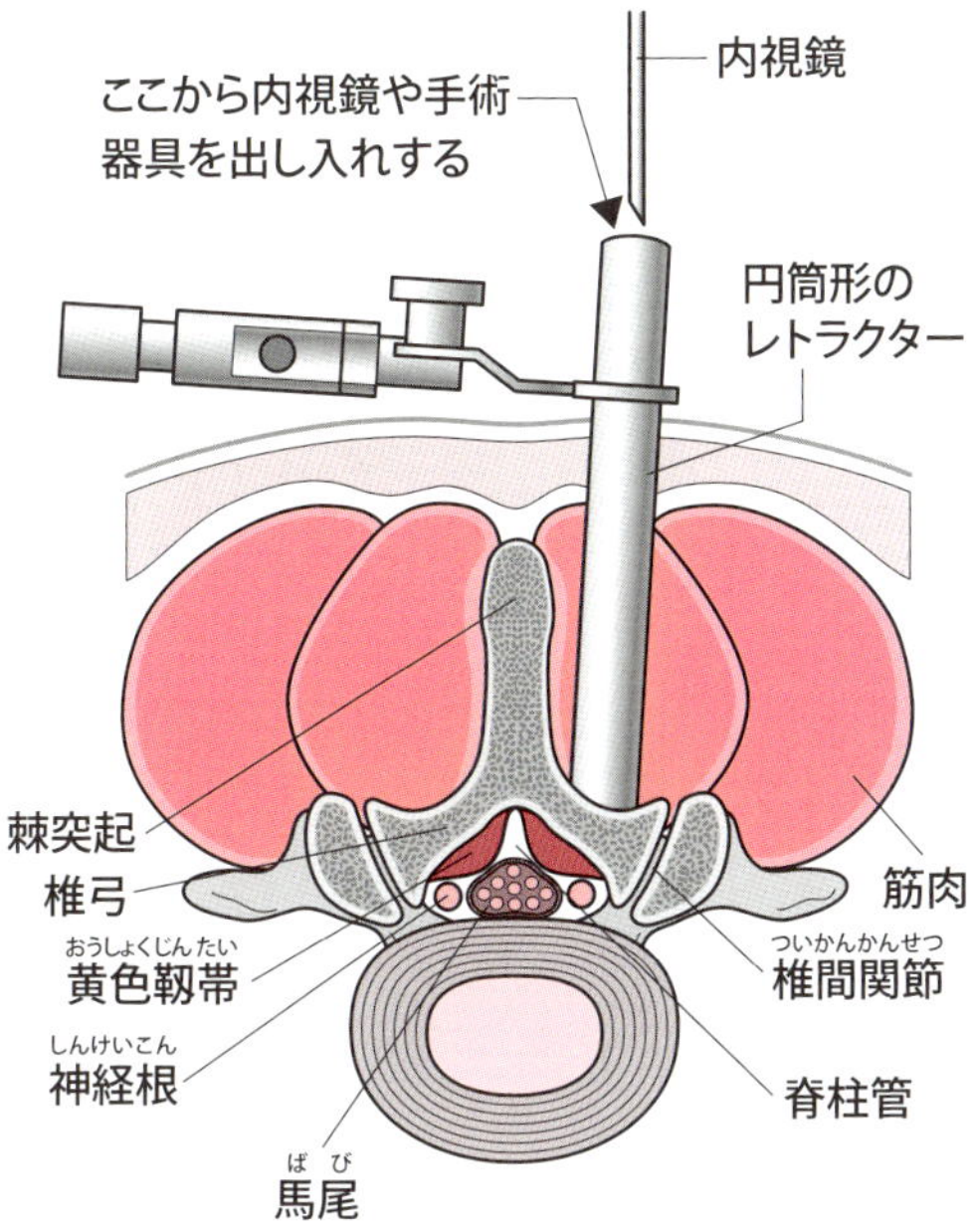

医師を信頼し、ともに手術法の選択を

腰部脊柱管狭窄症に対する内視鏡手術を行う施設は数が少ないこともあり、私が勤務する山梨大学医学部附属病院には、この手術を希望して多くの患者さんがみえます。

確かに内視鏡手術は、患者さんの体の負担が少ない手術法なのですが、すべての例に対応できるわけではありません。複雑な手術に適用しようとすれば、手術時間が非常に長くなり、かえって患者さんへの負担が増す結果になります。

患者さんの状態によって、選ぶべき手術法やかかる負担は変わってきます。大切なのは、その患者さんにとって、最も負担の少ない手術を、安全に行うことです。患者さんも、内視鏡手術だけにこだわらず、医師を信頼して、ともに治療法の選択を検討してほしいと思います。

治療の進め方は？

円筒形のレトラクターという器具を通して内視鏡と手術器具を出し入れ。片側から入って、両側の椎弓の一部と黄色靭帯を切除します。

レトラクターの直径は16㎜。術者は映像を見ながら手術する

腰部脊柱管狭窄症に対する内視鏡手術は、全身麻酔で行います。患者さんはうつぶせの姿勢で、背中側から手術をします。

ここで紹介する手術法は、正式には「内視鏡下片側進入両側除圧術」といいます。片側進入というのは、背骨の左側もしくは右側から円筒形のレトラクターという器具を入れて、神経への圧迫を除くための進入路を作るという意味です。両側除圧というのは、左右どちらから進入したとしても、その一つのレトラクターから、背骨の左右両側とも除圧することを意味します。

左右どちらから進入するかについては、原則を定めています。①症状の強い側から入る、②症状に差のないときは、画像検査で手術がやりやすいと考えられる側から入る、③左右差がない場合は左側から入る、というものです。①から順に当てはめていきます。私の場合、手術自体は左側から進入したほうがやりやすいので、左右差がなければ左側から進入していきます。

手術台上での患者さんのX線透視画像を見て、レトラクターを入れる位置を確認し、マークをつけます。

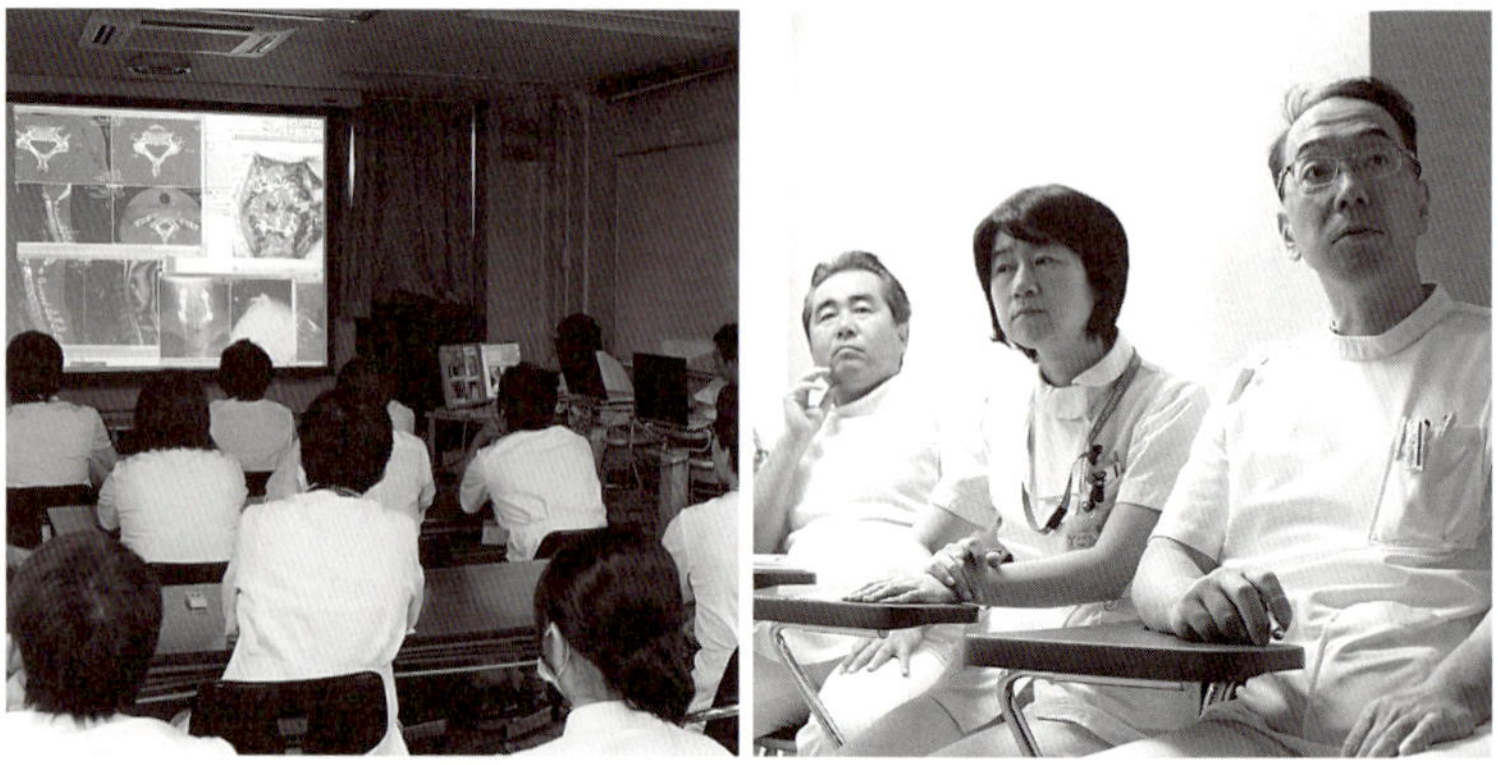
カンファレンス（症例検討会）：患者さんの治療法や治療結果について、報告・検討を行う。右端が江幡先生

まず、背中の中央から約1㎝外側で、縦に2㎝程度皮膚を切開します。次に電気メスで皮下組織や筋膜を切開し、そこから直径5・3㎜の細い筒状のダイレーターという器具を差し込みます。この細い筒で、背骨のわきにある傍脊柱筋《ぼうせきちゅう》という筋肉を椎弓からはがし、除圧のために削

●手術室のセッティングと手術の開始

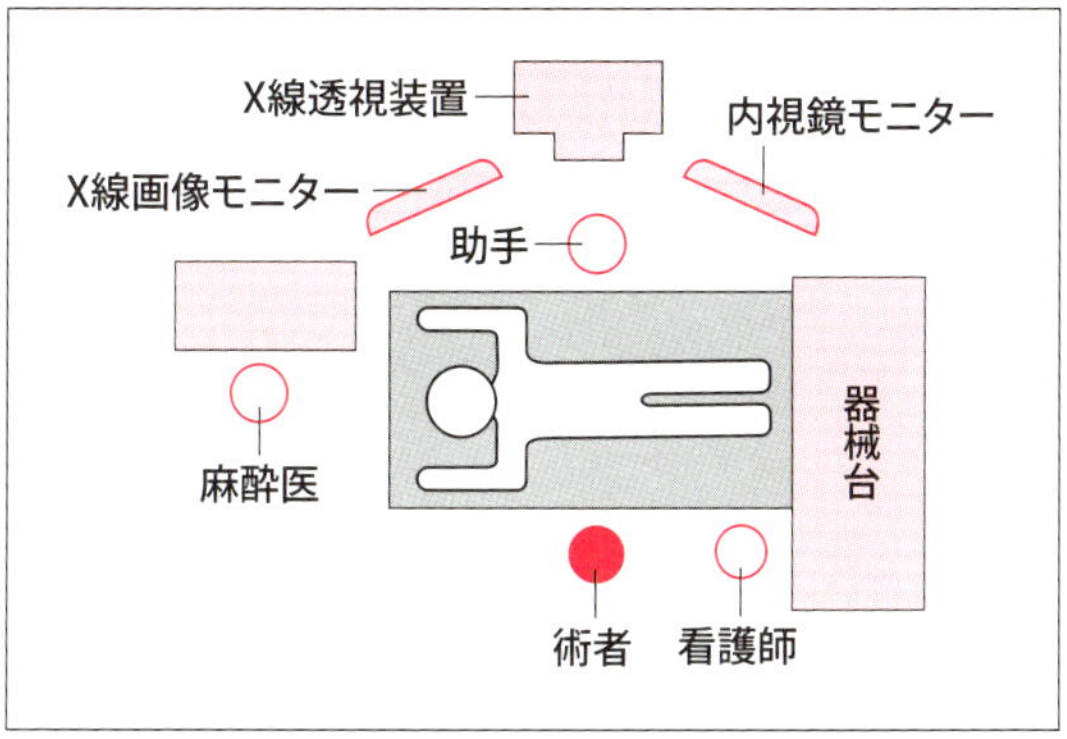

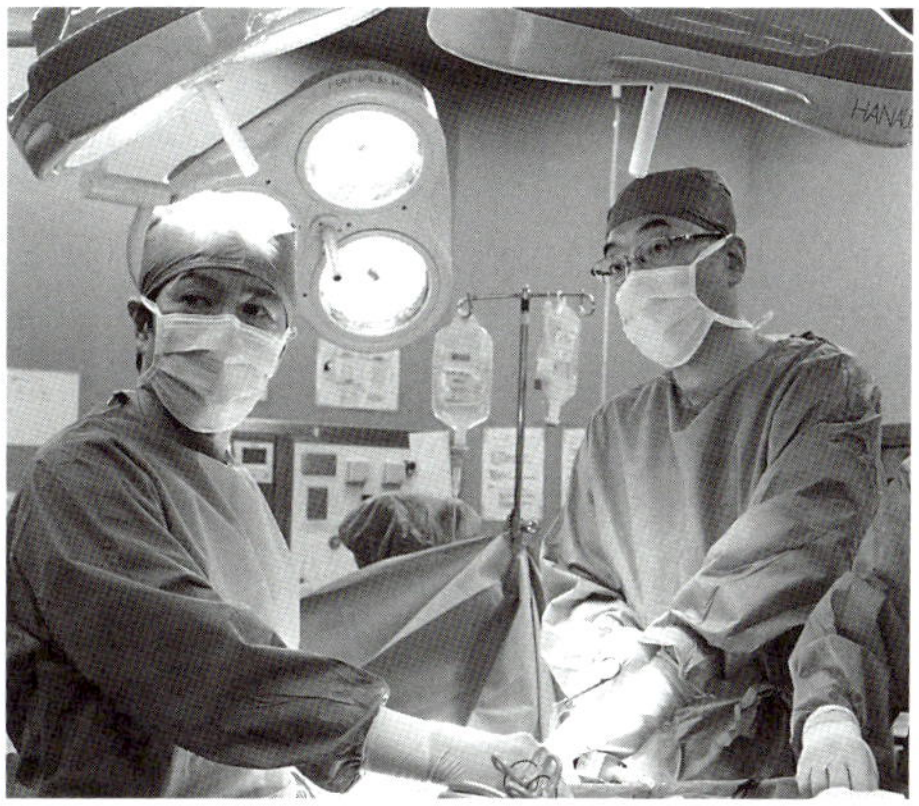

●背中の中央から1㎝外側を切開

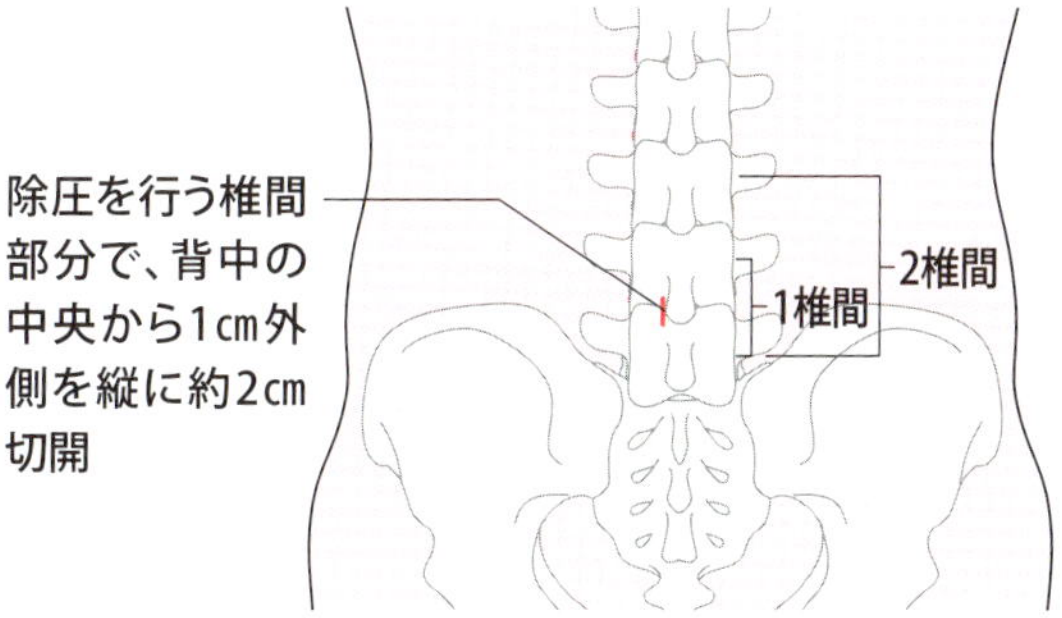

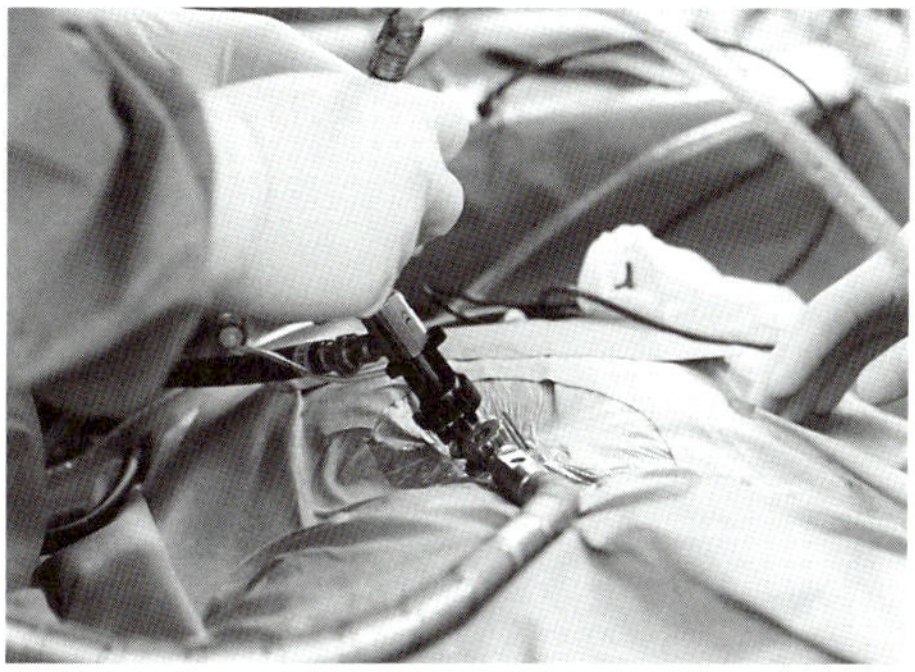

レトラクターを設置して、内視鏡を入れる

り取る椎弓の位置をX線で透視して確認しておきます。

このダイレーターに、次々に径がやや太いダイレーターをかぶせて入れ、筋肉を少しずつ押し開いていきます。最終的に直径16㎜の円筒形のレトラクターを入れて、固定します。

このレトラクターを通して内視鏡や手術器具を出し入れし、手術を行います。内視鏡はレトラクターの径よりも少し広い範囲を映すことができ、この映像をモニターで見ながら医師は手術を進めていきます。

内視鏡やレトラクターの角度を調節して両側を処置する

まず椎弓にくっついている筋肉や組織を除去して、椎弓が見えるようにします。次にドリルを使って、神経の圧迫に関係している部分の骨を、窓をあけるように削ります。さらに、レトラクターや内視鏡の角度を調節しながら、進入側だけでなく中央部の骨や、反対側の骨を、内側からくり抜くように削っていきます。黄色靱帯は骨を削る際に、神経

●骨を削り、除圧を行う

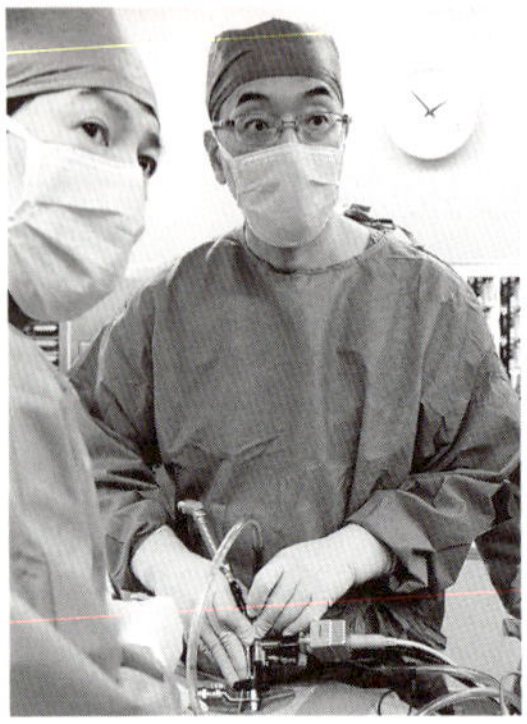

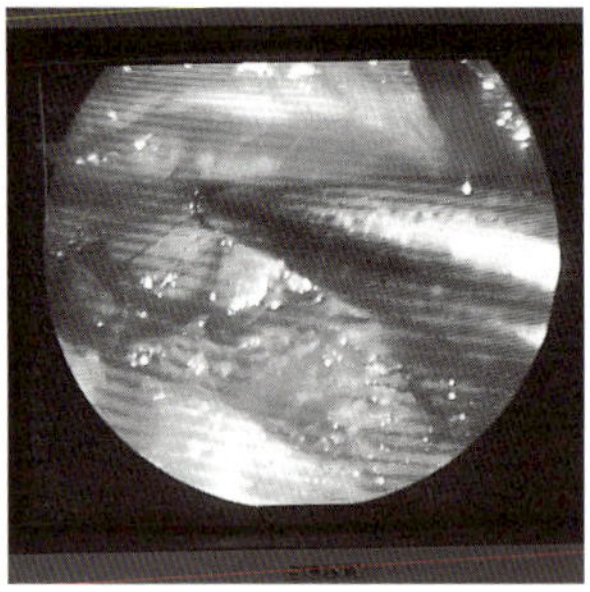

手術はモニターの映像を見ながら進める

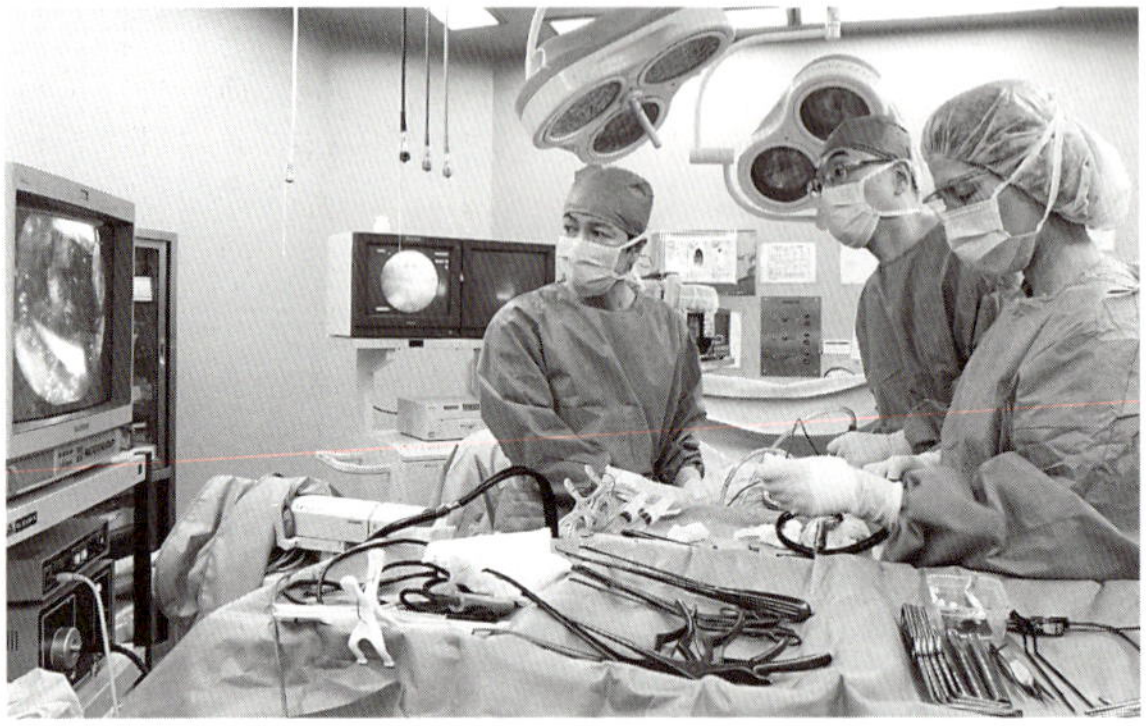

＊この手術は山梨厚生病院（山梨県）で行ったものです

●手術の手順

皮膚を切開

▼

円筒形のレトラクターを設置

▼

内視鏡を入れてモニターに内部の映像を映す

▼

進入側の椎弓《ついきゅう》を部分的に削る

▼

進入反対側の椎弓の一部を必要に応じて削る

▼

進入側の黄色靭帯を切除

▼

反対側の黄色靭帯を切除

▼

除圧ができているか確認

▼

手術部分を洗浄

▼

ドレーンを設置、縫合

●内視鏡手術の進め方

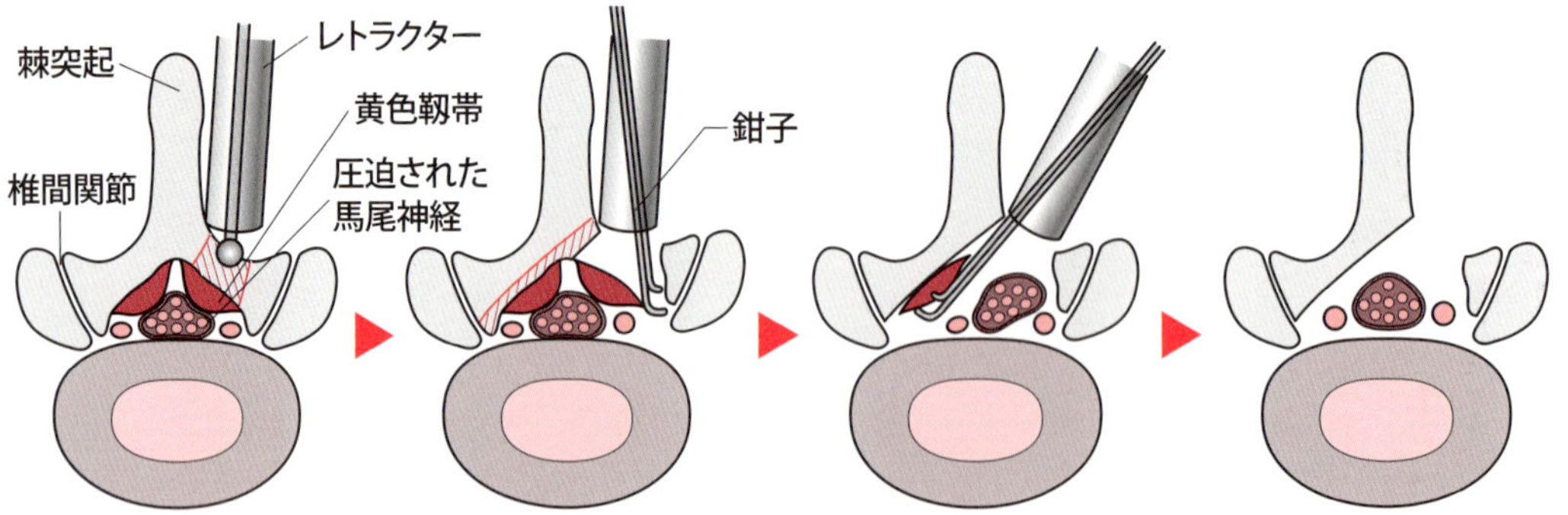

レトラクターを入れ、片側の椎弓の骨を削って脊柱管内に入る

黄色靭帯を残して、内側から神経を圧迫している骨を削る

進入側の黄色靭帯を切除。神経をよけて、反対側の黄色靭帯も切除する

除圧の完成。脊柱管が広くなって、神経が開放されている

の損傷を防ぐプロテクターとして残しておき、骨を十分に削り終わったら、進入側、次いで反対側の順に切除します。内視鏡は脊柱管の中に入り込むことができるので、肉眼では見えない反対側の内部をモニターで見ながら手技を行うことができます。この一連の手順を示したのが前ページの図です。

黄色靱帯を切除したら、神経の圧迫が十分にとれているかを確認し、手術した部分をよく洗浄して、血液や体液を排出するためのチューブ（ドレーン）を設置します。筋膜と皮下組織は自然吸収される糸で縫い、皮膚はテープで止めて手術を終えます。

現在の手術時間は1時間程度となっています。

●手術後は脊柱管が広がっている

〈術前〉　〈術後〉

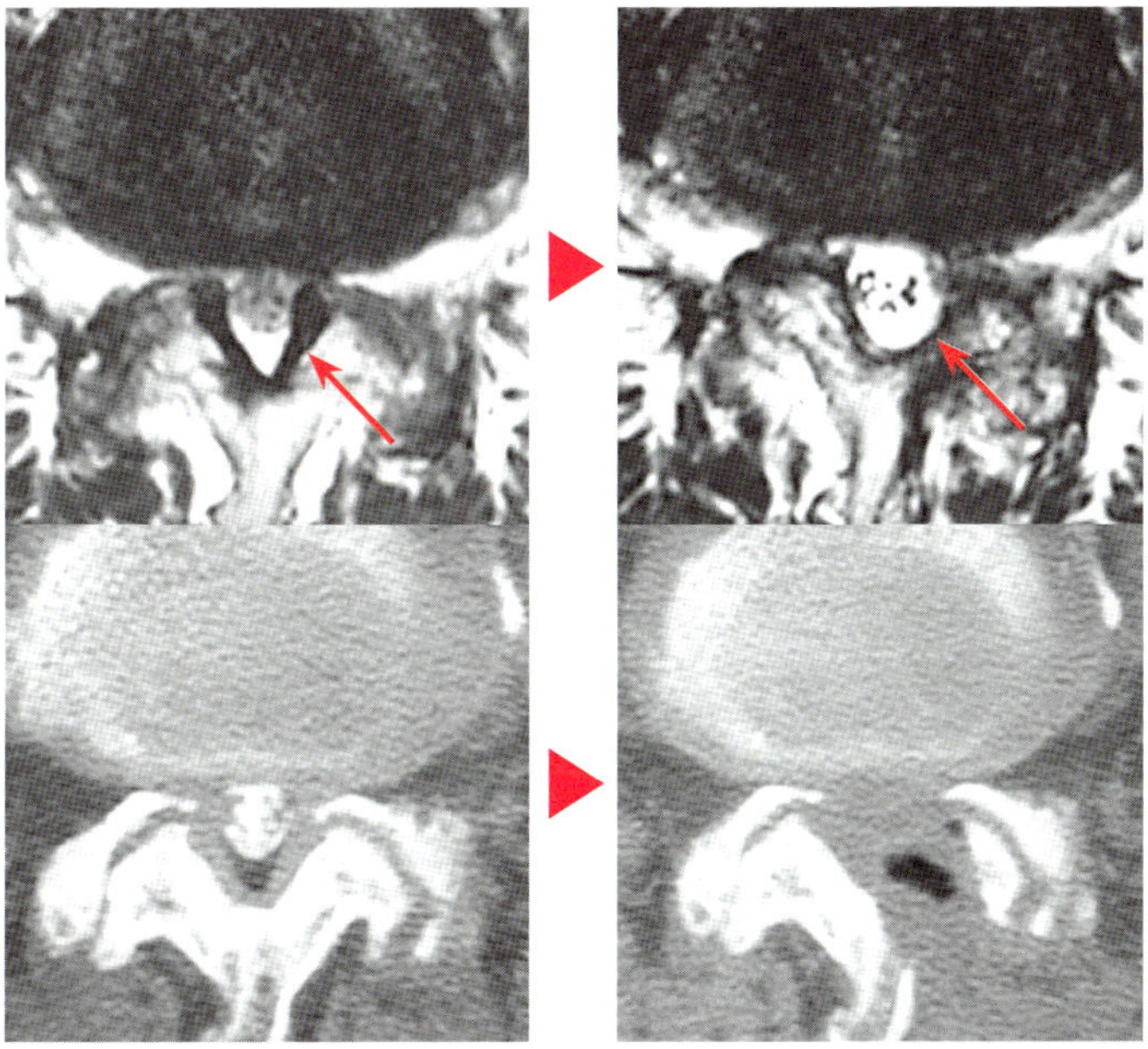

上はMRI、下はX線の画像。片側から入って椎弓の一部を削り、内部から反対側の除圧も行っている。術後は脊柱管が広がり、神経の圧迫が取り除かれている

写真提供：山梨大学医学部整形外科

術後1週間で退院可能。簡易コルセットを2カ月使用

手術を受けた当日は、ベッドにあお向けになった状態で、安静に過ごすことが大切です。排尿は管を通して行います。翌日からおなかの調子がよければ、食事をとることができます。ベルト式の簡易コルセットを着用したうえで、自分で歩ける人は歩いてトイレに行くことができます。歩くことに不安のある人には、車いすを使ってもらいます。

術後1日目もしくは2日目でドレーンを抜きます。術後4日目以降、傷口の状態に応じて入浴が可能になります。手術前より痛みやしびれが改善している、手術部位に炎症がない、日常生活を送るのに不自由がないなどを確認し、術後1週間で退院するのが一般的です。

退院後は1～3カ月おきに診察します。なお、簡易コルセットは、手

●入院から退院まで

入院 手術2日前か前日	・手術前検査 ・手術内容の説明 ・術後のためにリハビリを計画 ・手術前日は21時以降飲食禁止
手術当日	・手術室に入る。麻酔開始 ・手術 ・ベッド上安静 ・看護師の補助で横向き可 ・抗菌薬点滴 ・血栓予防の弾性ストッキング着用 ・腸が動けば飲水可 ・排尿は管で、排便はベッド上で
術後1～2日目	・流動食から食事開始 ・抗菌薬点滴 ・コルセット着用で車いす可 ・歩行可能ならコルセット着用で歩行可 ・トイレ排尿可 ・ドレーンを抜く ・点滴終了（2日目）
術後3～6日目	・歩行が安定したら、弾性ストッキングをとる ・傷の状態に応じ入浴可（4日目以降）
退院 術後1週間	・痛みやしびれの改善、炎症がない、日常の動作に問題がないなどを目安に退院 ・次回外来予約 ・2カ月程度コルセット着用

術した背骨の部分が安定するまで、退院後2カ月程度は使ってもらうようにしています。

退院後、しばらくは、腰を強く曲げたり、ひねったりする動作はしないように指導しています。また、重いものも持たないほうがいいでしょう。長時間の外出もしばらくは控えるように注意しています。

ただし、生活の必要上、仕事に復帰する人もいて、これらの注意を守れない人もいるようです。医師としては無理をしないでほしいのですが、長時間外出したからといって重大な問題になったことは、これまでほとんどありません。

内視鏡手術は痛みが軽く、出血量も少ない

腰部脊柱管狭窄症に対する内視鏡手術と一般的な手術の成績を比較したデータはほとんどないため、対象人数は少ないのですが、私が以前勤務していた済生会川口《さいせいかいかわぐち》総合病院で調べたときのデータを、次ページの表に示しておきます。

1椎間について、拡大開窓術をした人と内視鏡手術（内視鏡下片側進入両側除圧術）をした人との術後の成績を比較したものです。手術中の出血量は、拡大開窓術では平均29・7mℓに対し、内視鏡手術では平均19・1mℓでした。術後の鎮痛処理回数は、拡大開窓術では平均1・90回、内視鏡手術では平均0・23回でした。炎症反応を示す血液中のCRP値（CRPは炎症がおこっているときに増加するたんぱく質。次の値は術後1週間の平均）は、拡大開窓術では平均1・57mg／dℓ、内視鏡手術では平均0・44mg／dℓでした。これらは、内視鏡手術のほうが、拡大開

窓術よりも、患者さんの体への負担が小さく、痛みも軽かったことを示すものです。

さらに、術後の発熱が平熱に戻るまでの期間も、拡大開窓術では平均3・93日、内視鏡手術では平均2・27日でした。この差はそれほど大きなものではありませんが、傾向として内視鏡手術のほうが、体への負担が小さかったことを示唆するものといえるでしょう。

ただし、手術時間は、拡大開窓術では平均70・8分だったのに対し、内視鏡手術では平均107・0分かかっています。内視鏡手術がそれだけ高度な技術を要する難しい手術であることを示しているといえます。

腰部脊柱管狭窄症に対する内視鏡手術は、患者さんの体への負担の小さい優れた手術法ですが、熟練した医師によって行われる必要があるということになります。

なお、長期的な成績はまだ出ていませんが、おそらく拡大開窓術と内視鏡手術の、どちらの手術法をとっても、神経症状に対する結果に差はないものと思われます。

●内視鏡手術の基本情報

全身麻酔
手術時間――約1時間
入院期間――9日間程度
費用――手術、入院、検査等を含め約30万円（健康保険自己負担3割の場合。ただし、高額療養費制度の対象のため、実際の自己負担額はさらに低い）

＊費用は2013年1月現在のもの。今後変更の可能性がある。

（山梨大学医学部附属病院の場合）

●腰部脊柱管狭窄症に対する手術結果

同じ術者が行った拡大開窓術《かくだいかいそうじゅつ》と内視鏡手術の結果の比較。内視鏡手術のほうが術後の患者さんの体への負担が少ないことを示している。

	拡大開窓術	内視鏡手術
手術時間（分）	70.8	107.0
術中出血量（mℓ）	29.7	19.1
術後鎮痛処理回数（回）	1.90	0.23
最高発熱（℃）	37.9	37.6
術後平熱に戻るまでの期間（日）	3.93	2.27
術後1週間の平均CRP値（mg/dℓ）	1.57	0.44

＊数値はいずれも平均

「整形外科」Vol.60 No.3 208 2009

Interview

江幡重人（えばた・しげと）

山梨大学医学部附属病院
整形外科講師

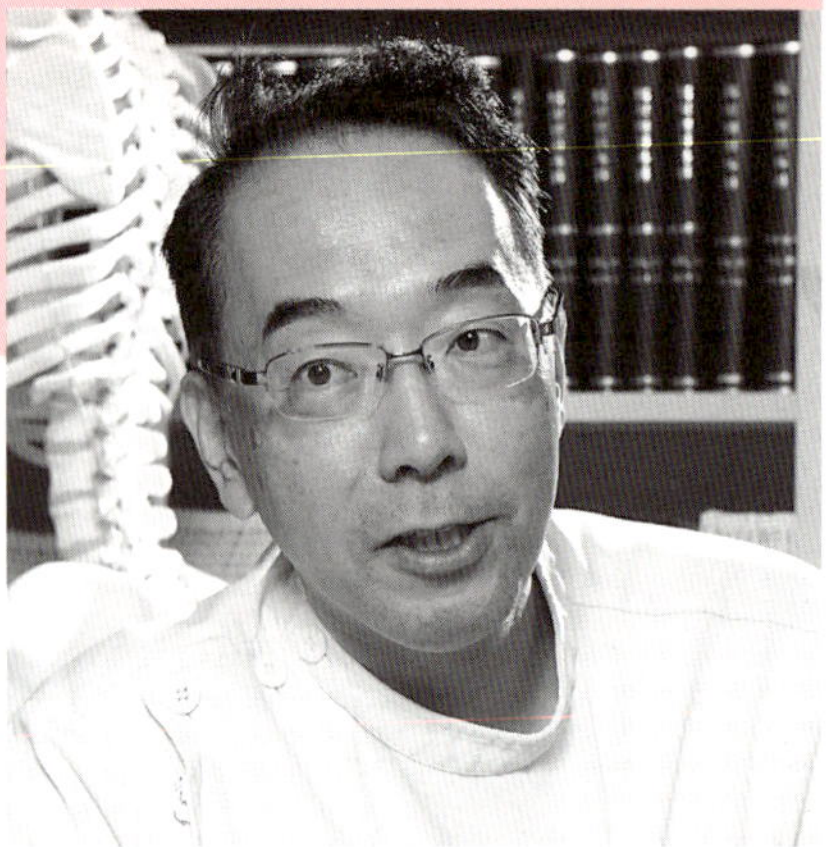

患者さんの喜びが医師としての喜び。できるだけ患者さんへの負担が小さい手術をしたいと内視鏡手術に取り組んできました。

将来の進路を教師か医師かで迷った末、理科の教師を目指し、江幡先生は理学部に進学しました。ところが、実験ばかりの生活になじめず、興味は失せるばかり。

「そんなとき、ノンフィクション作家、柳《やなぎ》田《だ》邦《くに》男《お》さんの、『ガン回廊《かいろう》の朝《あした》』を読み、医学を志そうと思い直したのです」

当初は「脊椎外科についてはよくわかっていなかった」という江幡先生でしたが、初期研修などで経験を積むうちに、劇的に患者さんを変える脊椎手術の力に魅せられていきます。医師になって数年目に手術をした60歳の女性患者さんのことは今でも忘れられません。

「自分にとっては、初めての3カ所の固定術（変性側弯《そくわん》症）。幸い手術はうまくいき、患者さんはよほどうれしかったのでしょうか。退院後も診察で外来にいらっしゃるたびに『こんなによくなってうれしい』と涙を流して喜んでくれるのです」

患者さんのつらく苦しい思いを取り去り、生活を楽にしてあげられる、それが、脊椎外科の大きな魅力です。気がつけば、脊椎外科を一生の専門としていました。

「患者さんの喜びが、自分の喜び」と素直に思える江幡先生が、できるだけ負担の小さい手術（内視鏡手術）に取り組みはじめたのも自然の流れだったのかもしれません。「真摯《しんし》に続けていただけ」という江幡先生ですが、その正確で安全性の高い技術への評価は、患者さんの口から口へ徐々に広がり、いつの間にか「ぜひ江幡先生にお願いしたい」と名指しで訪れる人が現れはじめます。

「最初は、自分でも戸惑うやら驚くやら。でも、患者さんが認めてくれるのは、正直うれしかったです」

山梨医科大学（現山梨大学医学部）卒業後、関東圏の病院をいくつか経験し、江幡先生が、山梨大学に戻ったのは2010年のことです。

「以前いた埼玉県は人口10万人当たりの医師数が不足しているという状況でした。しかし、ここに来て、地方の医療が置かれた厳しさを改めて感じています」

若手の医師がなかなか定着しない、ベッドが十分に稼働しないなど、課題はいろいろありますが、それを嘆き、憂えるだけでなく「より大きな使命感をもって、地方に根づいた医療を実現しなければ」と江幡先生は決意を新たにします。

山梨近郊の患者さんの特色にも目を向けます。「後弯症の患者さんが多いことに驚きました。これは背骨が後方に弯曲して前かがみになるものです。きちんと調べたわけではありませんが、農作業の影響があるのかもしれません」

重症になると、前かがみの姿勢により胃が圧迫され、食事がうまく通らず2日に1回は嘔吐《おうと》する患者さんもいるそうです。「20kgも体重が減ってしまったという患者さんも経験しています。ほかの病院ではなかなかできない手術なので、あきらめている方も多いかもしれませんが、私たちのところでは積極的に治療しています。手術で背骨をのばせば、食事が普通にとれるようになり、嘔吐することもなくなります。多少の胃腸障害や、歩行障害が残ることもありますが、生活の質は大きく改善します。症状が強く、生活が思うように送れないと、精神的にも参ってしまうことがあるので、手術のタイミングは大切です」

劇的な効果が脊椎外科の魅力ですが、万能でないことも、また事実。「患者さんの困っていることの核心を引き出し、自信と信頼をもって治療に臨むため、治せる部分、治せない部分など、できるだけ医学的に正確な説明を心がけている」そうです。

腰部脊柱管狭窄症の患者さんには、適切なタイミングでの、適切な治療を呼びかけています。

「腰部脊柱管狭窄症で歩けなくなると、糖尿病など生活習慣病が悪化する場合があります。外出がおっくうになると、精神面の問題がおこってしまうこともあります。適切な治療を受けることが、長い目で見て人生のプラスになると思いますよ」

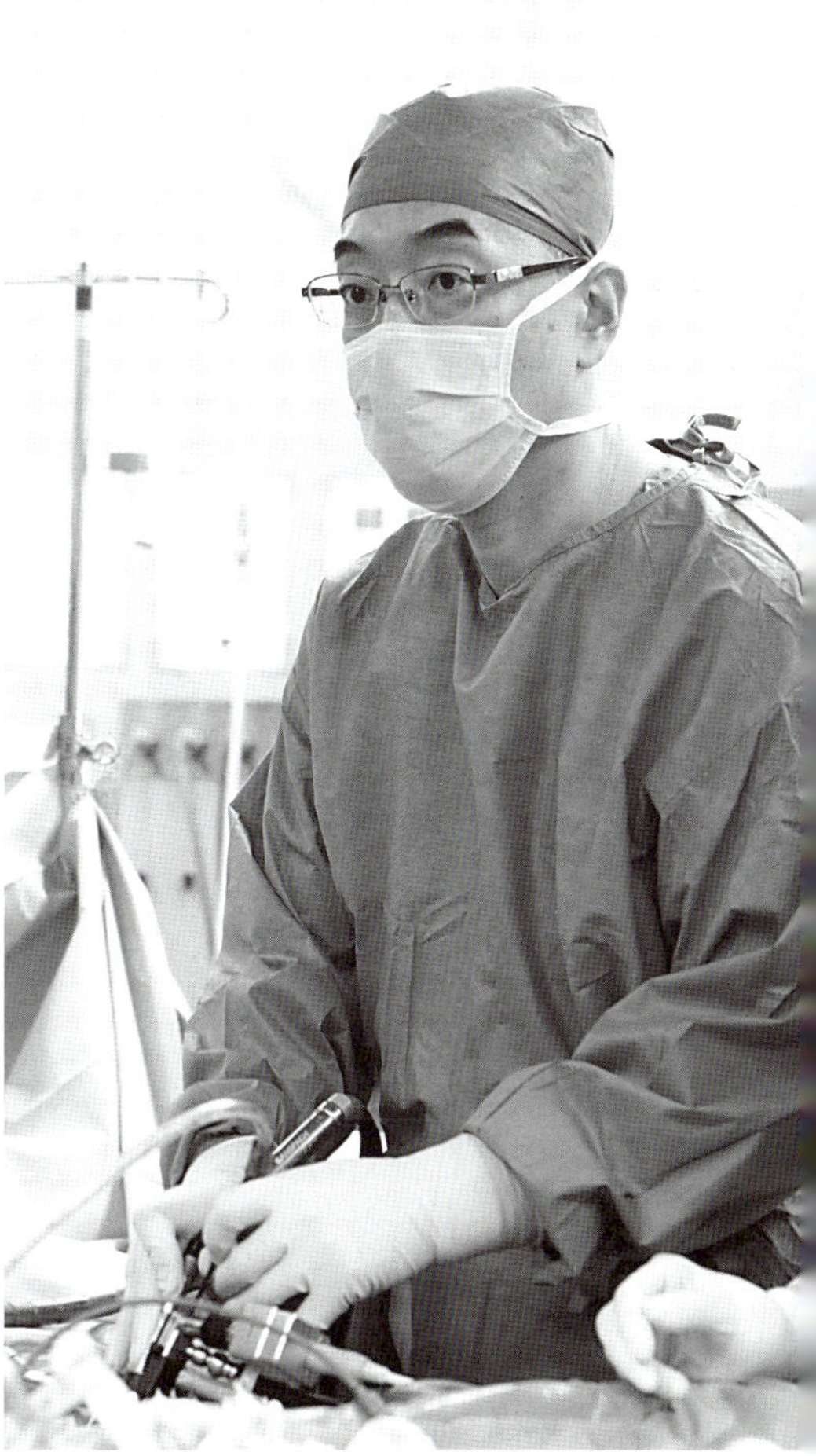

江幡重人
（えばた・しげと）

1962年茨城県生まれ。91年山梨医科大学（現山梨大学医学部）卒業。同年東京医科歯科大学整形外科教室入局。済生会川口総合病院にて脊椎外科を専門に診療するなどしたあと、2010年4月山梨大学医学部整形外科助教、同年7月から同講師。

手術療法

ミニオープン腰椎固定術

筋肉を圧迫せず、直視下で除圧と固定を行う

獨協医科大学 整形外科教授
種市 洋（たねいち・ひろし）

腰椎《ようつい》にずれやぐらつきを伴う腰部《ようぶ》脊柱管狭窄症《せきちゅうかんきょうさくしょう》では、除圧術に加えて、背骨を安定させる固定術が必要となる。筋肉を圧迫しない独自の手術法を編み出した種市洋先生に、その手術法の特徴を語っていただいた。

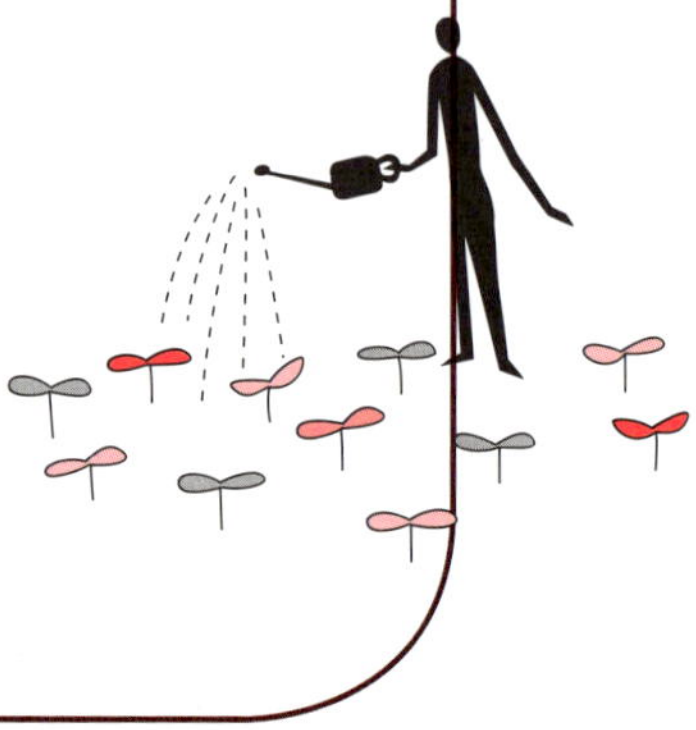

どんな治療法ですか？

術後の腰椎の不快な症状を防ぐため、手術中の筋肉への圧迫を最小限に抑えた体への負担が小さい固定術です。X線の被曝《ひばく》が少ないのも利点となります。

脊髄造影検査で、手術前に背骨のぐらつきをチェック

腰部脊柱管狭窄症の患者さんのなかには、腰椎変性すべり症などを合併して、背骨の状態が不安定になっている人がいます。腰椎変性すべり症は、椎間板《ついかんばん》が老化してつぶれた状態になることにより、縦に連なって背骨を構成している椎骨《ついこつ》が前後にずれてしまうものです。

腰部脊柱管狭窄症の患者さんで、特に腰椎（背骨の腰の部分）が前後にグラグラした状態の場合は、しっかりと固定する必要があります。固定術をしないと、せっかく脊柱管を広げ、神経の圧迫をとる除圧術をしても、腰を曲げたり、反らしたりしたときに椎骨どうしのずれから、また脊柱管が狭くなり、痛みやしびれが残ってしまうことになります。

脊柱管狭窄症の手術を受けたのに、しびれがとれなかったと嘆く人のなかには、手術のタイミングが遅れて神経が回復不能のダメージを受けてしまっている場合もありますが、本当は固定術が必要だったのに固定術をしていない場合があるのではないかと私は考えています。

そこで、私は腰部脊柱管狭窄症の患者さんの手術をする場合、背骨にぐらつきがないか調べるために、原則として手術前に脊髄《せきずい》造影検査を行います。脊髄造影検査は、背中から脊髄（腰椎部分では馬尾《ばび》）を包む硬《こう》膜《まく》の中に細い針を刺して造影剤を注入しX線撮影を行う検査ですが、このとき、普通に立った姿勢のほかに、前屈したり、後屈したりした姿勢についても撮影しています。

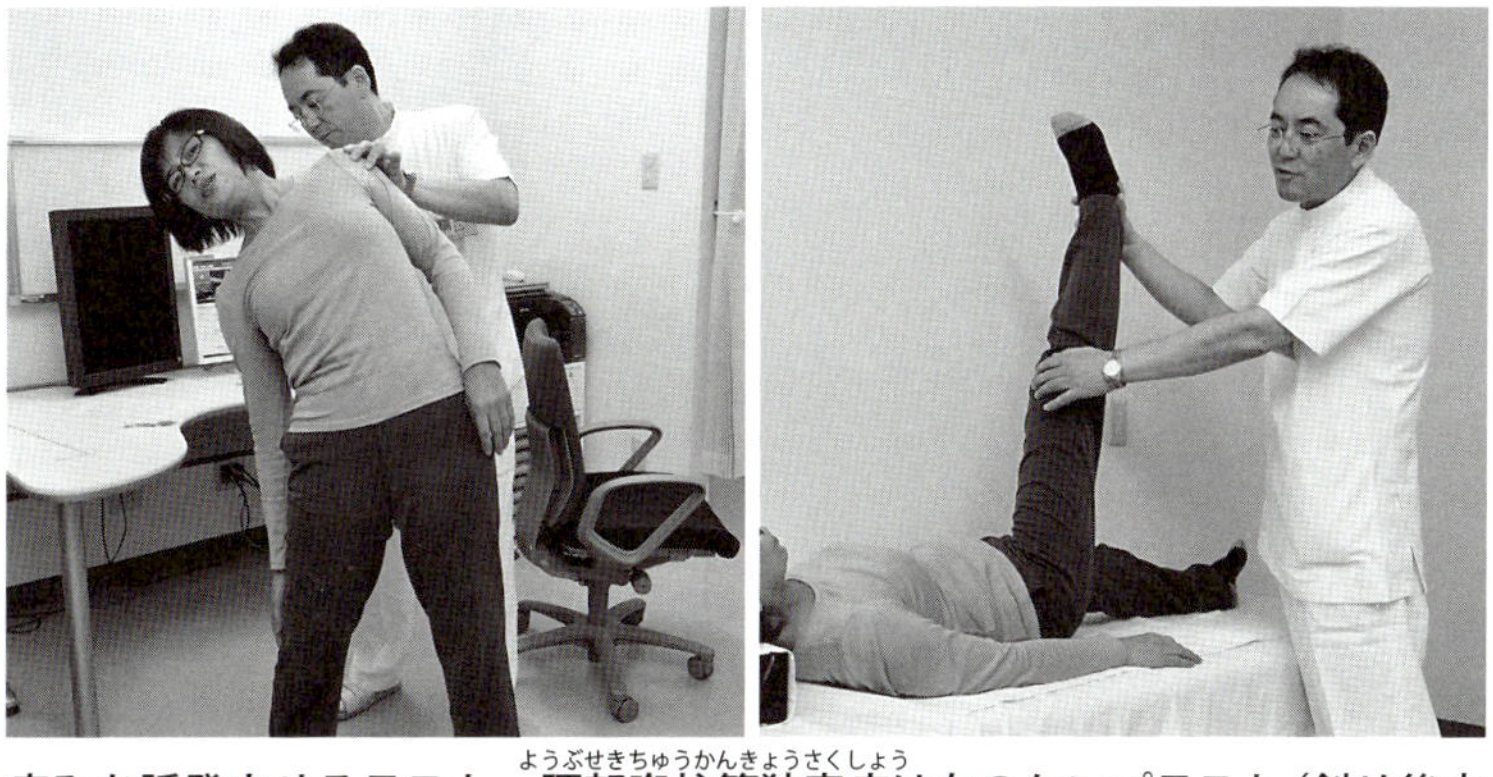

痛みを誘発させるテスト。腰部脊柱管狭窄症《ようぶせきちゅうかんきょうさくしょう》は左のケンプテスト（斜め後方にひねるようにして腰を回す）で痛みが出るのが典型的症状

●腰椎《ようつい》変性すべり症の腰椎と腰椎の固定

中間位　屈曲位

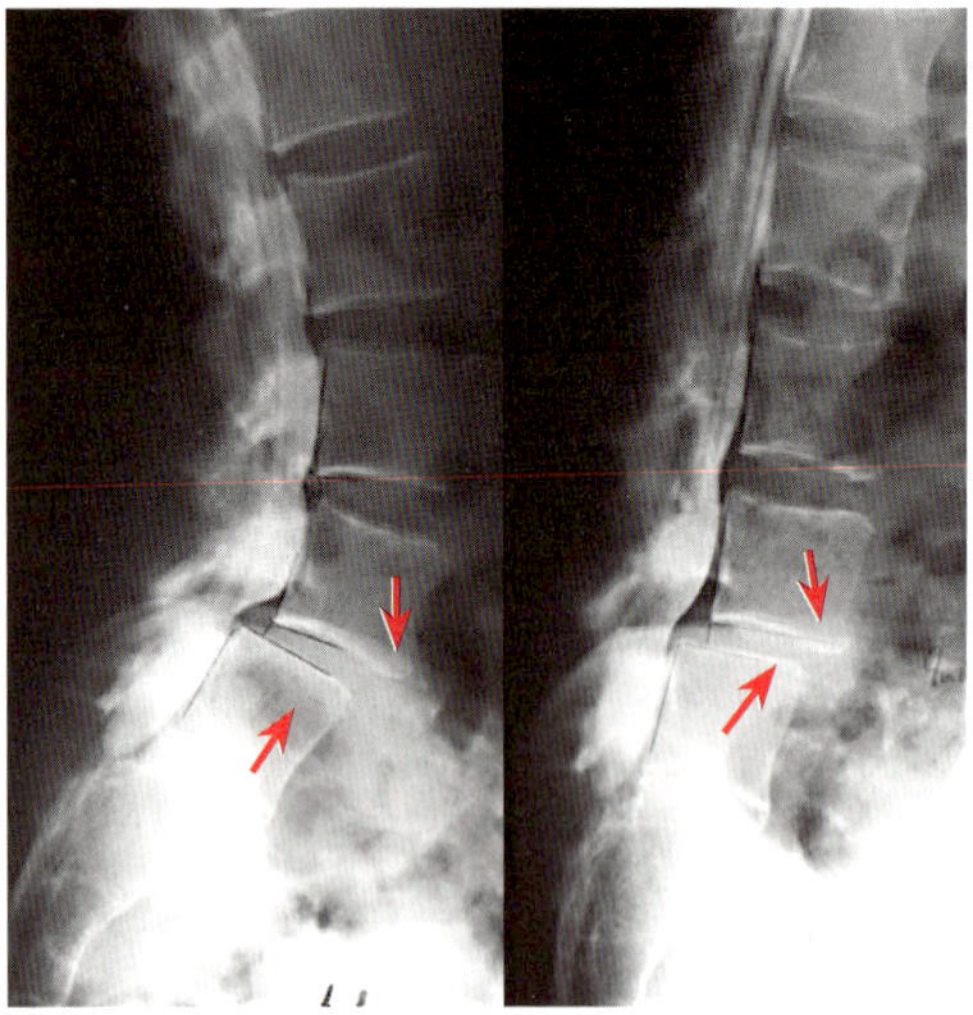

腰を曲げたり反らしたりして撮影したX線造影画像。腰椎変性すべり症で椎骨《ついこつ》にずれがおこっているのがわかる

術後1年

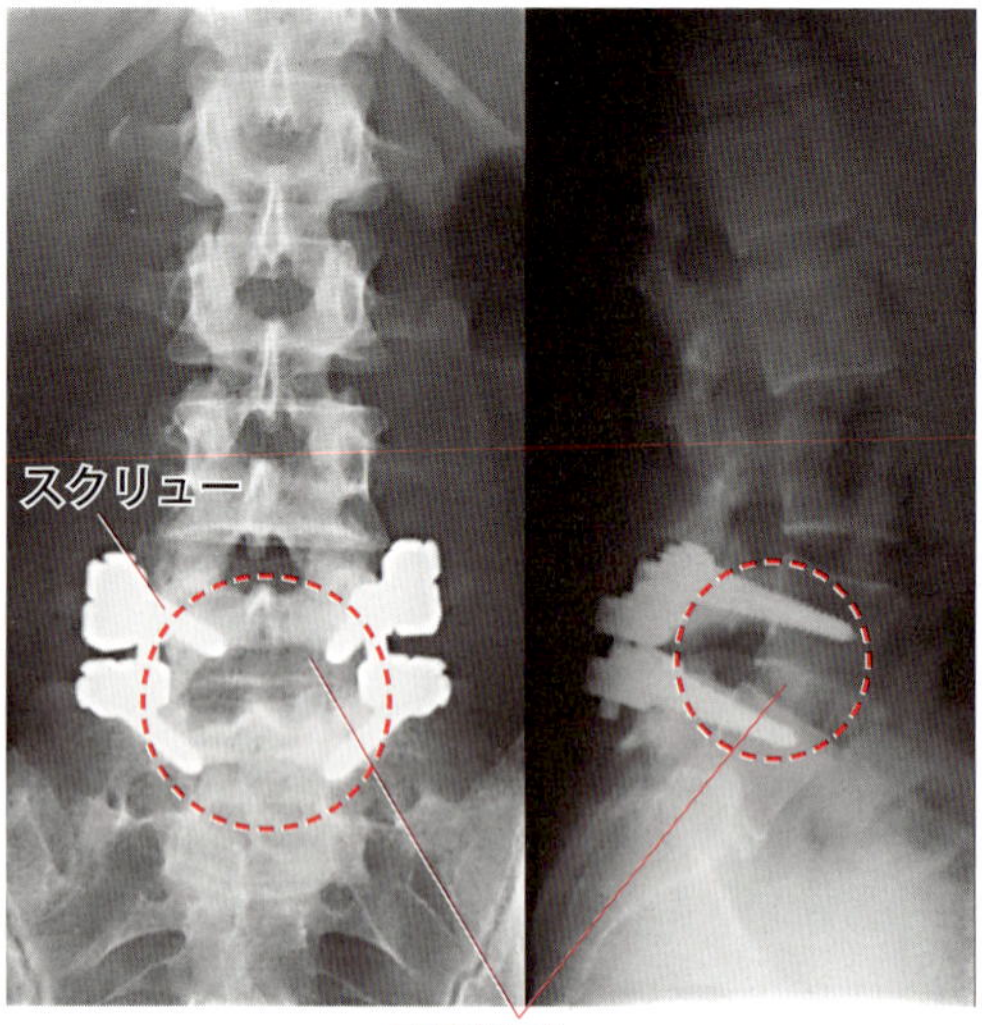

固定術1年後。椎間への骨移植を行い、スクリューで椎骨どうしを固定している。ずれが治り、腰椎は自然な角度のカーブを保っている

写真提供：獨協医科大学整形外科

少し体に負担のかかる検査なので、本当はＭＲＩ（磁気共鳴画像法）で済ませたいところなのですが、ＭＲＩは患者さんが横になった姿勢で撮影するしくみのため、立った姿勢での確認が必要な腰椎変性すべり症や背骨のぐらつきについて、正確な診断ができないのです。

脊髄造影検査をすると、背骨のずれやぐらつきの診断がつきます（上写真）。これで固定術を必要とするかどうかがわかります。

ただし、造影剤にアレルギーのある人など、一部の人にはこの検査はできません。その場合は、通常のＸ線、ＭＲＩ、ＣＴ（コンピュータ断層撮影）などの画像検査と、問診、触診の結果などから判断することになります。

なお、立った姿勢で撮影ができるＭＲＩは、海外では登場していますが、日本にはまだありません。これが普及すれば、脊髄造影検査の必要はなくなりますが、そうした機器の普及には、まだ時間がかかると思われます。

筋肉を圧迫しない手術法で術後の「腰のハリ」を防止する

私が開発した手術法「ミニオープン片側進入腰椎後方椎体間固定術」(ミニオープン腰椎固定術)は、背骨が不安定な腰部脊柱管狭窄症の患者さんに、神経の圧迫をとる「除圧術」と、背骨のぐらつきを止める「固定術」を同時に行うものです。

私がこの手術を始めたのは、10年ほど前のことです。腰椎の固定術をした患者さんのなかに、術後、腰部のハリや不快な違和感を訴える人がいて、この症状をなんとか防止できないものかと考えたことがきっかけでした。いろいろな研究を通して、術後の腰部のハリや不快な違和感は、手術で長時間筋肉を圧迫することにより、筋肉に血液が流れなくなって、壊死《えし》してしまうためだということがわかりました。そこで、筋肉への圧迫を最小限にして手術をする方法を考案しました。

特に重要なのは、傍脊柱《ぼうせきちゅう》筋(一般に背筋と呼ばれる背骨わきの筋肉)を広くはがしたり、圧迫したりしないことです。この傍脊柱筋は、いくつかの筋肉が集まってできている筋群です。そこで、この筋肉を骨から大きくはがさずに、筋肉どうし(傍脊柱筋の多裂《たれつ》筋と最長《さいちょう》筋:79ページ図参照)の隙間《すきま》を利用して手術器具を入れることを考えました。こうすると、筋肉をほとんど圧迫することなく手術をすることができます。

1カ所の切開口から除圧と固定の処置を行う

脊椎の固定術は本来、大がかりな手術です。それを、筋肉を傷つけないようにして、なるべく体への負担を小さくしながら、確実な治療効果を得る形で進めようというのがミニオープン腰椎固定術の基本的な考え方です。この手術法をミニオープンと呼んでいるのは、固定術としては背中の皮膚をそれほど大きくは切開しないということからです。1椎間の手術の場合は、7㎝程度の切開で行っています。従来法の固定術では15~20㎝くらい切っていたので、「ミニ」ということになります。

除圧については、神経を圧迫している部分の骨を削り、黄色靱帯《おうしょくじんたい》を切除するという点では、ほかの除圧術と同様ですが、椎間関節の片側を削って脊柱管内に手術器具を入れ、そこから両側の除圧を行います。

固定に関しては、二つのポイントがあります。一つはつぶれた椎間板を取り出し、そこに骨を移植して、上下の椎骨をくっつけることです。私は手術中に、骨《こつ》盤の一部である腸《ちょう》骨を少し取って移植しています。移植には除圧のために削った椎弓の骨がよく用いられますが、十分な量の移植骨が確保できないので、腸骨もあわせて用いています。この骨は、カーボンファイバーで強化したプラスチック製のケージ(箱型の固定材・次ページ写真参照)とともに、椎間板を取り出したあとの空間に移植します。

もう一つのポイントは、スクリュー(ネジ・次ページ写真参照)を使った固定です。移植した骨がくっつくまでの期間、背骨がぐらつかないよう

●ミニオープン腰椎固定術に用いる器具

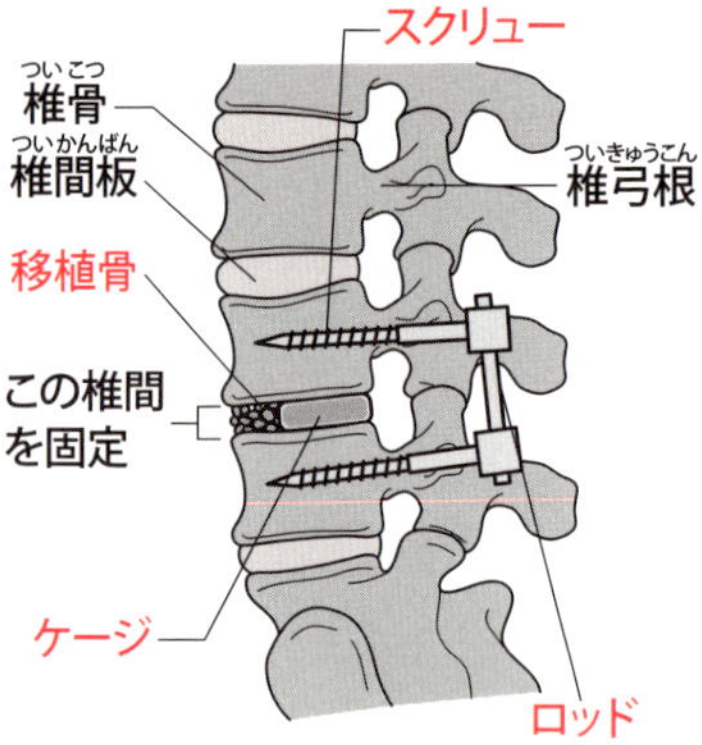

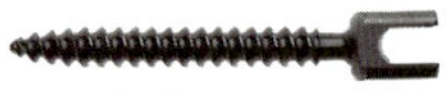

スクリュー
椎骨に入れるチタン製のスクリュー

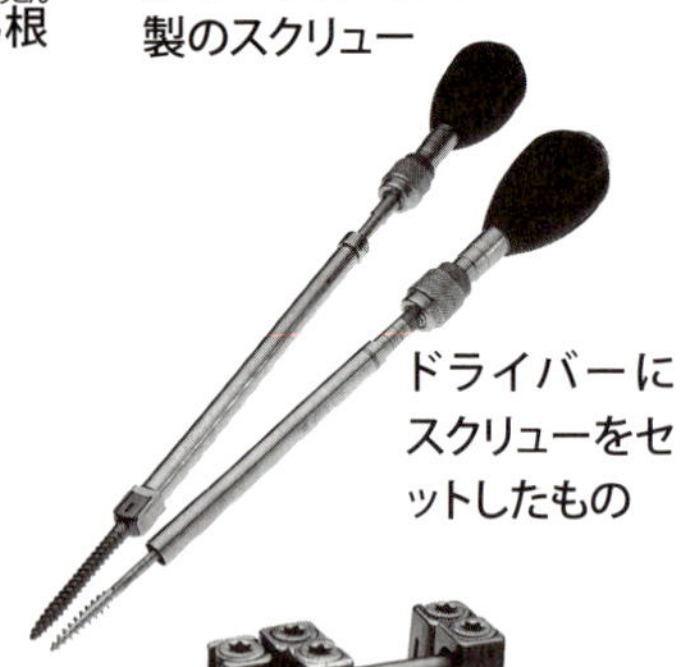

ドライバーにスクリューをセットしたもの

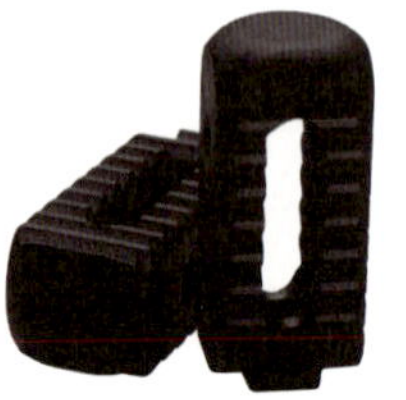

ケージ
砕いた骨を詰めて椎間板を取り除いたあとの椎間に挿入。椎間がつぶれないよう強度を保つ

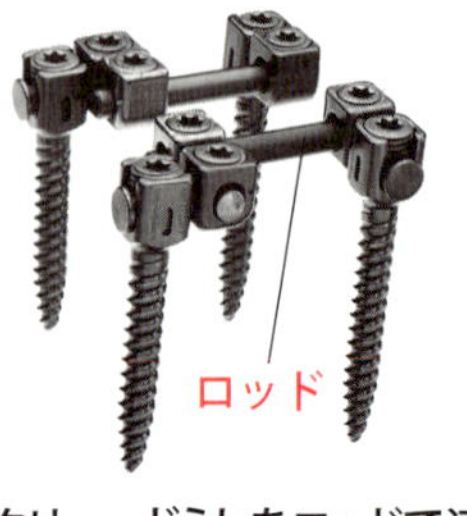

スクリューどうしをロッドで連結。これで椎間を安定させる

スクリュー写真提供：センチュリーメディカル株式会社
ケージ写真提供：株式会社ロバート・リード商会

にするため、スクリューで補強しておくと、手術後、短期間で体を動かすことができるようになります。このスクリューを前述のように筋肉を傷めることなく、筋肉の隙間から入れるのが、この手術の特徴となっています。移植した骨がしっかりくっついたところで、スクリューは不要になるのですが、取り除くには新たに手術が必要になります。複数回の手術は背筋にダメージを与えることになるため、特に問題がなければそのまま残しておきます。

　最近、皮膚を大きく切開せずに、1本ずつ皮膚を通して必要な箇所に入れるスクリューが開発され、用いられはじめています。このスクリューは皮膚ごしに適切な位置に入れなければならないので、X線透視下で位置を確認しながら処置をする必要があります。

　ミニオープン腰椎固定術では、X線透視は手術前と手術後の確認のみに用いることとし、従来のスクリューを使用しているので、通常、手術中はX線透視装置を用いません。

　皮膚を1カ所だけ切開し、除圧から固定までのすべての処置を、直接目で見ながら安全に進めることができるのがミニオープン腰椎固定術のメリットといえます。X線による被曝も最小限に抑えられます。直視のため手術が進めやすく、その結果、手術時間も短くて済みます。

　手術範囲は2椎間までがミニオープン腰椎固定術の対象で、3椎間以上の場合は、従来法のオープン手術による固定術を実施しています。

　なお、私は5年間で脊椎関係の手術を約６６０件実施していますが、このうちミニオープン腰椎固定術が約２００件です。

治療の進め方は？

スクリューは筋肉と筋肉の間から入れます。
骨や黄色靱帯を切除して除圧。
椎間板を取り除いて骨移植を行い、
不安定な椎骨どうしを固定します。

背中の皮膚を7cmほど切開し、目で見ながらスクリューを設置

腰部脊柱管狭窄症で固定術が必要になる患者さんは、第4腰椎と第5腰椎の間にある椎間板がつぶれてしまい、腰椎がグラグラしていることが多いので、このような状態を例にとって、手術法について簡単に説明していきます。

手術は全身麻酔で行います。患者さんは手術台の上で、うつぶせの姿勢になります。まず、第3腰椎から第5腰椎の棘突《きょくとっ》起《き》の上の皮膚を7cmほど切開します。5~6cm程度でも手術は可能ですが、より安全に手術をするために、最近は7cmほど切っています。

次に筋膜を切り開くなどして、腰椎のわきの最長筋と多裂筋（79ページ図参照）が見えるようにします。指を差し入れてこの二つの筋肉を分け、スクリューを入れる椎弓の横突《おうとっ》起《き》を確認します。器具を入れて筋肉間を広げ、目で見ながら第4腰椎、第5腰椎の横突起の根元から椎弓根《ついきゅうこん》に1本ずつスクリューを設置します。反対側の椎弓根にも同様にスクリューを入れておきます。

筋肉を大きくはがしたり、引っ張ってよけたりせずに、筋肉と筋肉の間からスクリューを入れるところが、私の開発した手術の大きな特徴の一つです。スクリューを入れると

●手術室のセッティングと手術の開始

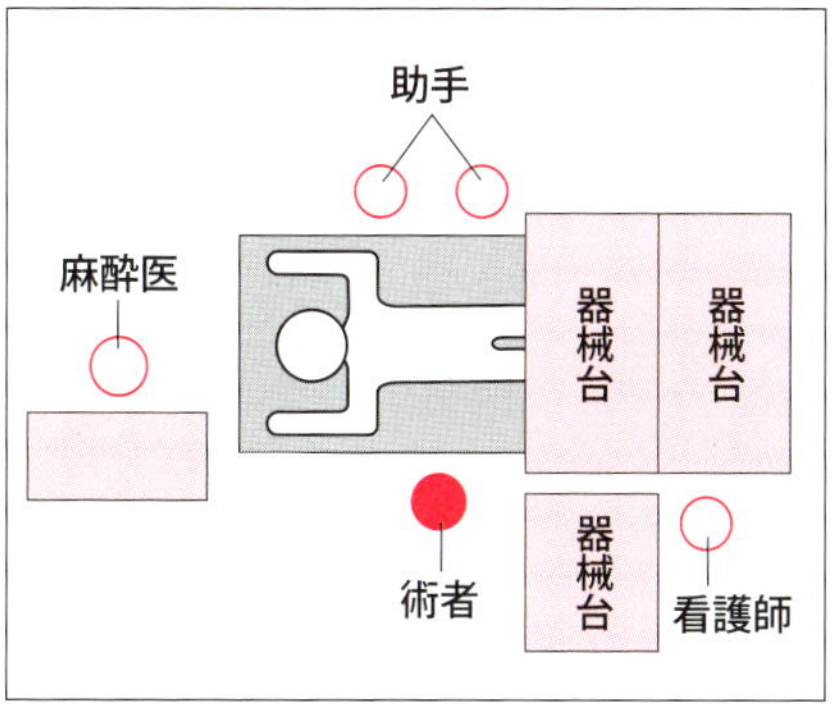

●背中の中央を切開する

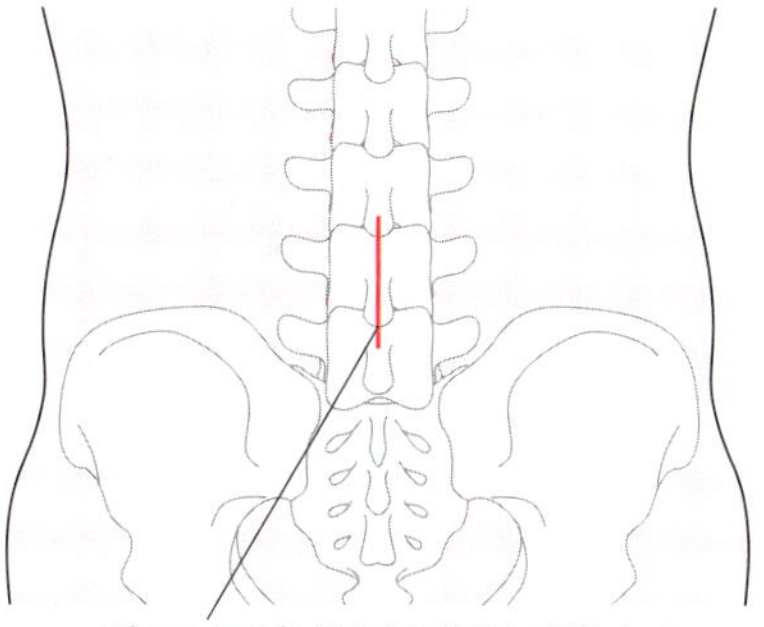

除圧・固定を行う位置で背中の中央を縦に約7cm切開

きには器具で筋肉を広げますが、左右別個に行うのでそれぞれの筋肉を圧迫している時間は5分間程度にしかなりません。

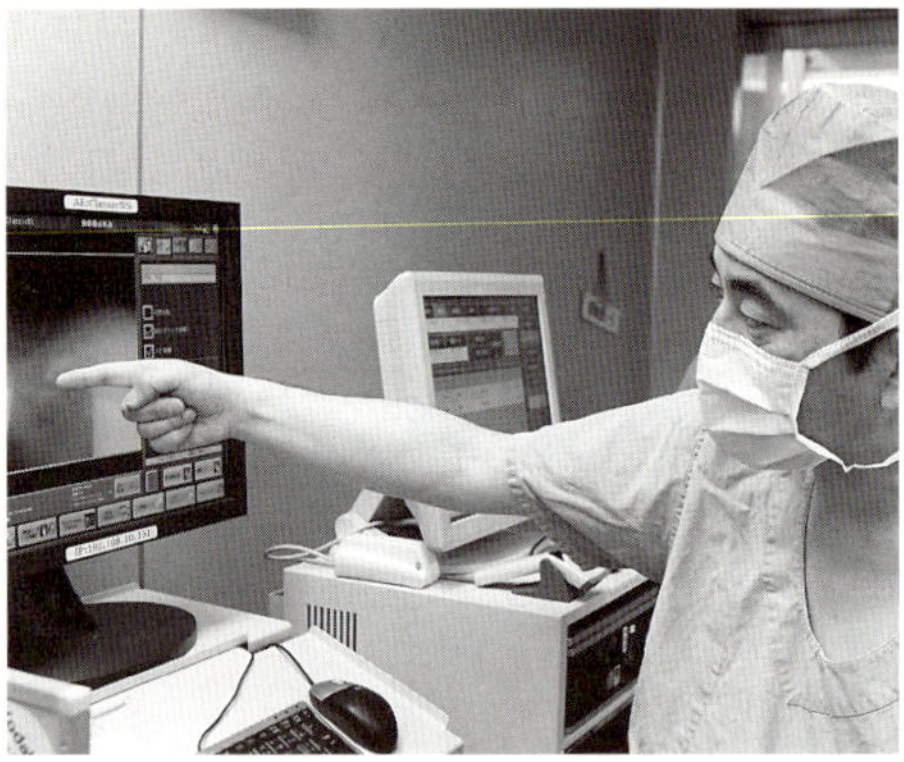

検査画像の確認をして、手術室に入る

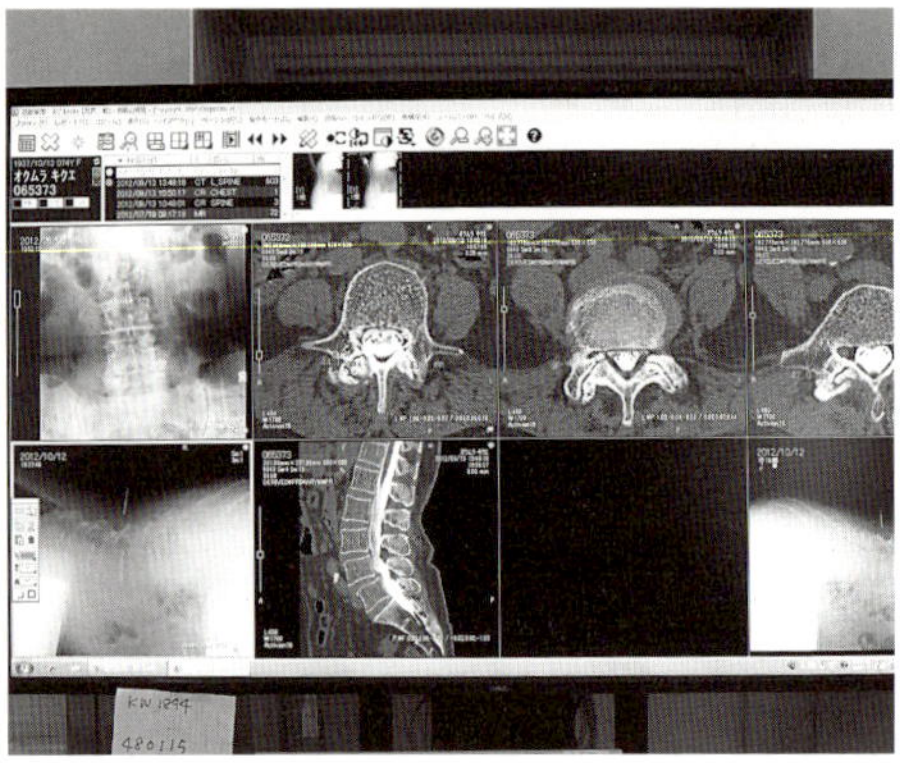

X線透視装置の使用は手術開始前に。画像は手術室のモニターに表示

スクリューを入れたら、腸骨（骨盤の骨）から移植用の骨を採取します。採取するのは少量なので、特に問題はありません。採取した骨は菌などがつかないように、すぐに特別な容器に入れて保管しておきます。

中央から入って両側を除圧。移植骨を入れて固定する

この段階で、第4、第5腰椎間で神経（馬尾と神経根《しんけいこん》）を圧迫している椎間関節や黄色靱帯《おうしょくじんたい》などを切除する除圧にかかります。進入側の第4～5腰椎棘突起から筋肉をはがしてわきによけ（次ページ下図参照）、黄色靱帯と第5腰椎の椎間関節を削って、神経の圧迫を解除します。第4、第5腰椎間は上下の椎骨を除圧後に固定させてしまうため、この部分の椎間関節を取り除いても、あとに影響はありません。

除圧の次に、手技を進める位置を筋肉と筋肉の間に戻し、椎間関節を取り除いたところから手術器具を入れて、つぶれた椎間板を取り除きます。この間に、先に採取して保存しておいた腸骨の骨を細かく砕き、2個のケージに詰めておきます。

準備ができたら、椎間板を除いたあとの空間の奥に砕いた骨を移植し、そこに移植骨を詰めたケージと、さらに十分な量の腸骨を移植します。この処置によって、数カ月後には上下の椎骨どうしがくっつき、腰椎が安定することになります。

骨の移植が終わったら、ロッドと呼ばれる金属の棒で、最初に入れておいた上下2本のスクリューを、左右それぞれで連結して固定します。

最後に体液や血液を排出するためにドレーンと呼ばれるチューブを設置し、切開した筋膜などをもとのように縫合し、皮膚の傷口を縫って手術を終了します。

手術時間は2時間程度です。

術後10日～2週間で退院可能。約6カ月で骨がくっつく

術後は翌日から歩いてトイレに行くことができます。ただし、術後3日目までは、トイレに行く以外は安静に過ごしてもらいます。

●背中の筋肉を分けてスクリューを入れる

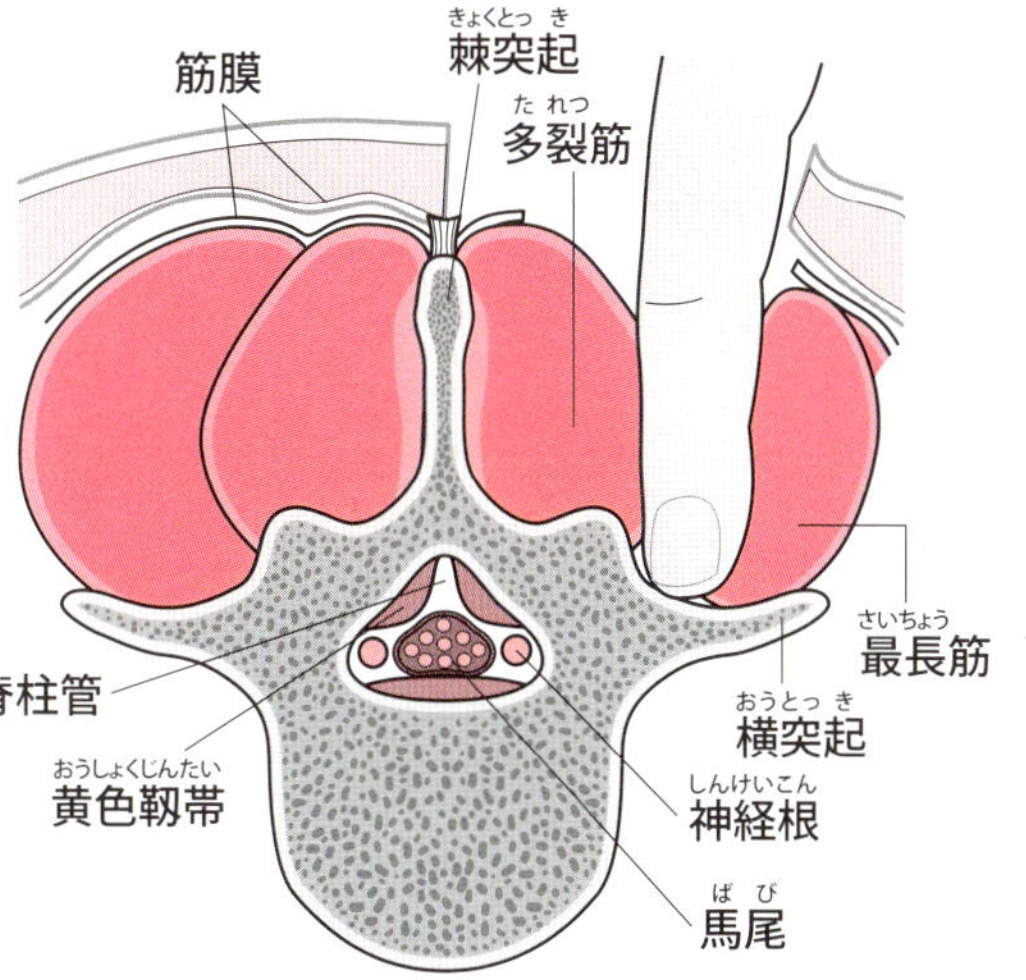

背骨わきの筋肉・傍脊柱筋《ぼうせきちゅう》の多裂筋と最長筋の間に指を入れ、傷つけずに筋肉を分ける。この隙間《すきま》からスクリューを入れる

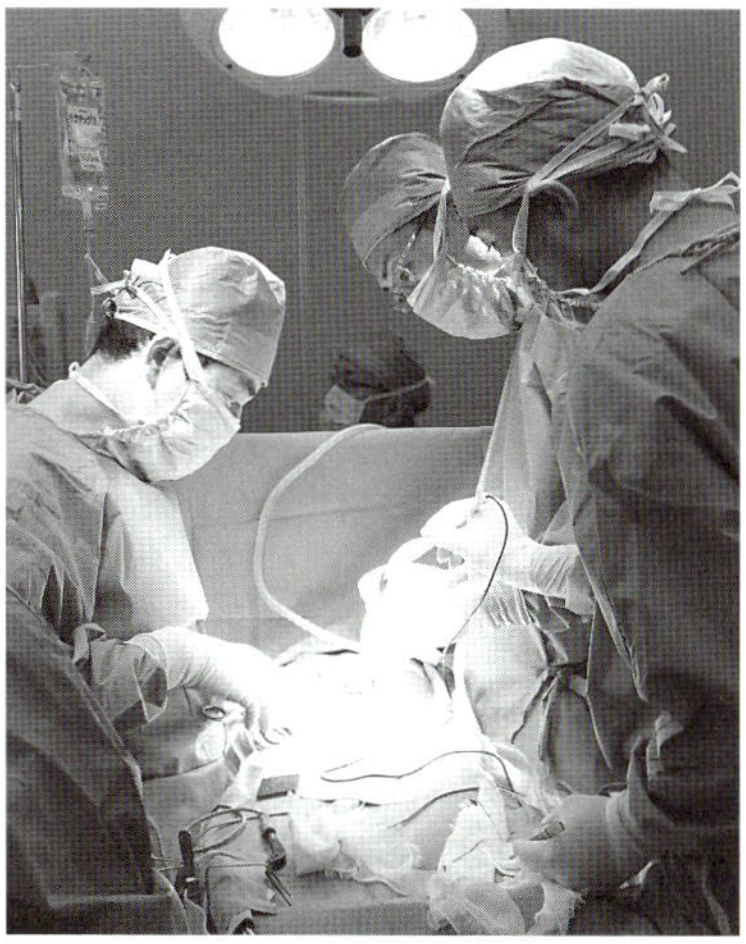

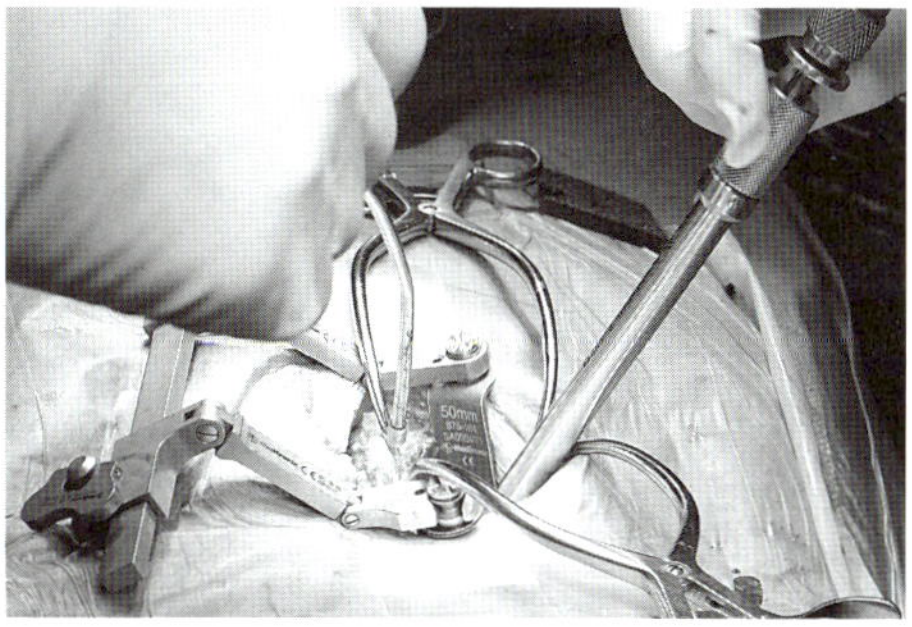

筋肉と筋肉の間から、椎弓根にスクリューを入れる

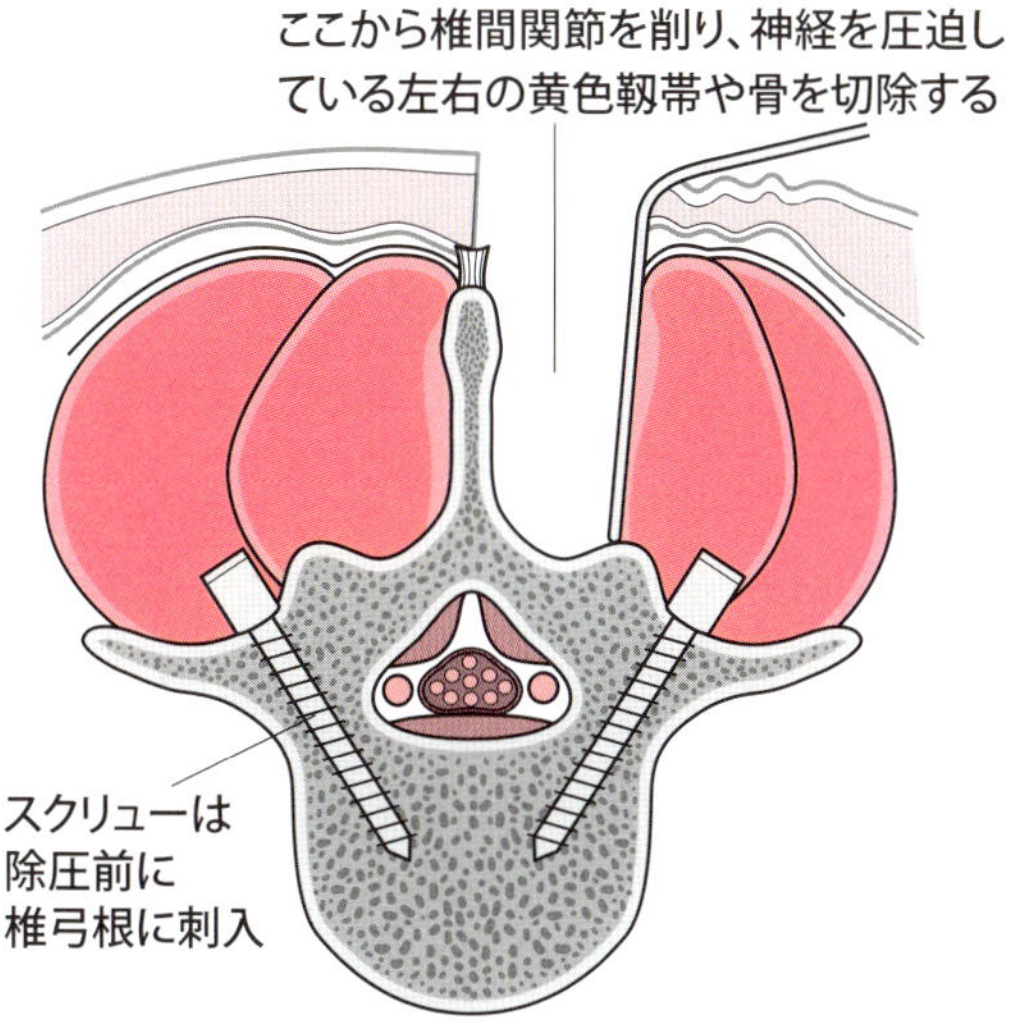

スクリューを刺入後、棘突起から筋肉をはがしてよけ、骨や靭帯を削って両側を除圧

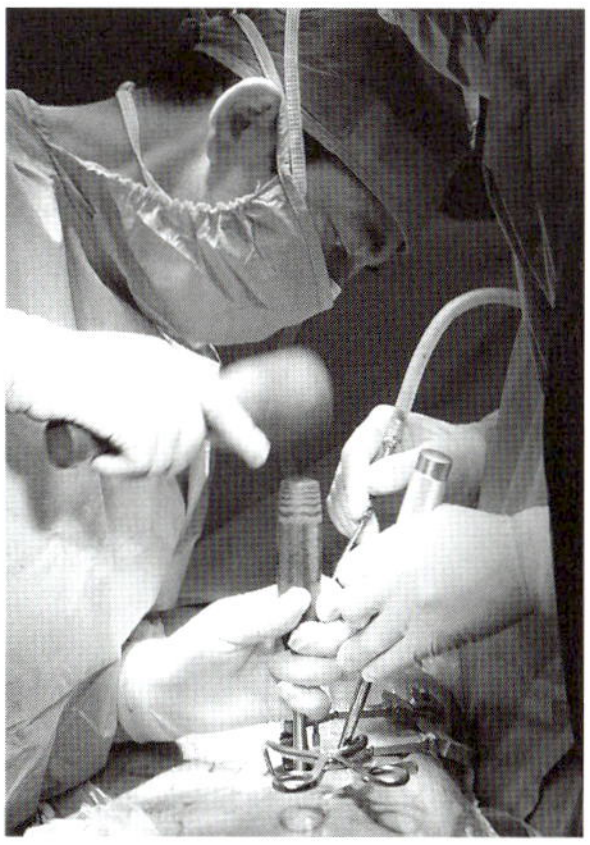

骨盤から腸骨を採取

●神経の除圧と椎骨の固定

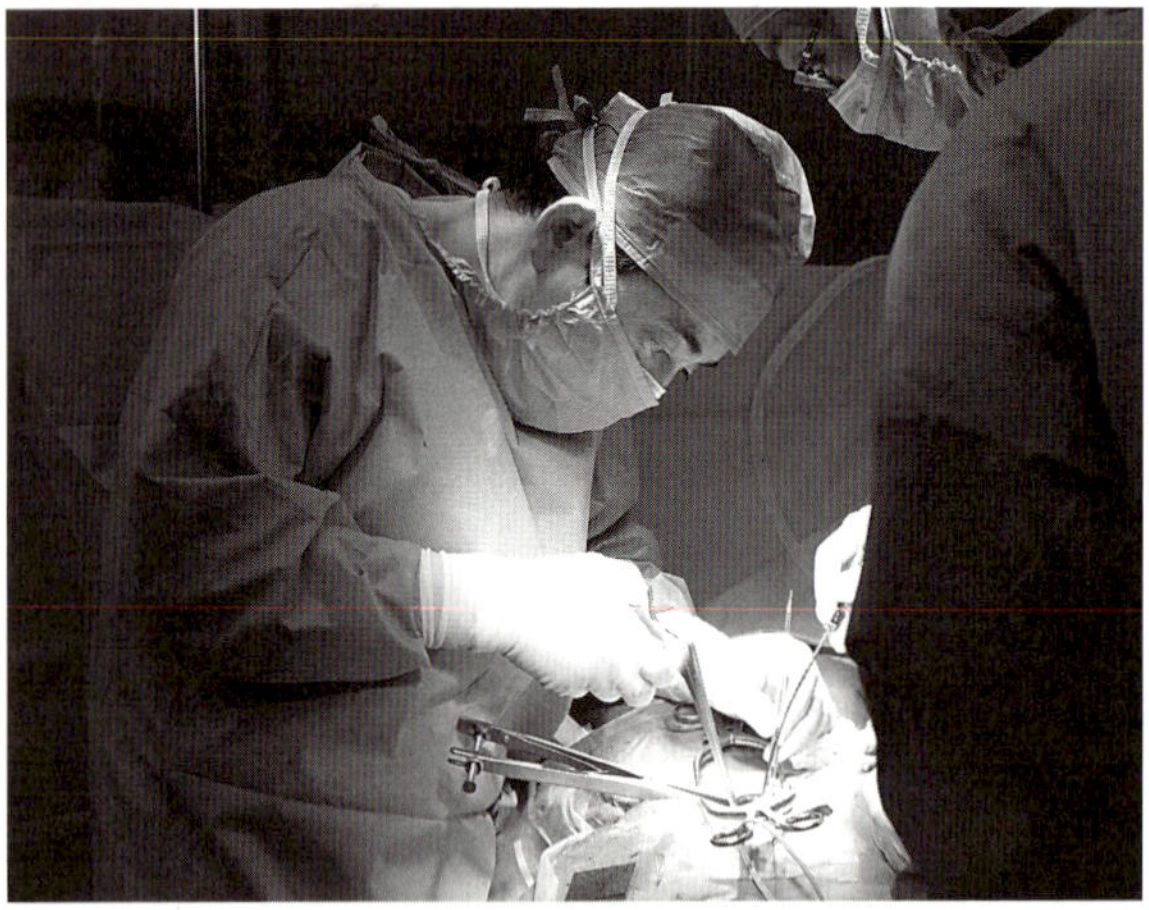

骨と黄色靭帯を削って神経を除圧し、つぶれた椎間板を取り出す

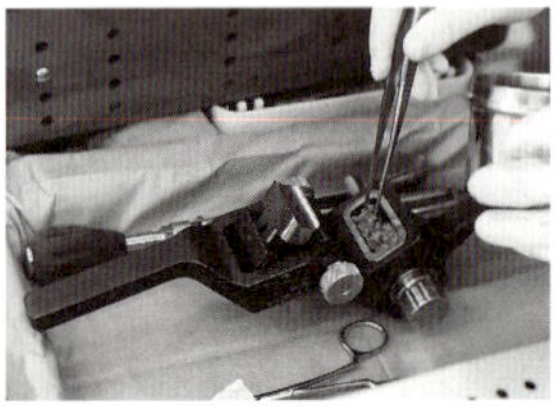

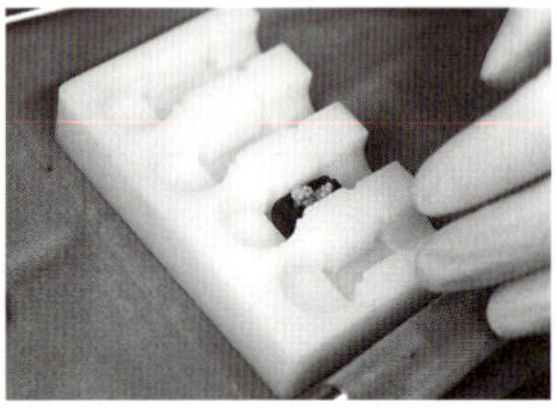

器具を用いて採取しておいた骨をつぶし、ケージに詰める

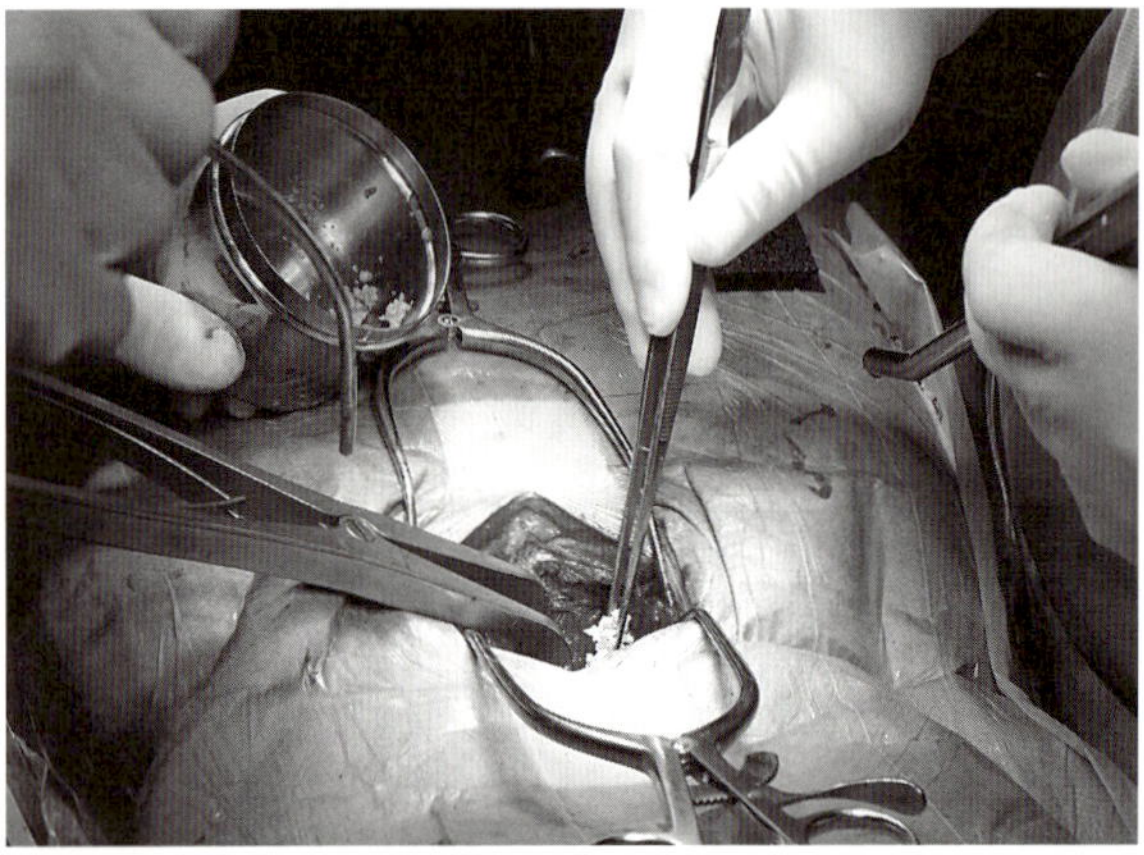

椎間に砕いた骨を移植する

●手術の手順

皮膚、筋膜を切開

▼

筋肉の間を分けて横突起を確認

▼

4カ所にスクリューを設置する

▼

腸骨から移植用の骨を採取

▼

椎間関節や黄色靭帯を削り神経を除圧

▼

つぶれた椎間板を取り除く

▼

採取しておいた腸骨を砕いて、ケージに詰める

▼

椎間板を除いた空間に砕いた骨を移植し、ケージを入れる

▼

ロッドでスクリューを連結する

▼

ドレーンを設置して、縫合

●椎間の固定

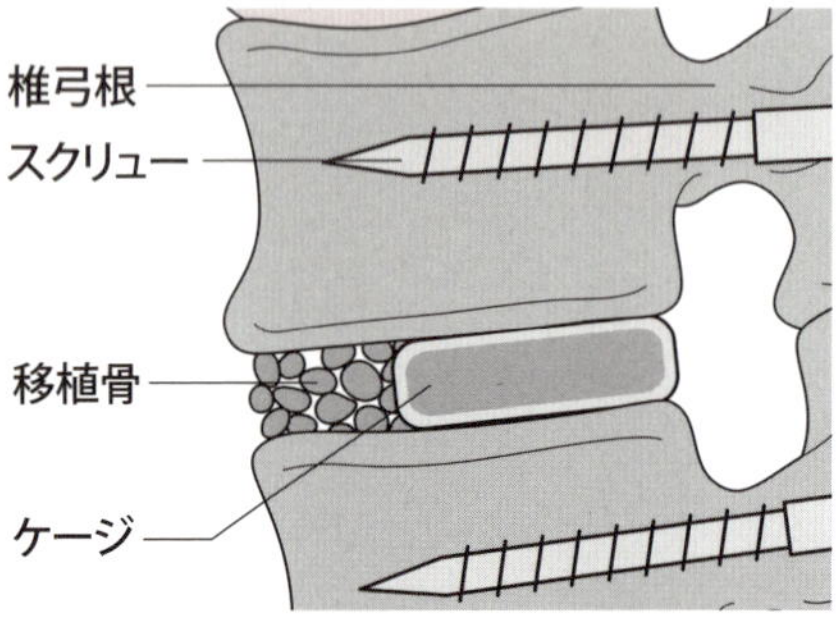

椎間板をきれいに取り除いた空間に砕いた腸骨を移植し、2個のケージを詰める

また、術後3日目までは、足底部《そくていぶ》をポンプで加圧する器械を取りつけておきます。これは、足の静脈に血栓ができるのを予防するためのものです。術後3日目からは、病棟内を自由に歩き回ることができるので、この時点で加圧の器械は必要なくなります。

術後10日〜2週間で、手術部の皮膚がしっかりついたことを確認すれば退院できます。

術後3〜4カ月までは硬めのコルセット、その後、術後5〜6カ月までは軟らかいコルセットをつけてもらっています。6カ月ほどたつと、移植した骨が上下の椎骨としっかりくっつきます。骨がしっかりつけば、肉体労働やスポーツをしても大丈夫です。

退院後、1カ月の時点で一度、外来で経過をみます。その後は、術後3カ月、術後4カ月半、術後6カ月のタイミングで受診してもらいます。その時点で問題がなければ、以後は3カ月おき、術後1年を経過したら1年に1回のペースで診察をしています。体内にスクリューを入れたままなので、特に変わりがなくても、1年に1回は受診してもらっています。

術後6カ月で体の機能は回復。2年で体を使う仕事も問題なし

手術後の経過については、SF‐36という尺度を用いて調べたことがあります。

SF‐36は健康状態を測る尺度として、世界で最も普及している方法で、健康や日常の活動にかかわるアンケートに答えてもらい、その結果を点数化したものです。①身体機能、②日常役割機能（身体）、③体

●入院から退院まで

入院（手術2日前か前日）	・手術前検査 ・手術内容の説明
手術当日	・手術室に入る。麻酔開始 ・手術 ・ベッド上安静 ・排尿は管で、排便はベッド上で
術後1〜2日目	・腸が動けば食事開始 ・トイレ歩行可（1日目） ・ドレーンを抜く
術後3日目	・病院内フリー歩行可 ・足底部《そくていぶ》のポンプ使用終了
術後4日目〜	・傷の状態に応じ入浴可
退院（術後10〜14日目）	・手術の傷、日常の動作に問題がないなどを目安に退院 ・次回外来予約 ・術後5〜6カ月間コルセット着用

の痛み、④全体的健康感、⑤活力、⑥社会生活機能、⑦日常役割機能（精神）、⑧心の健康、以上8項目をそれぞれ100点満点で評価しています。点数が高いほど、健康状態は良好であると考えます。

下のグラフはミニオープン腰椎固定術をした患者さんを対象にした結果です。また次ページの表には、それぞれの項目の説明がなされています。

グラフの身体機能のところを見てみましょう。術後6カ月の時点で、一般の人とほぼ変わらない状態になっていることがわかります。

日常役割機能（身体）は、仕事や日常的な活動をしたときに、身体的な問題が生じたかどうかを質問したものです。これを見ると、術後順調に回復していき、術後2年たつと一般の人とほぼ同じレベルになることがわかります。

同様の傾向は、日常役割機能（精神）のところでもみられます。これは仕事や日常的な活動をしたときに、心理的な問題が生じたかどうか

●術後6カ月で日常生活に問題なし

健康状態を測る世界的な尺度SF-36で調べた、ミニオープン腰椎固定術の術前、術後6カ月、1年、2年、日本人の標準値を比較したもの。点数が高いほど、状態がよい。

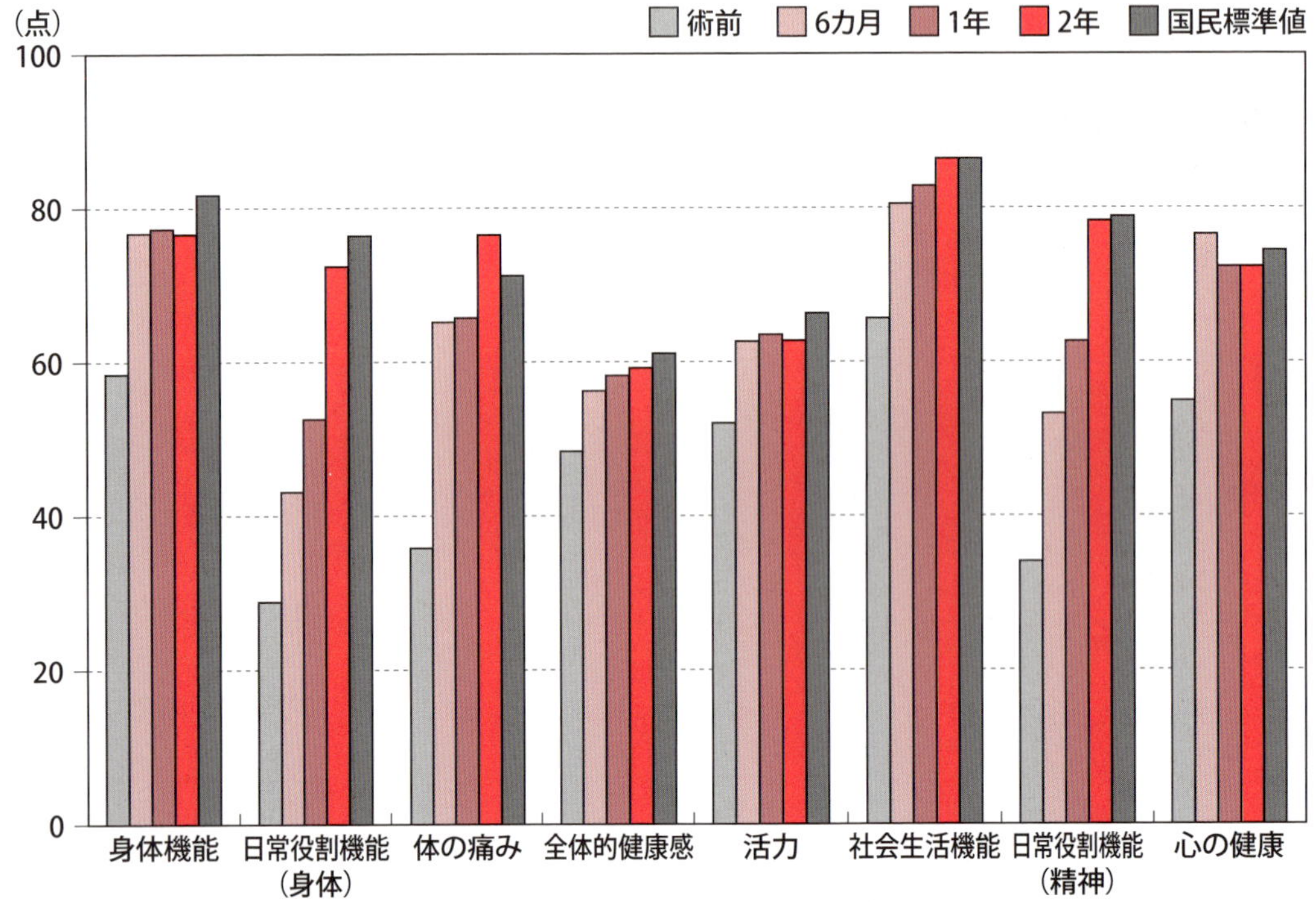

獨協医科大学整形外科調べ

を質問したものです。

術後の経過を診察した経験からいっても、術後6カ月で日常生活に困るようなことはほぼなくなります。ただ、農作業などの体を使った重労働を、健康だったときと同じようにこなせるようになるには、2年くらいかかります。

私の勤務する獨協医科大学は農村部に立地しているため、患者さんには農家の女性が多く、このような説明をして、よく理解してもらっています。

●ミニオープン腰椎固定術の基本情報

全身麻酔
手術時間――約2時間
入院期間――12～17日間
費用――総額300万～400万円程度（健康保険適用、高額療養費制度の対象のため、実際の自己負担額は10万円程度、年齢や所得によってはさらに安くなる）

＊費用は2013年1月現在のもの。今後変更の可能性がある。

（獨協医科大学病院の場合）

●SF-36の各項目の内容

項目	点数が低い	点数が高い
身体機能	入浴または着替えなどの活動を自力で行うことがとても難しい	激しい活動を含むあらゆるタイプの活動を行うことが可能である
日常役割機能（身体）	過去１カ月間に仕事や普段の活動をしたときに、身体的な理由で問題があった	過去１カ月間に仕事や普段の活動をしたときに、身体的な理由で問題がなかった
体の痛み	過去１カ月間に非常に激しい体の痛みのためにいつもの仕事が非常に妨げられた	過去１カ月間に体の痛みは全然なく、体の痛みのためにいつもの仕事が妨げられることは全然なかった
全体的健康感	健康状態がよくなく、徐々に悪くなっていく	健康状態は非常によい
活力	過去１カ月間、いつでも疲れを感じ、疲れ果てていた	過去１カ月間、いつでも活力にあふれていた
社会生活機能	過去１カ月間に家族、友人、近所の人、その他の仲間との普段のつきあいが、身体的あるいは心理的な理由で非常に妨げられた	過去１カ月間に家族、友人、近所の人、その他の仲間との普段のつきあいが、身体的あるいは心理的な理由で妨げられることは全然なかった
日常役割機能（精神）	過去１カ月間、仕事や普段の活動をしたときに、心理的な理由で問題があった	過去１カ月間、仕事や普段の活動をしたときに、心理的な理由で問題がなかった
心の健康	過去１カ月間、いつも神経質でゆううつな気分であった	過去１カ月間、落ち着いていて、楽しく、穏やかな気分であった

出典：福原俊一、鈴鴨よしみ：SF-36v2日本語版マニュアル．NPO健康医療評価研究機構．2004.

Interview

種市 洋（たねいち・ひろし）

獨協医科大学 整形外科教授

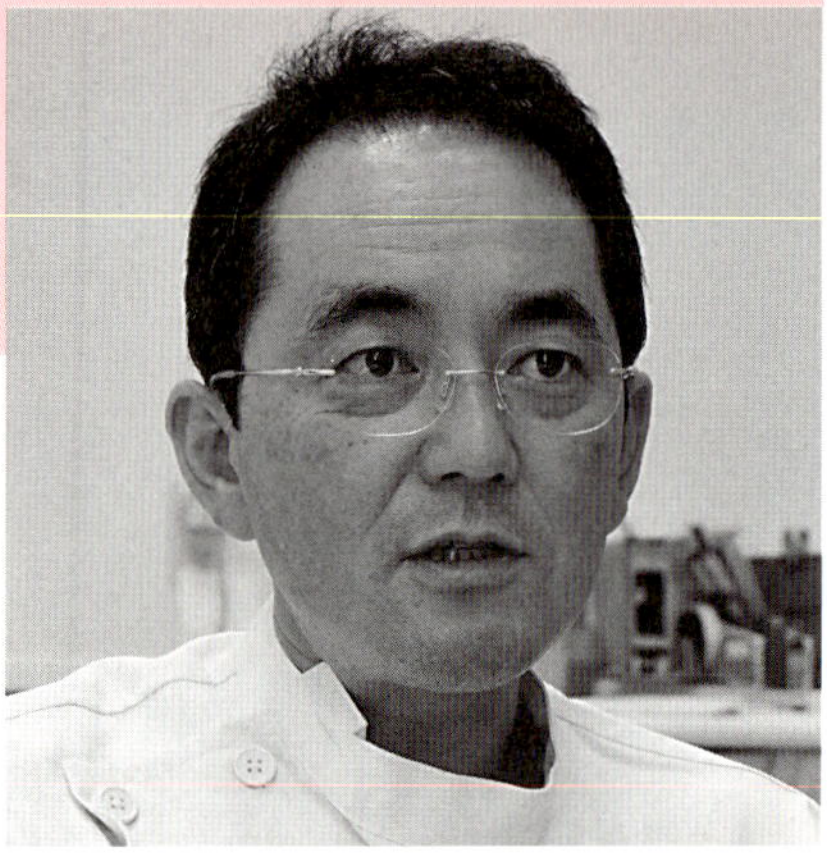

腰部脊柱管狭窄症は必ず治ります。大切なのは治療のタイミング。手術を避けて痛みを我慢していると治るものも治らなくなります。

種市先生は高校3年生のとき、友達に勧められ、医師でもある英国の作家クローニンが書いた『城《じょう》砦《さい》』という本を読み、医学を志しました。

「その本は成長していく若い医師を主人公にした、ヒューマニズムにあふれる物語でした。私の父親はサラリーマンで、医者の家系ではありませんでしたが、その主人公の姿に感動して、自分も医者になろうと決意したのです」

種市先生は千葉大学医学部で医学を学び、医学部卒業後は、生まれが札幌だったこともあり、北海道大学の整形外科に入局しました。

「整形外科は治ったかどうかが、わかりやすいので選びました。手術で患者さんを治せるところに行きたかったのです。骨をいじって形を変えるというところにも興味がありました」

医師になって4年目、種市先生自身が腰椎椎間板ヘルニアで手術を受けました。

「全身麻酔から覚めたとたんに、痛みがきれいさっぱりとれていることに気づき、驚きました。こんな体験もあって、脊椎外科の領域を専門にすることにしたのです」

ある年、種市先生は長年、背骨が曲がっていることに苦しんできた中年の女性の手術を手がけました。小児麻《ま》痺《ひ》で子どものころから背骨がひどく曲がっていたため、腹部が圧迫され、流動食しか食べられないという重症の患者さんです。遠方に在住の方ですが、ある大学病院から、背骨のひどい変形を矯正する手術で治療実績の多い、種市先生のところに相談がありました。

「背骨をいったん全部切り離し、神経が入ったまま矯正してつけ直すという大手術をしました」

その患者さんから、先ごろ届いた手紙には「この歳になって初めて、本当の空腹感というものを知りました」と書かれていたそうです。

「呼吸が楽になって、どこまでも歩いていけるという喜びを味わっているとも書かれていました。体を急にのばしたので、かなりの痛みがまだあるはずなのですが、それでも喜んでくれている気持ちが文面から伝わってきました。体の形を整えるということが、人間にとっていかに大事なことか。私にとっても思い出深い患者さんですね」

種市先生が最も専門とするのは背骨が曲がる側弯《そくわん》症や後弯症ですが、腰部脊柱管狭窄症と腰椎変性すべり症を合併している患者さんに行う、体に負担の少ない固定術を追求し、オリジナルの「ミニオープン腰椎固定術」の開発も行いました。

「患者さんに伝えたいのは、『腰部脊柱管狭窄症は、必ず治る』ということです。大切なのは治療のタイミング。神経の機能がダメになってしまうと、それから手術をしても、痛みやしびれが残ってしまいます。周囲の人に腰の手術をしても治らないといわれ、思い込みから治療を受けずに痛みを我慢している患者さんの話を耳にしますが、それでは治るものも治らなくなります」

ヒューマニズムを原点に医師を志した種市先生だけに、若手医師にも患者さんを自分の目でしっかり見るようにと強調しています。

「先入観はいけません。医師は自分の目でよく見ること、患者さんの話をよく聞くことが、とても大事なのです」

取材の日も、腰部脊柱管狭窄症の疑いで、他病院から紹介されてきた患者さんの診察がありました。種市先生が話をよく聞き、触診したところ、変形性足関節症というまったく別の病気と判明したそうです。

「脊柱管狭窄症は、画像検査だけではわかりません。患者さんもどこがどんなふうにつらいのか、医師にうまく伝えることが大切です」

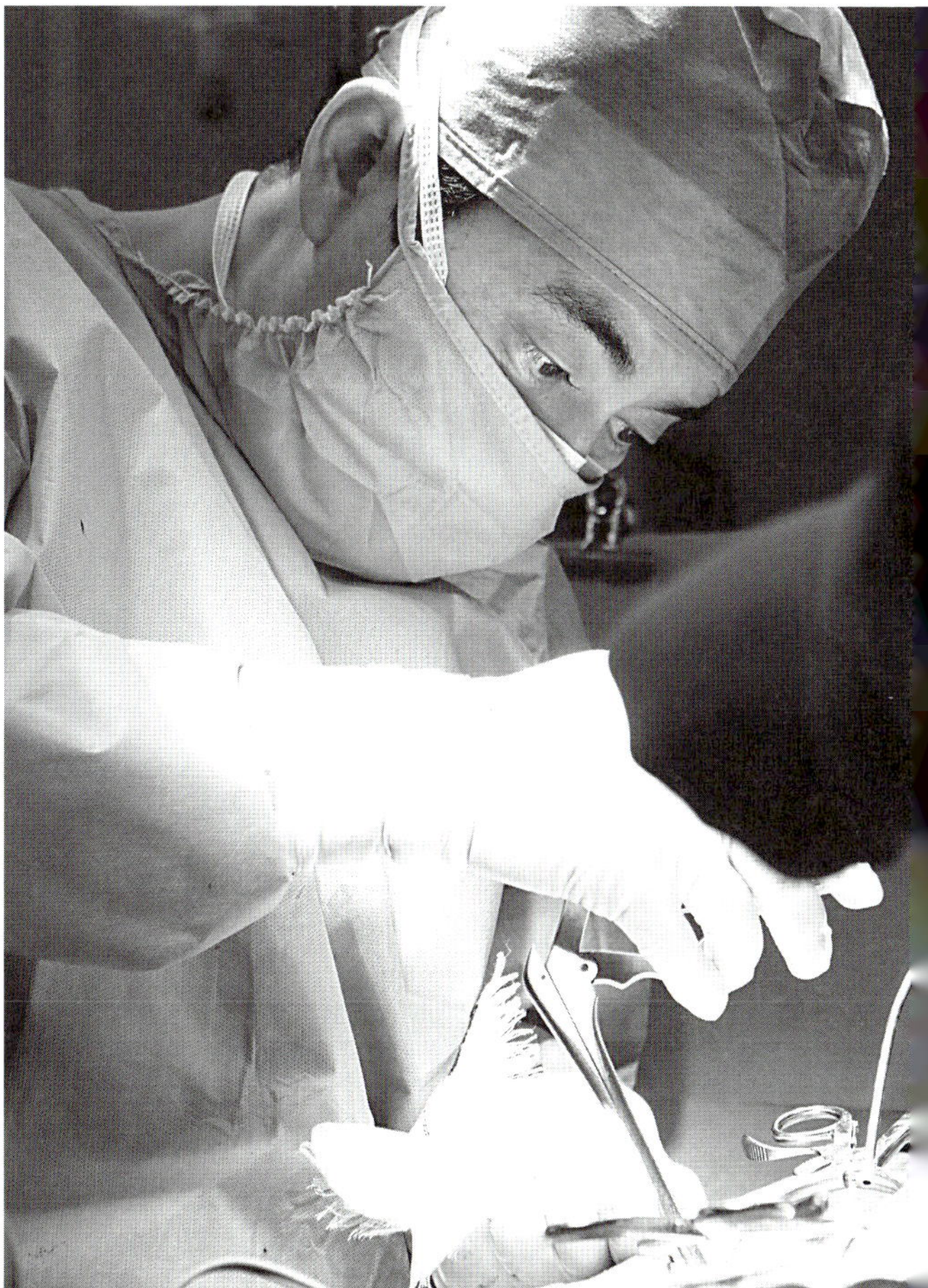

種市 洋（たねいち・ひろし）

1960年北海道生まれ。86年千葉大学医学部卒業。94年北海道大学医学部附属病院（現北海道大学病院）整形外科助手。95年から約半年文部省（当時）在外研究員としてドイツ・ハイデルベルク大学整形外科留学。98年北海道大学医学部附属病院整形外科講師、99年労働者健康福祉機構美唄労災病院整形外科部長、2006年獨協医科大学整形外科准教授、12年から現職。

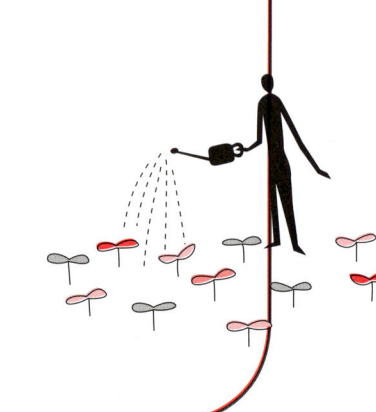

手術療法
MIS固定術

背骨のぐらつきを治す痛みの小さい手術法

東邦大学医療センター大森病院 整形外科准教授
和田明人（わだ・あきひと）

腰椎《ようつい》変性すべり症などで、腰椎が不安定な場合には、除圧術に固定術を加えて、術後の腰椎を安定させる。患者さんの痛みを最小に抑えようとMIS固定術に取り組む和田明人先生に、その手法や利点についてうかがった。

どんな治療法ですか？

背骨のずれやぐらつきがある脊柱管狭窄症《せきちゅうかんきょうさくしょう》では、神経の除圧後、椎骨《ついこつ》を固定して安定させます。体への負担が小さくなるように手術法を工夫したものがＭＩＳ固定術です。

椎間板の老化とともに腰椎にずれやぐらつきがおこる

腰部脊柱管狭窄症の患者さんのなかには、腰椎変性すべり症や腰椎変性側弯《そくわん》症を合併している人が少なくありません。

椎骨の前方部分である椎体《ついたい》と椎体の間にあってクッションの役割をしている椎間板《ついかんばん》は、加齢とともに老化し、弾力を失っていきます。すると、常に圧力のかかっている椎間板はつぶれて前後にはみ出したり、椎間関節に無理がかかったりという状態になります。

こうした椎間板の変性の結果、縦に連なっている椎骨がすべって、前後にずれてしまうのが腰椎変性すべり症です。椎骨どうしは、腰の動きに伴ってグラグラと動きやすい不安定な状態になっています。

腰椎変性すべり症は、第４腰椎と第５腰椎の間におこることが多く、ずれた腰椎が周囲の神経や筋肉を刺激して腰痛をおこします。また、ずれた部分で脊柱管が狭窄をおこすことが多く、神経根《しんけいこん》や馬尾《ばび》が圧迫されると、脚の痛みやしびれ、間欠跛行《かんけつはこう》といった症状が現れます。

一方、腰椎変性側弯症は、加齢による椎間板の変性や椎間関節の変形に伴い、脊柱が横に曲がり、腰痛をおこすものです。椎体の縁に棘《とげ》のような骨棘《こつきょく》ができて周囲の神経を刺激したりするのが痛みの原因となります。また、脊柱が回旋《かいせん》するようにねじれて脊柱管が狭くなると、馬尾や神経根を圧迫し、脚の痛みやしびれ、間欠跛行といった症状が出ます。

腰椎変性すべり症も腰椎変性側弯症も、中高年の女性に多い病気です。ただし、腰に負担のかかる肉体労働をしている男性にもしばしばみられます。

脊柱管が狭くなっただけでは、脚の痛みやしびれはあっても腰痛はみられませんが、同時にすべり症や側

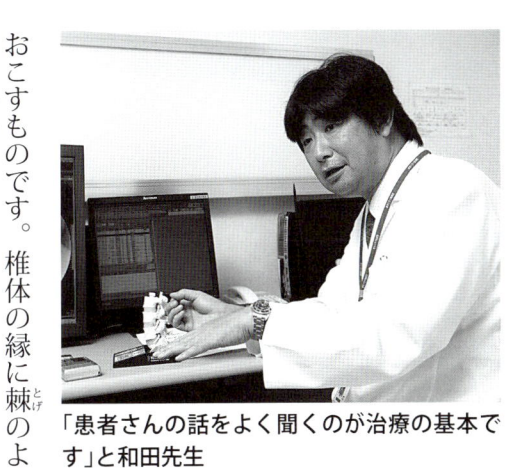

「患者さんの話をよく聞くのが治療の基本です」と和田先生

弯症をおこしている場合は、腰痛が症状に加わります。特に、座った姿勢から立ち上がるときや、横になっている状態から起き上がるときなど、姿勢を急に変えたときに、突然、腰に痛みが走るのが特徴です。

　腰部脊柱管狭窄症に腰椎変性すべり症、あるいは腰椎変性側弯症などを合併していて、背骨（腰椎）がずれていたり、腰の動きに伴ってぐらつく不安定な状態になっていたりする場合には、神経の圧迫を取り除く除圧術だけでは、症状の改善は不十分です。除圧術に加えて、背骨をしっかり支える固定術をする必要があります。

●脊椎《せきつい》がずれたり弯曲《わんきょく》したりして不安定に

加齢に伴い、椎間板《ついかんばん》や椎間関節がつぶれたり変形したりして、椎骨どうしにずれや弯曲が生じると、脊柱管が狭くなって神経が圧迫されることがある。

●腰椎《ようつい》変性すべり症　　**●腰椎変性側弯《そくわん》症**

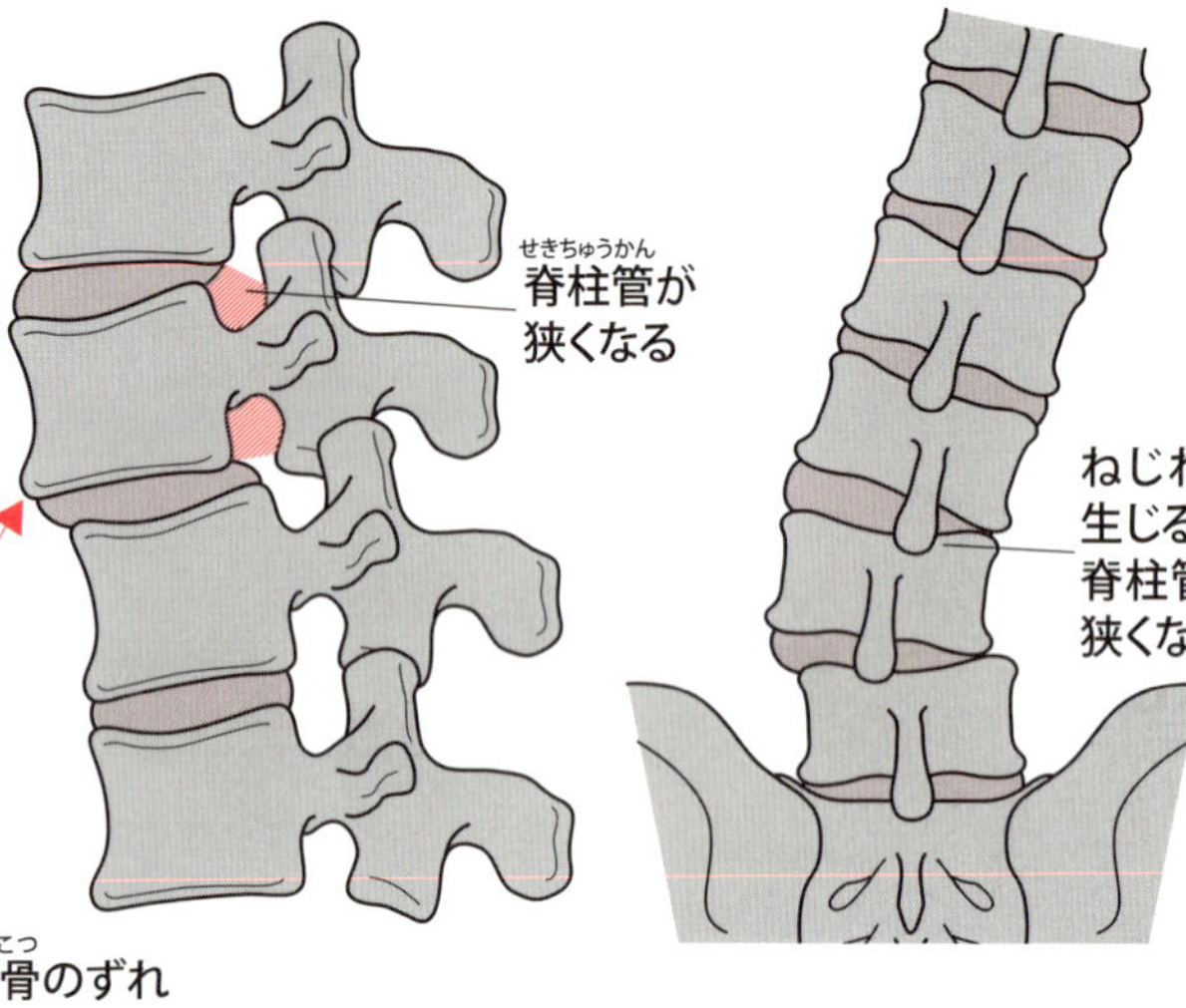
脊柱管《せきちゅうかん》が
狭くなる
椎骨《ついこつ》のずれ
ねじれが
生じると、
脊柱管が
狭くなる

椎間板が弾力を失い、椎間板がつぶれたことにより、椎骨がすべって前後にずれる

椎間板の変性や、椎間関節の変形により、背骨が側方に弯曲する

皮膚の傷口を小さくし筋肉をなるべくはがさない

　腰部脊柱管狭窄症の治療で、除圧術と固定術を組み合わせる場合、さまざまな方法があります。患者さんの状態によって適した方法が使い分けられていますが、医師によって採用している手法が異なる場合もあります。ある程度皮膚を切開して、目で見ながら背骨の両側の除圧と固定を行う従来の手法は、多くの医師が手がけてきて安全性が確立された手術法です。

　ただ、私の場合は、なるべく患者さんの体への負担を小さくしたいと考えているので、この手術にＭＩＳを導入したＭＩＳ固定術に取り組んでいます。

　ＭＩＳとは英語のMinimally Invasive Surgeryの略で、低侵襲《しんしゅう》手術とか最小侵襲手術と呼ばれているものです。侵襲とは患者さんの体に対する負担のことで、ＭＩＳはその負担をなるべく小さくしようという考え方に立っています。

●椎間の固定

つぶれた椎間板を取り除き、その空間に骨移植を行い、ケージという金属の箱を入れて、上下の椎骨をくっつけて安定させる。椎弓《ついきゅう》根《こん》にはスクリューを入れて椎間の固定を補助する。

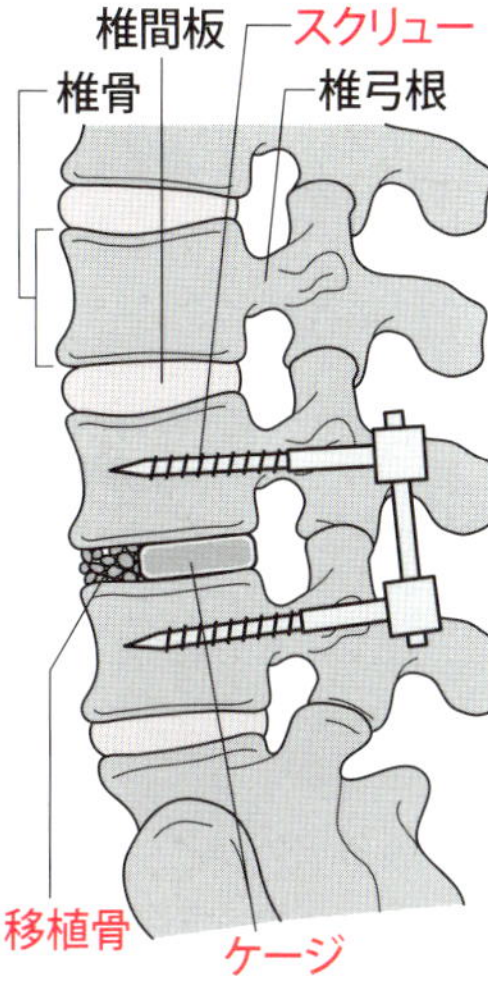

●除圧を行う二つの手術法

●円筒形のレトラクターを用いる手法

筋肉の隙間《すきま》を分けて直径22㎜のレトラクターを入れ、筒を通して手術を行う。

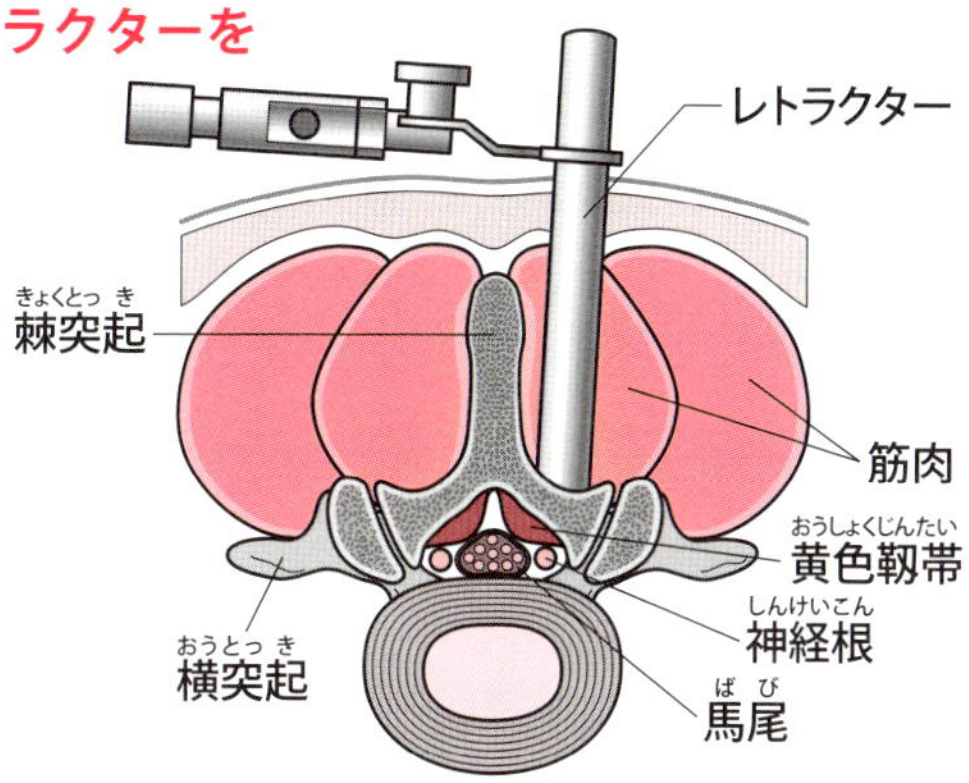

●棘突起を縦に割って開く手法

棘突起を筋肉をつけたまま中央で縦二つに割り、左右に開いて、内部を真上から見ながら手術を行う。

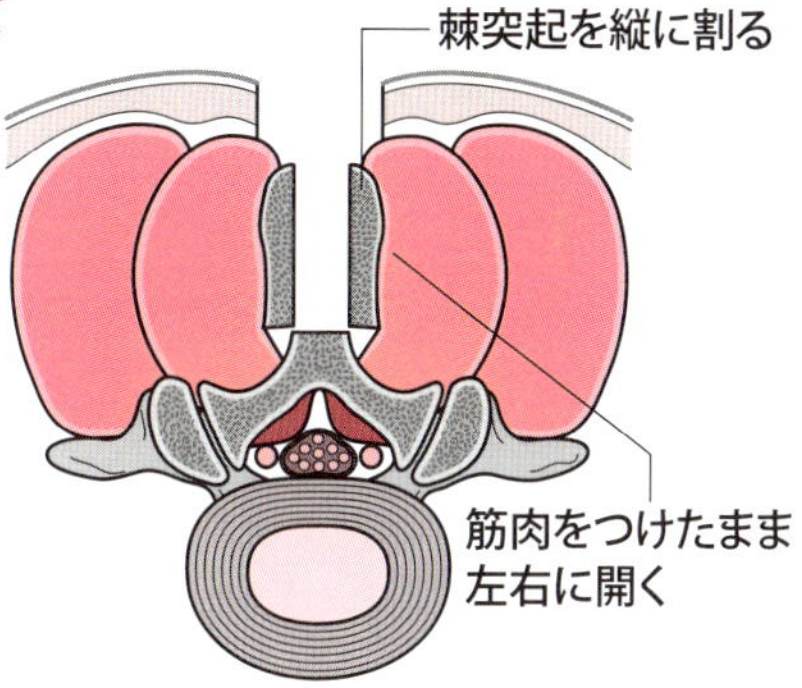

従来からの固定術をする場合、どうしても背中の筋肉を広い範囲にわたって骨からはがしたり、手術の視野を確保するために引っ張ってよけておいたりする必要があり、術後、腰部に不快な痛みが残ることがありました。MIS固定術は、こうした痛みをなるべくおこさないように考えられた方法です。

固定術は、神経を圧迫している椎《つい》弓《きゅう》の一部や黄色靭帯《おうしょくじんたい》を切除する除圧術に加えて、つぶれた椎間板を取り除いてその部分に骨移植を行い、上下の椎体どうしをくっつけて椎間を固定する、骨がつくまでの補助として、上下の椎弓根《ついきゅうこん》にスクリュー（ネジ）を入れてつなぎ合わせるという処置を行う手術です。

まず、除圧については、私は大きく分けて二つの手技を用いています。

一つは円筒型開創器《かいそうき》（チューブラーレトラクター・以下レトラクター）と呼ばれる特殊な器具を使う方法です。直径22㎜という細い円筒形のレトラクターを手術部位に入れ、

●皮膚を通して刺入するスクリューとロッド

皮膚を切開することなく、皮膚を通して直接、固定する椎骨の椎弓根にスクリューを入れる。皮膚には点状の小さな傷が残るだけで、筋肉も傷つけず痛みも少ない。

●スクリューを刺入する

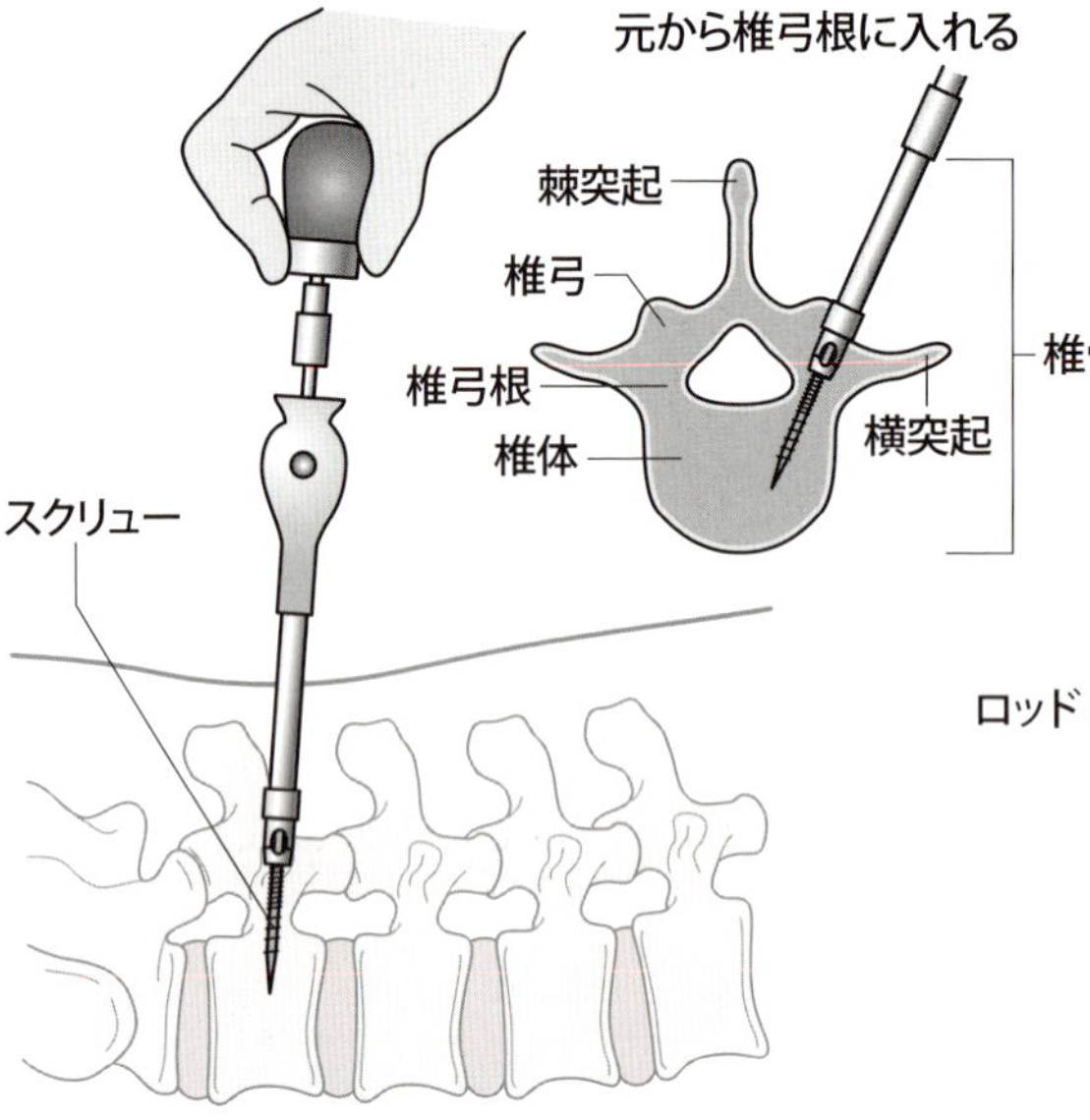
スクリューは横突起の根元から椎弓根に入れる
椎骨

スクリューが通る細い筒を入れて、その筒を通してスクリューを椎弓根に設置、1椎間の場合、上下・左右の4カ所にこれを行う。

●ロッドでつないで固定する

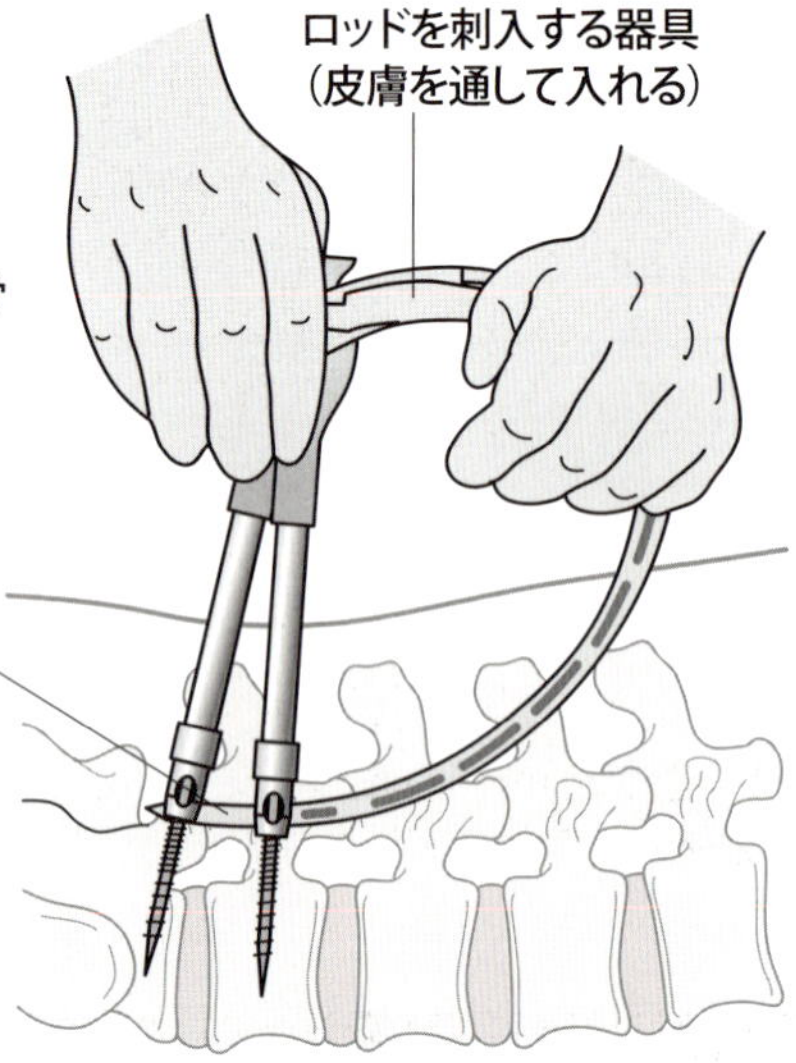

スクリューを上下の椎弓根に入れたら、ロッドという金属の棒でつないで固定する。固定できたら、スクリューとロッドを残して器具を抜き取る

各種の手術器具をその筒を通して出し入れし、手術用顕微鏡で見ながら手術をするしくみです。この方法の場合、脊柱管内に器具を入れて除圧を行うためにある程度の骨を削って窓をあけるのは椎弓の片側だけで、反対側の除圧は内側から器具を入れて行います。

私はこの方法を、創始者である米国のフォーリー医師のもとに留学して学び、帰国後の2004年から実施しています。

もう一つ用いているのは、棘突起《きょくとっき》縦割式椎弓切除術《じゅうかつしきついきゅうせつじょじゅつ》（48ページ参照）により、除圧を行う方法です。

患者さんの状態によって、この二つの方法を使い分けています。

固定術において、背骨の後方で椎弓根に入れるスクリューと、スクリューどうしをつなげるロッドという器具は、チタン製の金属です。従来は背中を大きく開いて、じかに目で見ながら入れていましたが、皮膚を通して必要な箇所に刺入が可能なスクリューが開発されました。ロッドも切開をせずに皮膚ごしに入れます。この場合、背中にスクリューで4カ所、ロッドで2カ所の小さな傷ができますが、皮膚を大きく切ったり、筋肉をはがしたりする必要がありません。私のMIS固定術ではこのスクリューを使用しています。

私が用いているいずれの方法も、切開する皮膚の傷口を小さくしたり、筋肉をなるべくはがさずに手術したりすることで、術後の患者さんの痛みが小さくなります。

左の写真は、MIS固定術をした患者さん（65歳、女性）の術後のX線画像です。椎間板のあった場所に骨移植をしていることや、スクリューとロッドで椎骨を補強するように固定していることが見てとれると思います。

この患者さんの場合、JOAスコア（日本整形外科学会が腰椎治療の判定基準として定めたもの。29点満点で、点数が高いほど痛みは少ない）が13点から、術後21カ月で28点へと大きく改善しています。

●MIS固定術前後のX線画像

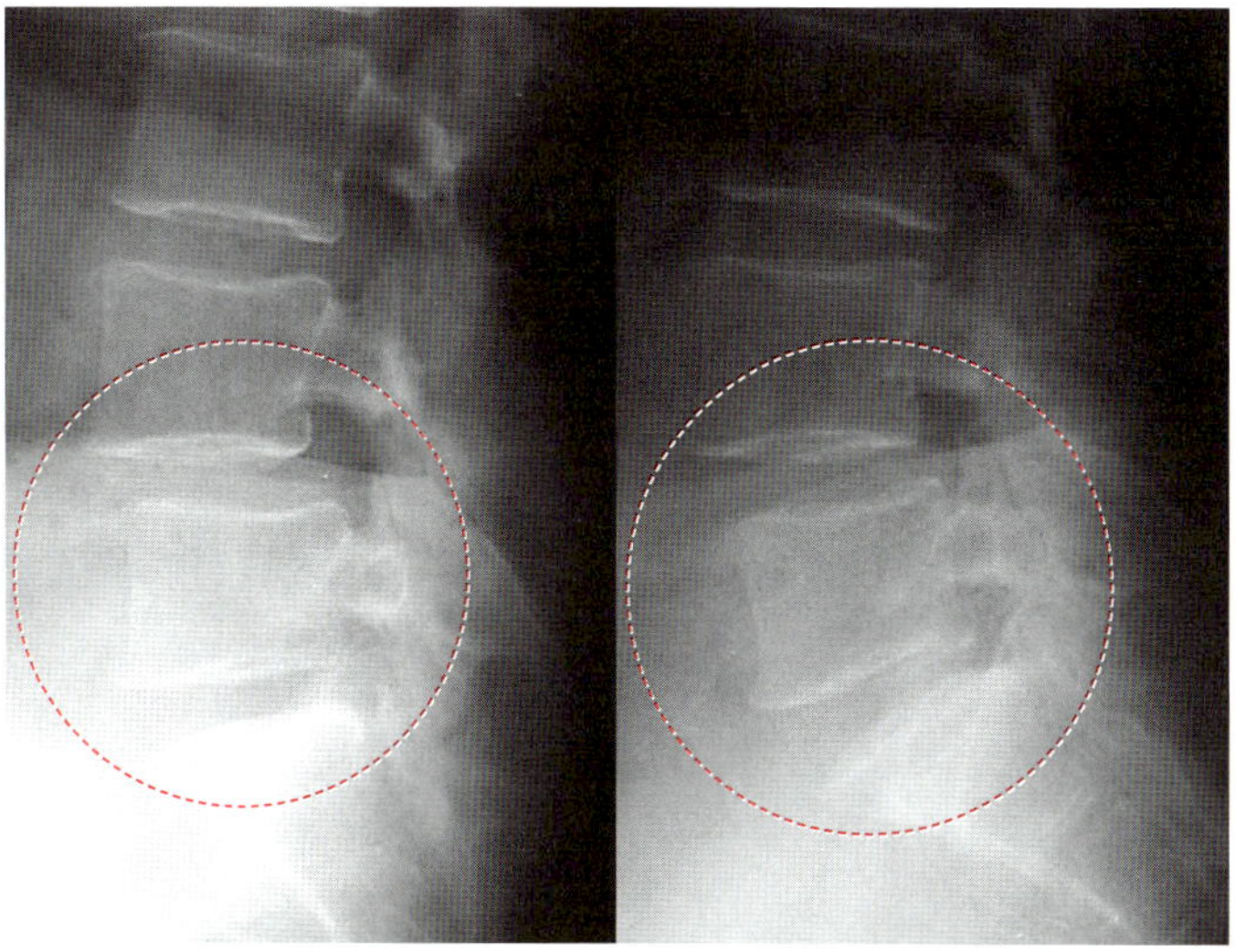

手術前。左が前かがみ、右がうしろに反って写した画像。椎骨のずれや、椎間の大きな開きが見られる

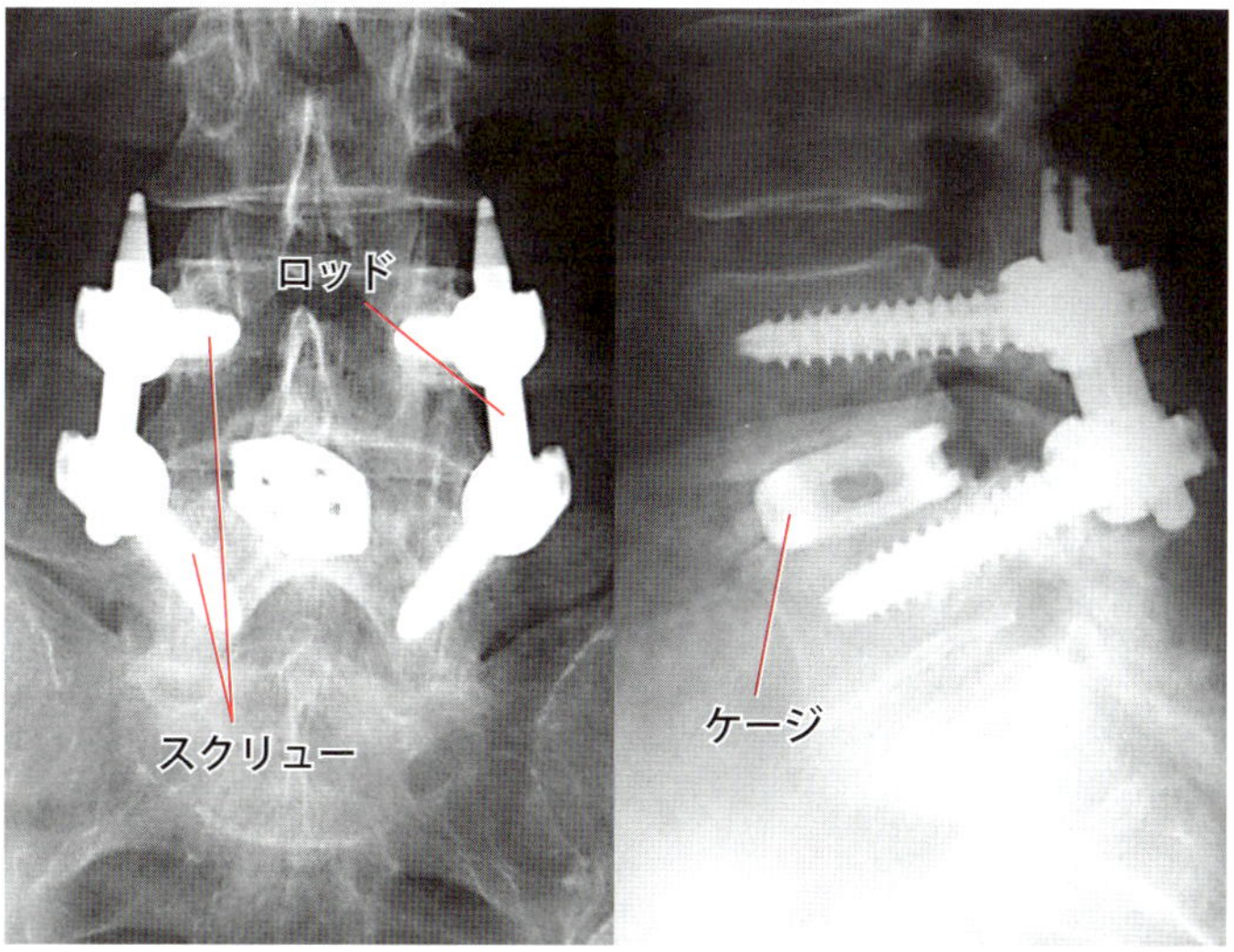

手術後。椎間には移植骨とケージが入り、椎骨はスクリューとロッドで固定されている

写真提供：東邦大学医学部整形外科

治療の進め方は？

皮膚に小さな孔をあけて細いレトラクターを入れ
そのレトラクターを通して手術器具を出し入れ。
削った骨を細かく砕いて椎間に移植し、
椎弓をスクリューで止めて固定します。

直径22㎜の円筒を通して手術器具を出し入れする

ここでは、除圧と椎間の固定にレトラクターを使い、その後、皮膚を通して4カ所にスクリューを入れる1椎間のＭＩＳ固定術について説明します。

この手術は全身麻酔で行います。患者さんはうつぶせの状態で、目的の腰椎間に当たる部分の、背中の真ん中から左（場合によって右）に4㎝ほどの位置で、約2・5㎝程度の長さで皮膚を切開します。

この傷口から、筋肉と筋肉の隙間《すきま》を通して椎弓のところまで、円筒形のレトラクターを差し込みます。さまざまな直径のものがありますが、私は直径22㎜のものを使っています。手術は、レトラクターの円形の口からのぞき込む形で、患部を拡大する顕微鏡を見ながら進めます。必要に応じてX線透視画像で、器具の位置を確認します。

まず、骨を削る小さな骨ノミなど専用の器具を使って、進入した側の椎弓を削って、脊柱管の中が見えるようにします。そこで、馬尾や神経根を圧迫している黄色靱帯や椎弓の部分を切除し、内部から器具を差し入れて、反対側の椎弓の一部も削り、神経を開放します。このとき、削り取った骨は手もとに残しておいて、あとで移植に使います。

除圧が終わったら、次に専用の器具を用いて、つぶれて狭くなっている椎間を広げます。ちょうど車のタイヤ交換のときにジャッキアップするような要領です。

そして、レトラクターを差し込んだのとは反対側（左側からレトラクターを入れた場合は右側）の皮膚に小さな傷口を2カ所あけ、X線透視画像で確認しながら、固定を行う上下の椎弓根（90ページ参照）にスクリューを入れます。

次にレトラクターを通して、広げた椎間から椎間板をきれいに取り除きます。

削り取って残しておいた骨は器械を使って細かく砕き、椎間のあいた部分に移植します。移植骨だけでは、椎間のあきを保てないので、ケージというチタン製の金属の小さな箱を1個、または2個、椎間に入れます。ケージの中にも細かく砕いた骨を入れ、箱の外側にも骨をまぶすようにします。移植した骨は、半年

●手術室のセッティングと手術の開始

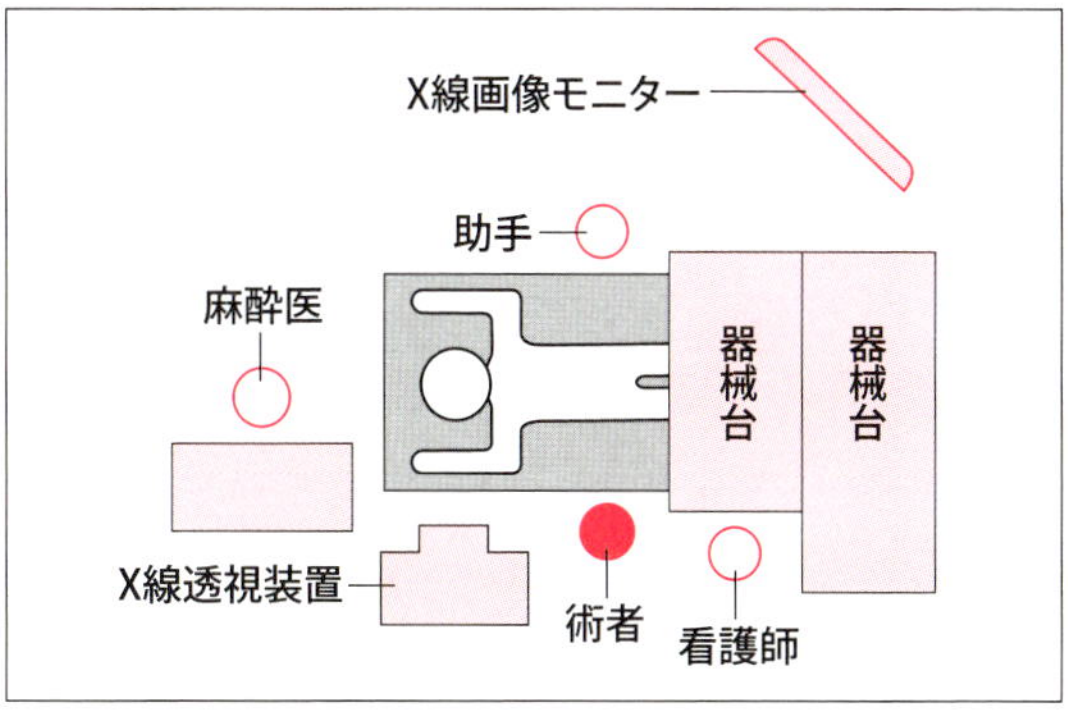

●背中の皮膚を切開する

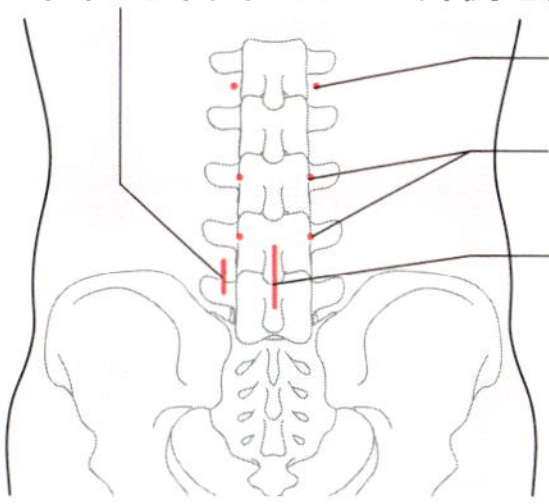
レトラクター使用の場合：目的の椎間の位置で中央から4㎝外側を約2.5㎝切開
ロッド刺入位置
スクリュー刺入位置
棘突起を縦割《じゅうかつ》する場合：目的の椎間の位置で中央部を約5㎝切開

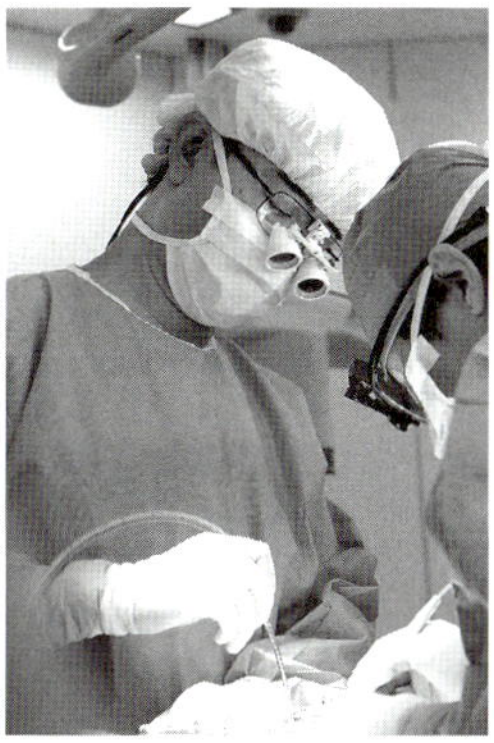

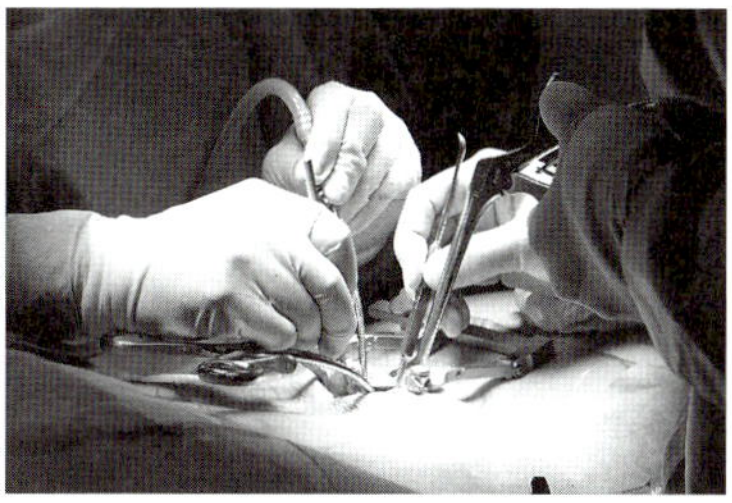

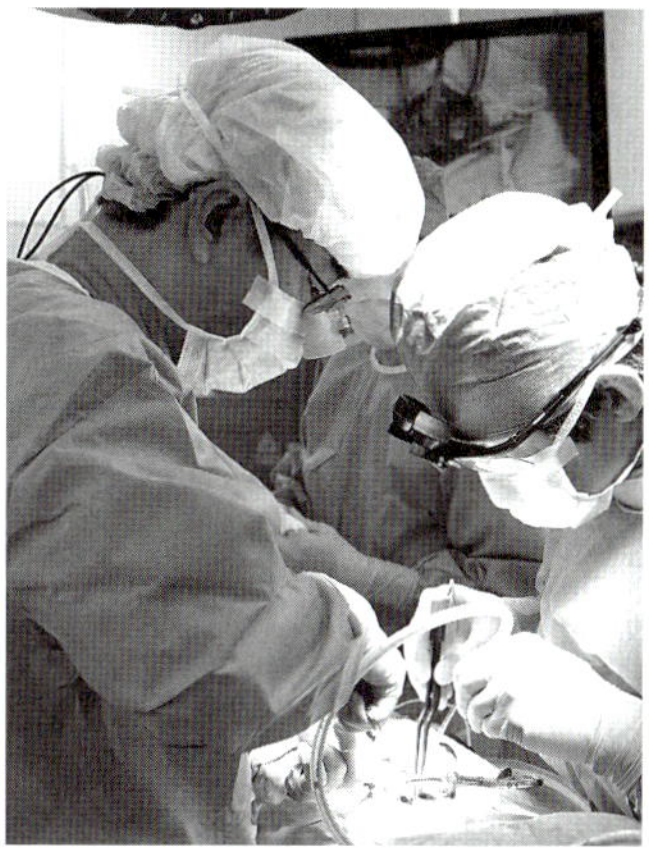

＊写真の手術法は棘突起縦割式椎弓切除術

から1年くらいたつと、上下の椎体の骨とくっついて（癒合《ゆごう》）、しっかりとした背骨になります。

骨移植が終わったら、レトラクターを差し込んだ側の皮膚に小さな傷口をあけ、そこから、先ほどと同様の要領で、上下の椎弓根にスクリューを入れます。最終的に両側のスクリューの角度を確認してロッドでしっかりつないだら、スクリューを入れた皮下を縫合し、傷口をテープでふさぎます。

スクリューとロッドによる固定は左右それぞれ行うので、1椎間を固定するのにスクリュー4本とロッド2本を使うことになります。

最後にレトラクターから手術部位を洗浄し、レトラクターを抜きます。血液が体内にたまらないようにする管（ドレーン）を入れて、傷を縫合し、手術を終了します。

手術時間は2～3時間程度です。

スクリューとロッドは、感染をおこすなど特殊な状況にならない限り、原則としてそのまま抜きません。スクリューが入っていても、そ

●椎間の固定とスクリューの刺入

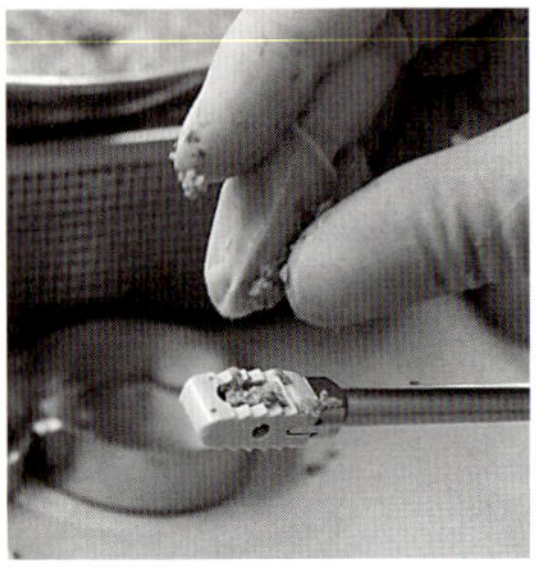

細かく砕いた骨をケージに詰める

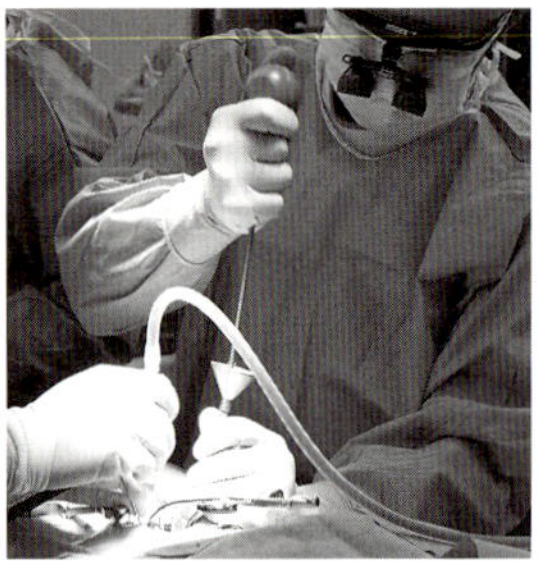

椎間板を除いたあとの空間に砕いた骨を移植する

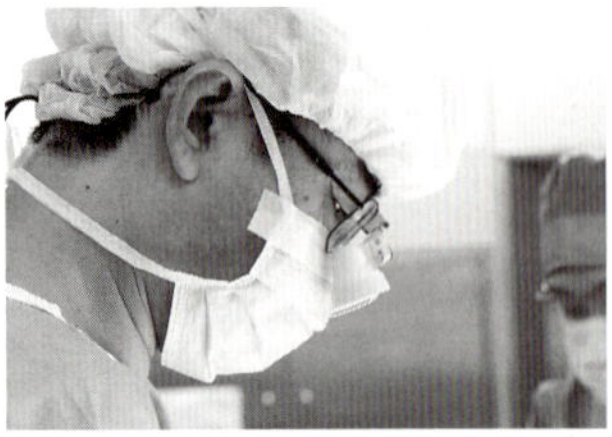

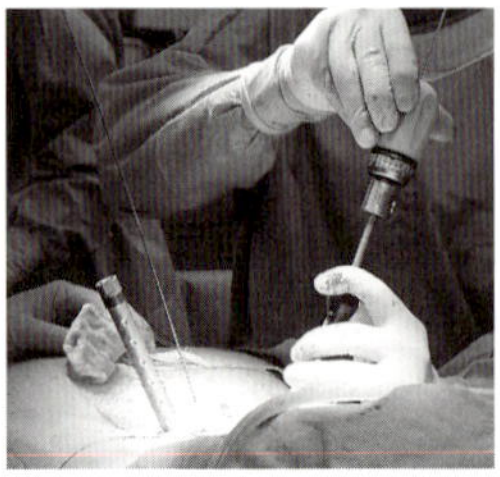

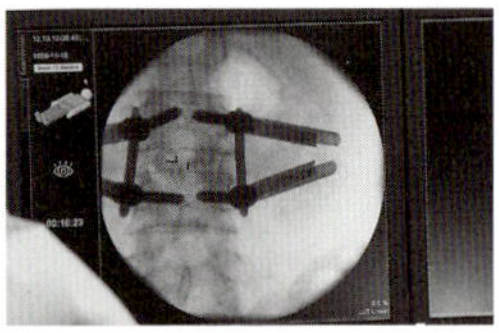

X線で確認しながらスクリューを入れ、ロッドで固定する

●手術の手順

皮膚、筋膜を切開

▼

レトラクターを入れる

▼

神経を圧迫している骨や黄色靭帯を切除

▼

つぶれて狭くなっている椎間を広げる

▼

反対側の椎弓根にスクリューを入れる

▼

つぶれた椎間板を取り除く

▼

保存しておいた骨を砕いて、ケージに詰める

▼

あいた椎間に砕いた骨を移植し、ケージを入れる

▼

レトラクター側の椎弓根にスクリューを入れる

▼

ロッドでスクリューをしっかり固定する

▼

レトラクターを抜き、ドレーンを設置して、筋膜、皮膚を縫合する

れが理由で痛みが発生するといったことはないので、入れたままにしておいても心配ありません。

術後48時間で離床可能。入院期間は8日間程度

術後48時間は安静に過ごしてもらいますが、食事のときなどはベッドを起こしても大丈夫です。脚の血管にできた血栓が肺に飛んで詰まる肺塞栓《そくせん》症を予防するため、術後24時間はフットポンプを使い、その後退院までは弾性ストッキングをはいてもらいます。

手術翌日までは、排尿は管を通して、排便はベッド上でしてもらうのですが、2日目以降は自力で歩ける人は歩いてトイレに行ってもらいます。歩くのが難しい場合は、車いすを使います。私の場合、火曜日に手術をすることが多いのですが、木曜日の朝、回診に行くと、患者さんは「ベッドから離れて、トイレに行きたい」ということが多く、普通はそこで許可します。

もちろん、患者さんによって状態

が違うので、全員が術後48時間で歩けるようになるとは限りませんが、多くの人はこの時点で自力でベッドを離れることが可能です。

入院は8日間程度です。ＭＩＳでない従来法の固定術の場合は、2週間程度の入院が必要になるので、入院期間が短いのはＭＩＳ固定術の大きなメリットです。

退院後、特に異常がなければ、半年まではほぼ1カ月に1回、以後2年までは半年に1回、その後は年1回のタイミングで診察しています。

移植した骨がしっかりくっつくのは、術後半年から1年くらいです。

一般的に、術後3～6カ月間はコルセットを着用してもらいます。骨がしっかりつくまでは、日常生活で無理な運動は避けるようにお願いしていますが、骨がしっかりとついたことが画像検査で確認できれば、普通に運動していただいても問題ありません。

痛みの改善の早さがメリット。症状の改善率は従来法と同じ

ＭＩＳ固定術のメリットは、痛みの改善が早いことにあります。

患者さん自身が痛みの程度を判断するＶＡＳスコアを使って、ＭＩＳ固定術と従来法による固定術を比べた、私たちの施設のデータがあります。ＶＡＳスコアはいちばん痛かったときを１００、まったく痛くない状態を０として、自分で痛みの度合いを判定するものです。

次ページ左の図はそのデータをグラフにしたものですが、術後1カ月まではＭＩＳ固定術のほうが点数が低い、すなわち痛みが小さいことがわかります。ただし、6カ月を過ぎると、手術法による痛みの違いはほ

●入院から退院まで

入院 手術前日	・手術前検査 ・手術内容の説明 ・術後の安静状態の経験 ・手術前日は0時以降食禁止
手術当日	・５時より飲水禁止 ・手術室に入る。麻酔開始 ・手術 ・あお向けの状態でベッド上安静 ・フットポンプをつける（24時間） ・点滴 ・排尿は管で、排便はベッド上で
術後1日目	・フットポンプをはずし、弾性ストッキングに ・点滴終了 ・鎮痛薬を内服 ・ベッドの角度30度まで可 ・看護師の介助で横向き可 ・腸が動けば食事開始
術後2～3日目	・コルセット着用で歩行器歩行可 ・トイレ排尿可 ・ドレーンを抜く
術後4～5日目	・歩行が安定したら歩行器なしの歩行可
退院 術後6～7日目	・抜糸 ・痛みやしびれの改善、日常の動作に問題がないなどを目安に退院 ・次回外来予約 ・術後3～6カ月間コルセット着用

ぼなくなります。

また、下右の図はＭＩＳ固定術と従来法による固定術で、術後の安静に寝ている期間（臥床《がしょう》期間）と入院日数（在院日数）を比べた、私たちの施設でのデータをグラフにしたものです。ＭＩＳ固定術は安静に寝ている期間が２・２日、従来法による固定術では４・５日でした。また、入院日数はＭＩＳ固定術が７・５日、従来法による固定術は14・２日でした。痛みだけでなく、回復の程度もＭＩＳ固定術では早いことがわかります。

一方、ＪＯＡスコアを使って、私たちの施設で手術によってどのくらい症状が改善したかを調べたデータもあります。ＪＯＡスコアとは前述のように、日本整形外科学会が腰椎治療の判定基準として定めたものです。29点満点で判定し、点数が高いほど痛みは少ないとされます。術前のＪＯＡスコアと調査時点でのＪＯＡスコアともに、ＭＩＳ固定術と従来法による固定術の間に差はありません。また、改善率もＭＩＳ固定術

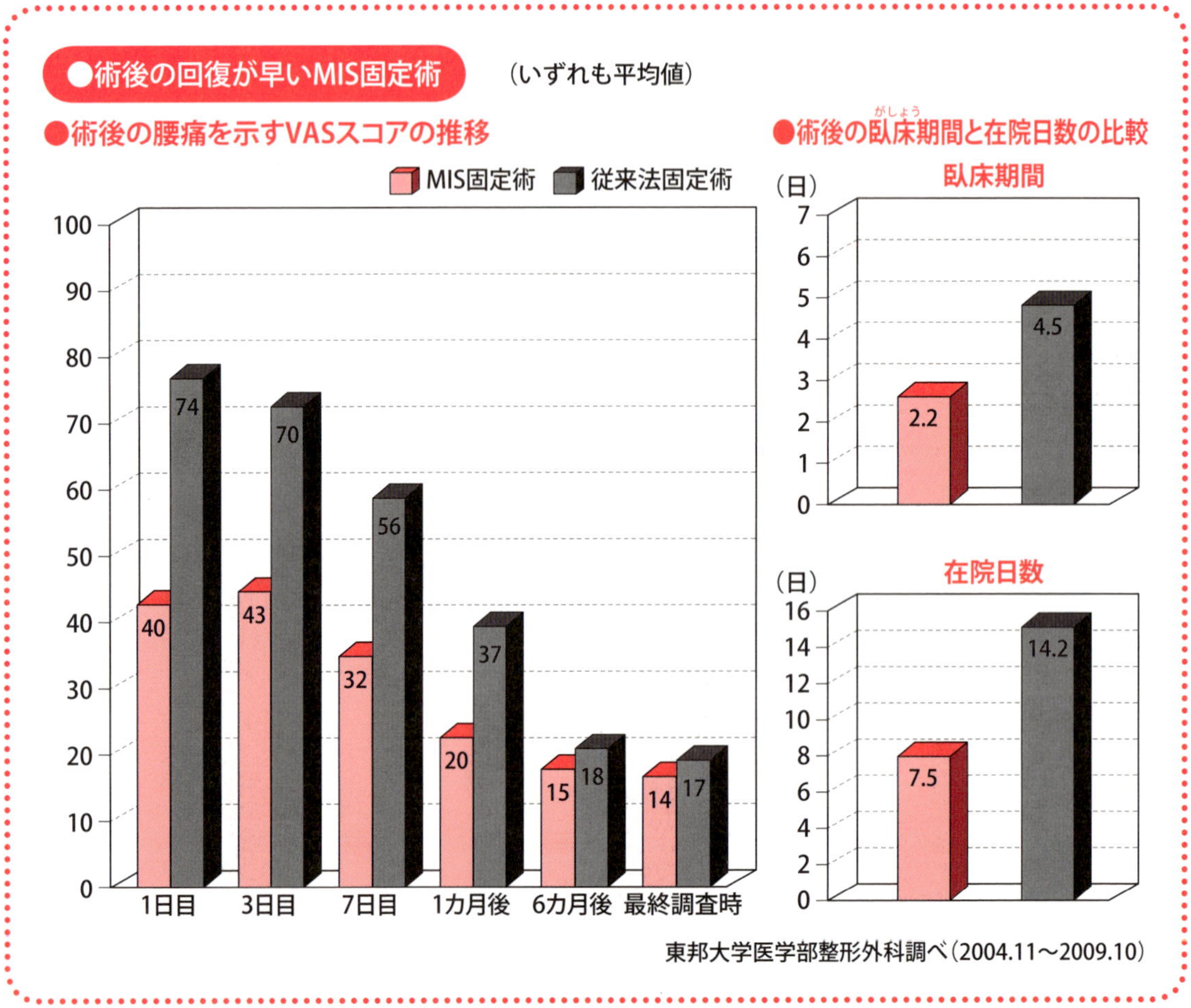

が76・5%、従来法による固定術が73・2%とほぼ同じでした（下図参照）。

このことから、MIS固定術は従来法による固定術と比べて、痛みの改善が早く、安静に寝た状態で過ごす期間や入院日数も短いというメリットがある一方、長期的な症状の改善については、差がないということがわかります。

MIS固定術にはメリットもありますが、手術法にかかわらず症状の改善は4分の3程度で、4分の1程度の痛みやしびれなどは残ります。いずれの手術法であっても、これが現在の手術の限界だということは、患者さんにあらかじめ理解しておいていただく必要があります。

米国では健康保険制度の違いもあり、脊椎の手術のうち、除圧術のみの場合も含め、25～30%がMIS手術になっています。日本ではまだそこまで普及しておらず、最終的な治療成績が変わらないのであれば、従来法で構わないと考える医師も少なくありません。また、特別な器具が必要となるのも、普及が進まない原因の一つかもしれません。

さらに、MIS固定術をするためには、一定の習熟期間が必要です。しかし、医師が習熟すれば明らかにメリットのある手術法だと思います。何より外科的な処置が原因となる痛みは、できる限り減らすべきだと私は考えています。

●MIS固定術の基本情報

全身麻酔	
手術時間	2～3時間
入院期間	8日間程度
費用	手術、入院、検査等を含め約45万円（健康保険自己負担3割の場合。ただし、高額療養費制度の対象のため、実際の自己負担額はさらに低い）

＊費用は2013年1月現在のもの。今後変更の可能性がある。
（東邦大学医療センター大森病院の場合）

●長期的な症状の改善には差がない

●JOAスコアと改善率の比較（平均値）

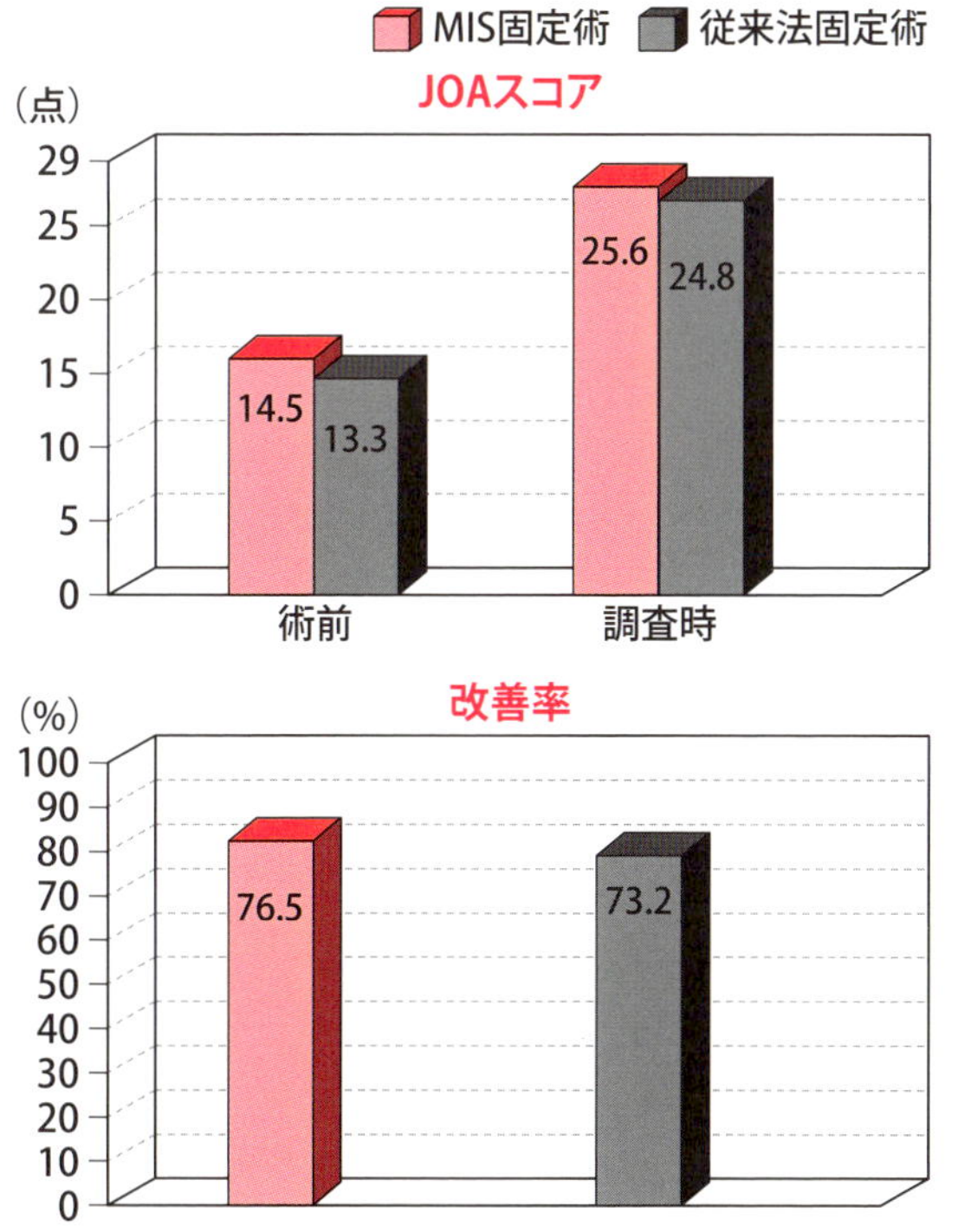

東邦大学医学部整形外科調べ（2004.11～2009.10）

Interview

和田明人（わだ・あきひと）

東邦大学医療センター大森病院
整形外科准教授

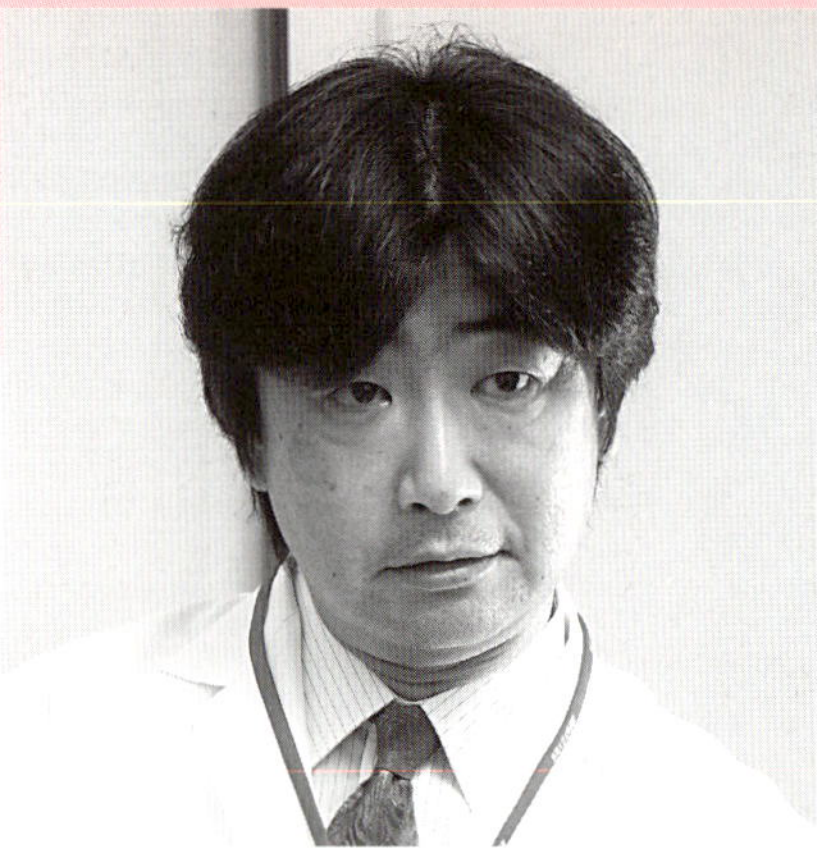

背中の筋肉をはがすのは、人工的な肉離れ。手術をすることでおこる痛みは、どうにかしてなくしたいのです。

和田先生に、医師になった経緯を尋ねると「カエルの子はカエル」。父、兄とも外科医という家庭に育ったそうです。「一般外科の町医者をやっていた父。兄は父と同じ外科医。反発した時期もありましたが、結局は私も医者に。ただし、自分の性格を考えて専門は整形外科を選びました」と親しみやすい飾らない語り口です。「子どものころからプラモデルなどものづくりが大好きでしたからね」と笑顔が浮かびます。

整形外科は生命と直結しない科として選んだともいう和田先生は、整形外科医になって7、8年目、ある患者さんと出会うことになります。「胸椎《きょうつい》にがんの転移がみつかった患者さん」。最初は手術を勧めたそうですが、「おなかの手術をしたばかりだから、手術はしたくない」という患者さんの意向に沿い、半年ほど、放射線治療や抗がん剤による治療などを続けていました。ところが、ある日、その患者さんが骨折で運ばれてきたのです。

「背骨がポキッと折れていました。腫瘍《しゅよう》が大きくなりすぎたための病的な骨折。その時点では、もう本格的な手術は難しく、背骨を補強する手術しかできませんでした」

それでも、患者さんはどうにか杖《つえ》歩行はできる状態にまで回復しました。それから半年後、その患者さんのもともとのがん（原発巣《げんぱつそう》）の治療をしていた別の病院の先生から、患者さんの全身状態が厳しいことを伝えるメールが届きました。そのメールで、患者さんが会いたがっていることを知った和田先生は、すぐに面会に。「私の顔を見るなり、『ありがとう』といってくれたのです」

その3日後に患者さんは亡くなられたそうです。「医療の役割とその限界を感じさせる出来事でした。悔しくて、今でも忘れられません」

和田先生はその後、米国テネシー州メンフィスの大学に留学し、脊椎のMIS固定術を開発したフォーリー医師に師事。「できるだけ患者さんの負担を小さくする手術を行いたい」と、帰国後は、すべり症や側弯症から脊柱管狭窄をおこしている患者さんに、MIS固定術を実施しています。

「何をもってMISとするのか。これは、いまだ答えのない大きなテーマであり、研究対象です。統計にはでていませんが、背骨の手術で背中の筋肉を大きくはがすと、4人に1人くらいは、手術後に背中が張る、背中に鉛板をつけたみたいといった、手術前に感じていた痛みとは別の痛みを訴えます」

手術中に筋肉をはがすということは、つまりは、人工的に肉離れをおこさせているということ。「手術という操作でおこる痛みは、どうにかしてなくしたい」という和田先生の思いは切実です。

背骨は人間の大黒柱であり、神経の通り道、さらに関節としての働きもある大切な運動器。「そこにメスを入れるのはおっかなくもあり、だからこそやりがいもあります」と力強く語る和田先生。学生や若手医師には「一人ひとり異なる生活背景まで考えて治療のゴールを設定する」ように指導しています。「それには、まず問診。患者さんの話をよく聞かなければなりません。たとえば、手術の承諾書に息子さんの名前があったので安心していたら、実は疎遠で退院後にサポートしてくれる家族がいない、といったこともあります」

患者さんの主訴、社会的背景、年齢、性差、家族関係、さまざまな要素を考慮して、全人的な理解のもとに治療を選択する大切さは、患者さんに教えられたことです。

「治療の選択肢はいろいろ。確かに保存療法でよくなる患者さんもいます。ただし、3カ月から半年程度を目安にして、症状が重くなるようであれば、手術を考えるべき。手術の切れ味は、やはり早めのほうがよいですから」

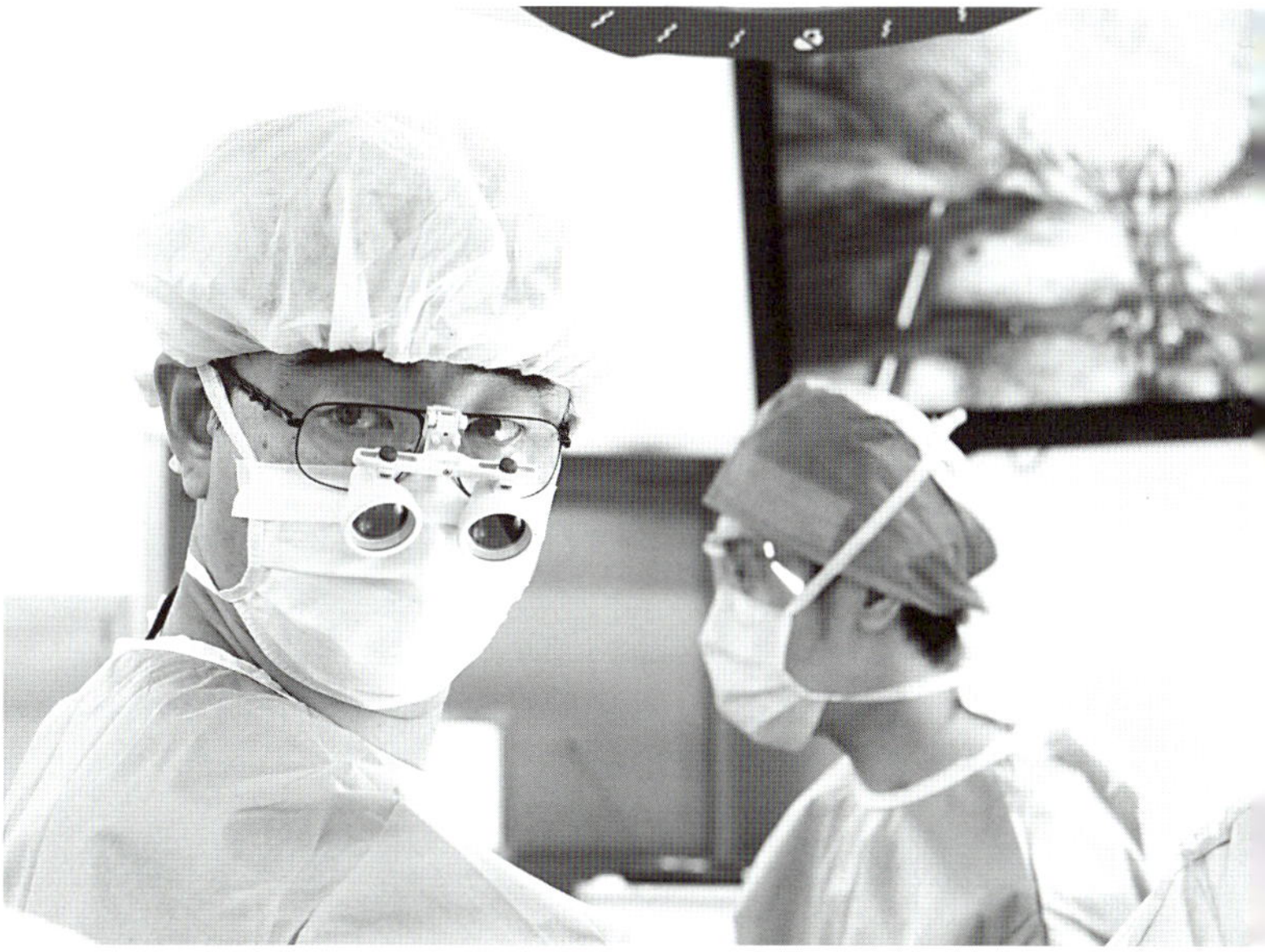

和田明人（わだ・あきひと）

1965年千葉県生まれ。91年東邦大学医学部卒業。98年東邦大学医学部整形外科学第1講座助手、2003年米国The University of Tennessee Health Science Center Department of Neurosurgeryへ1年間留学。05年横浜東邦病院整形外科部長、08年東邦大学医学部整形外科学第1講座助教、09年東邦大学医療センター大森病院整形外科講師。09年12月から11年11月までは東邦大学医学部整形外科医局長も務める。12年から現職。

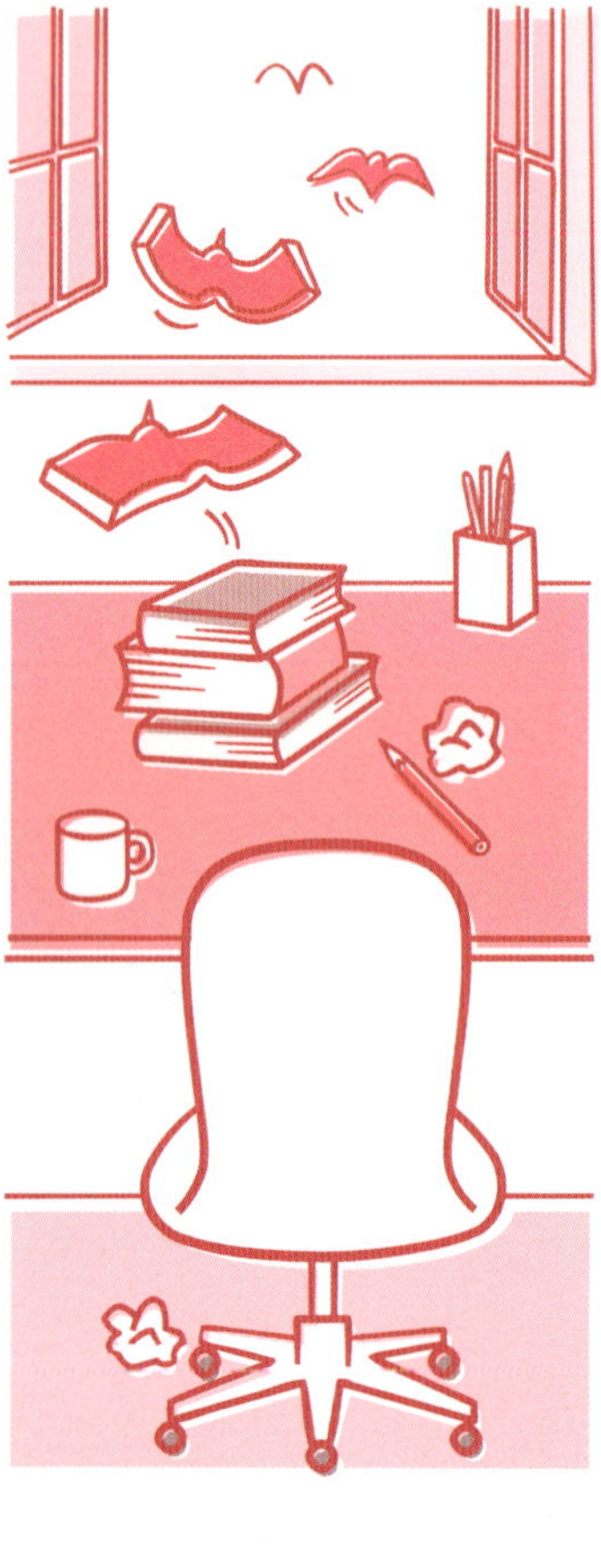

第２部

腰椎椎間板ヘルニア

治療法を選ぶ前に

名医が語る治療法のすべて

保存療法

手術療法

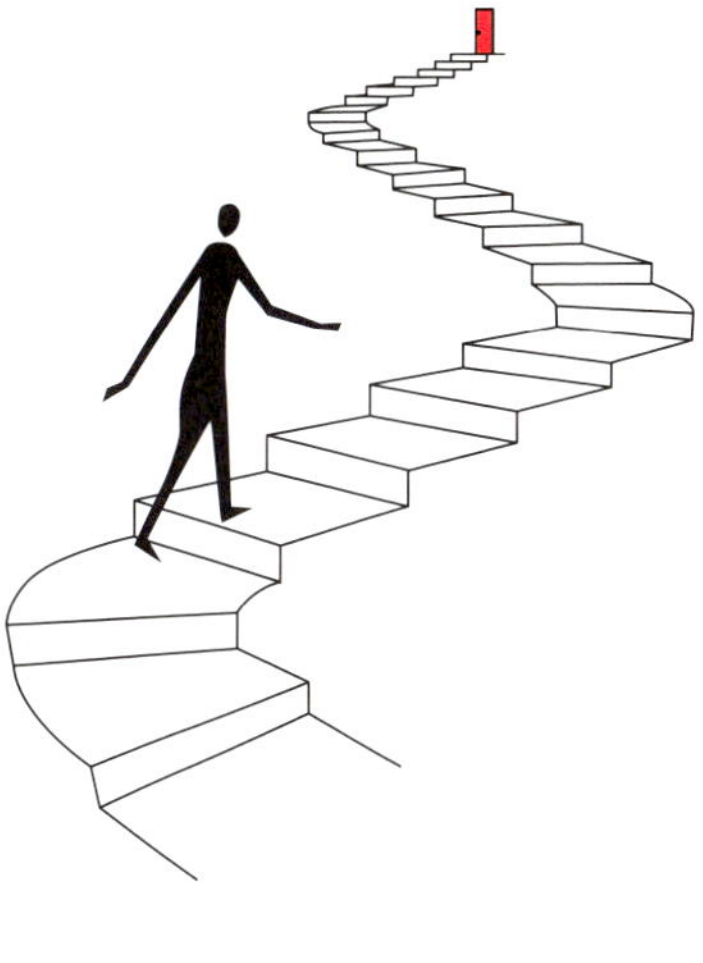

診断と治療法の決定

診断が確定したら症状に配慮しながら治療方針を検討する

東海大学医学部外科学系 整形外科学教授
渡辺雅彦（わたなべ・まさひこ）

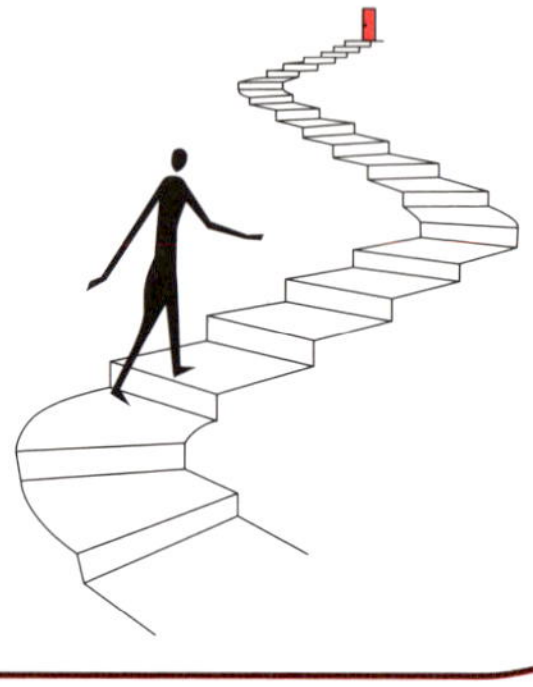

椎間板内の髄核が飛び出す。比較的若い世代に多くおこる

ヘルニアはラテン語で「飛び出た」という意味を表します。腰椎椎《ようついつい》間板《かんばん》ヘルニアとは、椎間板内の髄核《ずいかく》という組織が背中側に飛び出し、近くにある神経を圧迫する病気です。神経が圧迫を受け、刺激されることで、周囲に炎症がおこり、脚の痛みやしびれ、腰痛などがみられます。

誤解している人も多いのですが、腰椎椎間板ヘルニア（以下ヘルニア）は高齢者の病気というより、比較的若い人におこる病気です。10歳代でも患者さんがみられ、主に20〜40歳代に多く、50歳代後半から患者さんは減っていきます。髄核がみずみずしい状態であればあるほど、内部の圧力が高く、周囲の組織（線維《せんい》輪《りん》）を突き破って飛び出す力が大きいため、若い人にはヘルニアがおこりやすいのです。加齢に伴って椎間板の弾力は失われていくので、高齢では患者さんが徐々に減っていくことになります。

腰椎椎間板ヘルニアの特徴

椎間板内の髄核という組織が飛び出して神経を刺激、炎症をおこすことで脚のしびれや痛みが現れます。手術なしで自然に消失するタイプもあります。

椎間板はあんパンに似た構造。本来は柔軟で弾力がある

ここで、椎間板の構造を少し詳しくみてみましょう。すでに述べられているように（13ページ参照）、背骨は椎骨《ついこつ》という骨が連なってできています。首から胸、腰に沿って、上から頸椎《けいつい》（7個）、胸椎《きょうつい》（12個）、腰椎（5個）と続き、その下に仙骨《せんこつ》、尾《び》骨《こつ》がつながり、背骨を形成しています。

椎間板とは、これら背骨ひとつひとつの間、つまりそれぞれの椎骨（腰椎部分の構造については上図参照）の間にある軟骨です。椎体と椎体をしっかりと接着させてつなげ、同時に、圧力を分散させるクッションの役割を果たすとても重要な組織です。

椎間板は平べったい円柱の一部を少しへこませたような形をしています。その前後には椎骨どうしをつなぐ靭帯《じんたい》があり、腹側が前縦《ぜんじゅう》靭帯、背

●腰椎《ようつい》の構造

腰椎は5個の椎骨からなり、その下に仙骨、尾骨がある。椎骨の腹側を椎体、背中側を椎弓といい、椎体と椎体の間に椎間板がある。

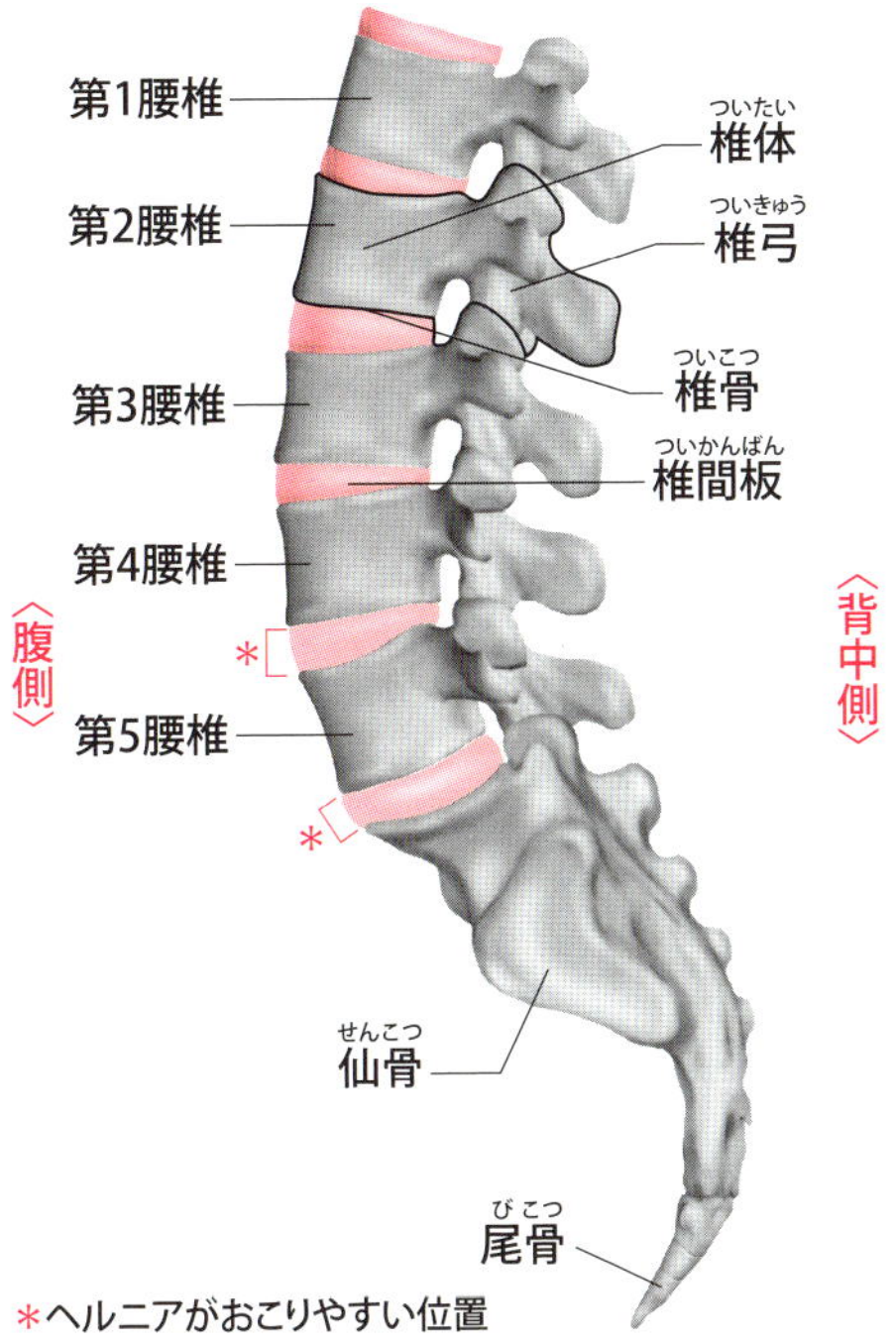

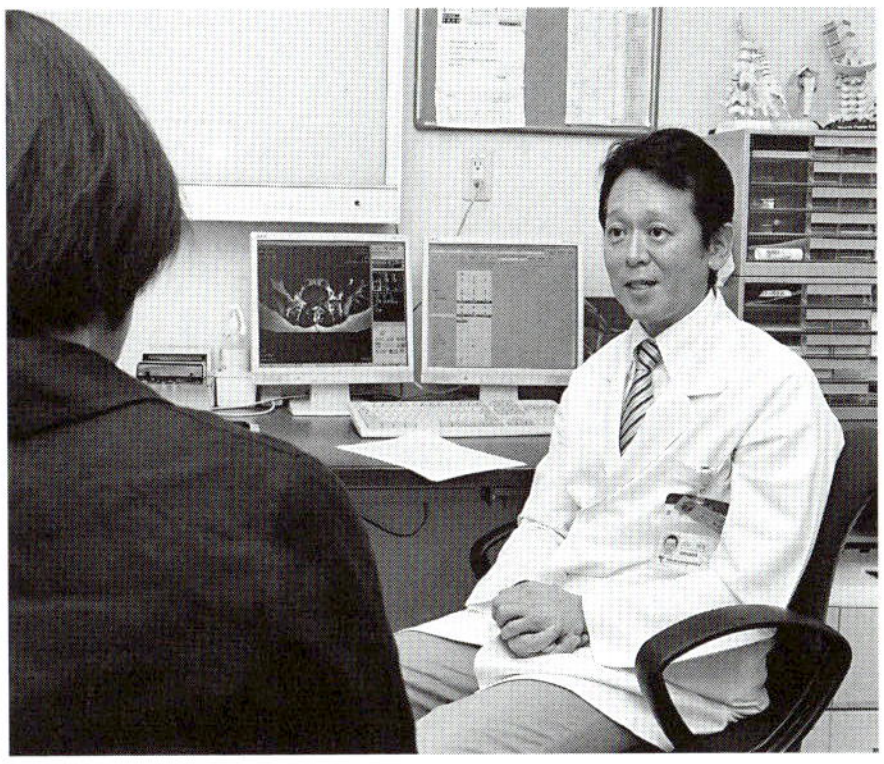

主観を交えず患者さんの話を聞くのが治療の基本

中側が後縦《こうじゅう》靱帯です。

　椎間板は、あんパンにたとえられることが多いのですが、真ん中の部分とその周辺で、組織が違っています。中央部は粘り気のあるゼラチン状の髄核と呼ばれる組織であり、あんパンのあんこに当たります。一方、あんパンの皮に当たるのが、線維輪という組織で、同心円状の層をなし、この部分は弾性に富むコラーゲン線維でできています。

　椎間板は、本来はゴムのように柔軟で弾力があります。さまざまな姿勢や動作によって、その形を自由自在に変えることができ、背骨にかかる圧力や衝撃を分散・吸収し、負担を軽減させる働きをしています。私たちが、前にかがんだり、うしろに反らせたり、体を左右に曲げたりねじったりと、いろいろな姿勢をとることができるのは、椎間板があるおかげです。

●椎間板の構造

椎間板は背骨の椎骨と椎骨の間にあってクッションの役割を果たしている。中央部は粘り気のあるゼラチン状の髄核、周囲はコラーゲン線維からなる線維輪。

〈上から見た椎間板〉

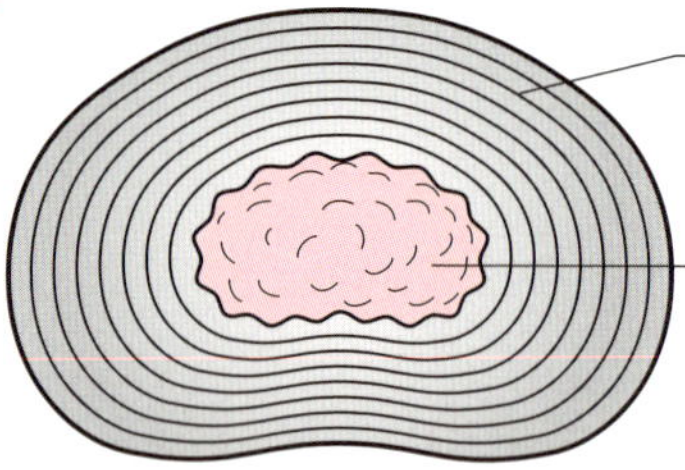

〈横から見た椎間板〉

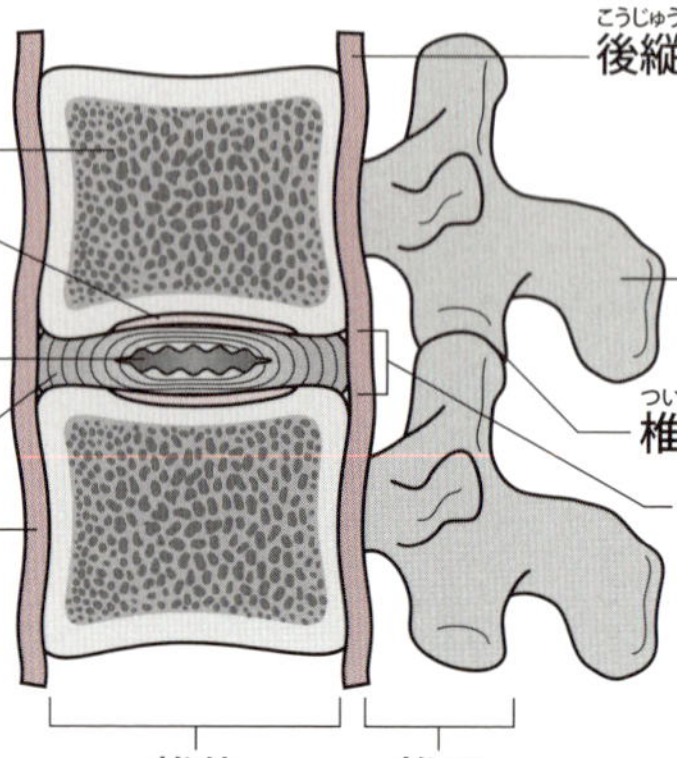

なぜおこるかの詳細は不明。体質と環境に要因が

　ヘルニアは、なんらかの原因であんパンのあんこが飛び出した状態と考えれば、わかりやすいかもしれません。

　線維輪に弱い部分があると、そこを目がけて、髄核がふくらみ、その部分を押し出すようにしてヘルニアがおこります。これまでの患者さんの分析から、なりやすい職業や姿勢が挙げられていますが、そもそも、なぜ線維輪に弱い部分が生じてしまうのかなど、その詳細は明らかになっていません。

われわれ専門家も実際にヘルニアがおこってしまったあとの椎間板の観察はできるのですが、椎間板の生理はすべて解明されているわけではなく、今も世界中の研究者が検証を進めているところです。

　現在までにわかっていることは、おそらくヘルニアになりやすい体質の人がいること、それに加えて職業やスポーツなど生活の習慣や、環境の積み重ねにより、一定の動作や姿勢がくり返されることで、身体的なストレスが積み重なり、発病に至るのではないかということです。椎間板にかかる圧力は、姿勢や動作によって異なり、腰を前屈させた姿勢や荷物を持つ動作はその圧力が高まります（15ページ図参照）。

●圧迫された神経周囲の炎症で症状がおこる

神経の圧迫だけで痛みやしびれの症状が出るのではなく、神経への刺激による周囲の炎症が症状を引きおこす。

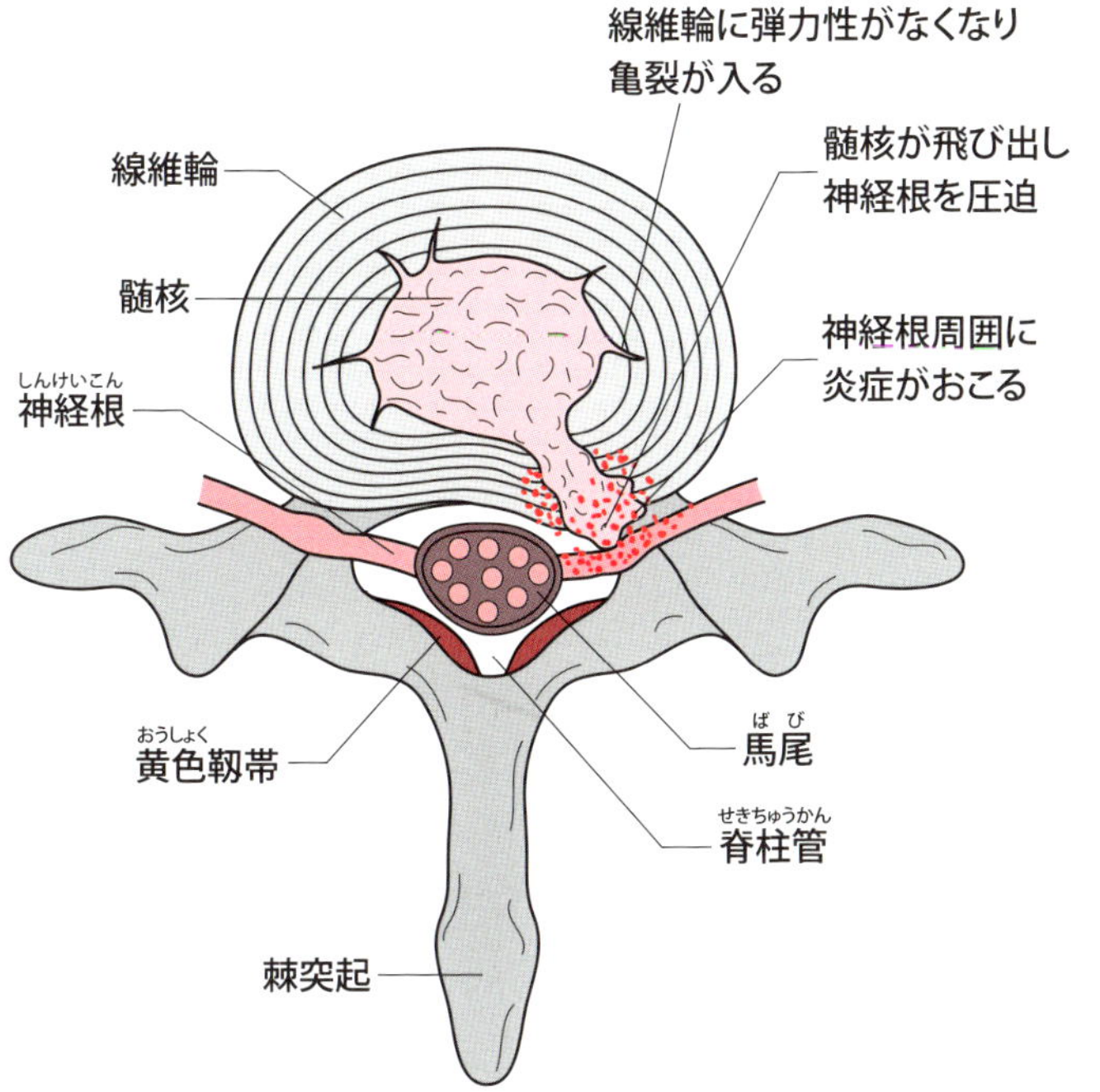

圧迫だけでは痛みは出ない。症状は炎症によって生ずる

　ヘルニアに対しては、発症する年齢のほかに、もう一つ、よくみられる誤解があります。飛び出した髄核が神経を圧迫し、症状が出ると思っている人が多いかもしれませんが、圧迫だけで症状が出るわけではないのです。

　確かに、髄核が線維輪を破った瞬間に、一時的な腰痛を感じることがありますが、それだけでは持続的な症状を引きおこすことはありません。圧迫によって神経（神経根《しんけいこん》や馬尾《ばび》、上図参照）に刺激が加わり、周囲に炎症がおこることによって、脚のしびれや痛みといった、患者さんを大きく悩ませる症状が生じてくるのです。実際、検査画像で見るとヘルニアが神経を圧迫しているにもかかわらず、症状がないというケースがみられます。

　つまり、圧迫＝症状ではなく、炎

症があるかないかが、ヘルニアの治療にとっては大切なポイントになります。安静を保ち、薬によって炎症を抑えるなどの保存療法を3カ月程度続け、炎症が鎮まると、約8～9割の患者さんがヘルニアを除去しなくても、症状がおさまり、大きな支障を感じることなく日常生活を送れるようになります。

ただし、膀胱《ぼうこう》直腸障害といって排尿や排便のコントロールがうまくいかなかったり、肛門《こうもん》や会陰部《えいんぶ》にしびれや灼熱感《しゃくねつ》が出たりしている場合や、脚や足首に力が入らない場合（麻痺《まひ》）があり、そうした際には緊急に手術を行う必要があります。そのまま、ほうっておくと神経の損傷が元に戻らなくなる危険があるため、その見極めは重要です。

腰椎椎間板ヘルニアがおこりやすい椎間板の位置は、上半身の重さのほとんどを支えている第4腰椎と第5腰椎の間、第5腰椎と仙骨の間の2カ所だといわれています（103ページ図参照）。

脊柱管《せきちゅうかん》を通っている脊髄《せきずい》神経は左右に分かれ、腰椎からお尻《しり》、脚を通って足先までつながっていて、それぞれ腰椎の位置ごとに担当領域をもっています（15ページ図参照）。ヘルニアによって生じる脚の痛みやしびれは、大きく、脚の裏側に痛みが走る坐骨《ざこつ》神経痛と、表側に出る大腿《だいたい》神経痛に分かれ、さらに足の親指側や小指側と症状が出る場所が分かれますが、それは、ヘルニアがおこった位置によって決まってきます。

四つのタイプがあるヘルニア。遊離脱出型は消えやすい

ヘルニアは、飛び出し方の程度によって、次の四つのタイプに分類されています。

●膨隆型《ぼうりゅう》
髄核がふくらんで線維輪を押し、線維輪が大部分裂けてはいるものの、外側まで亀裂は入らず、髄核は内部にとどまっている

●脱出型
線維輪が完全に裂け、髄核が椎間板の外に飛び出しているが、後縦靱帯は破れていない

●穿破《せんぱ》脱出型
後縦靱帯も破れてしまい、髄核が大きく飛び出している

●遊離脱出型
飛び出した髄核の一部が分離し、本来の位置から完全に移動している

これらのうちで、遊離脱出型は（それも大きなものほど）、自然に小さくなることが知られています。このタイプは、飛び出した髄核が本来の位置から完全に離れたところに移動しているため、私たちの体に備わっている免疫機構が異物としてとらえやすく、異物を排除する働きをもつ免疫細胞が感知し、消化してしまうからだと考えられています。ヘルニアが小さくなるまでの期間は、およそ3～6カ月です。

排尿の異常は危険信号。手術のタイミングを逃さない

前にも触れましたが、遊離脱出型のように自然に小さくなるものを含め、炎症がおさまることで、ヘルニ

●腰椎椎間板ヘルニアの四つのタイプ

●膨隆型《ぼうりゅう》

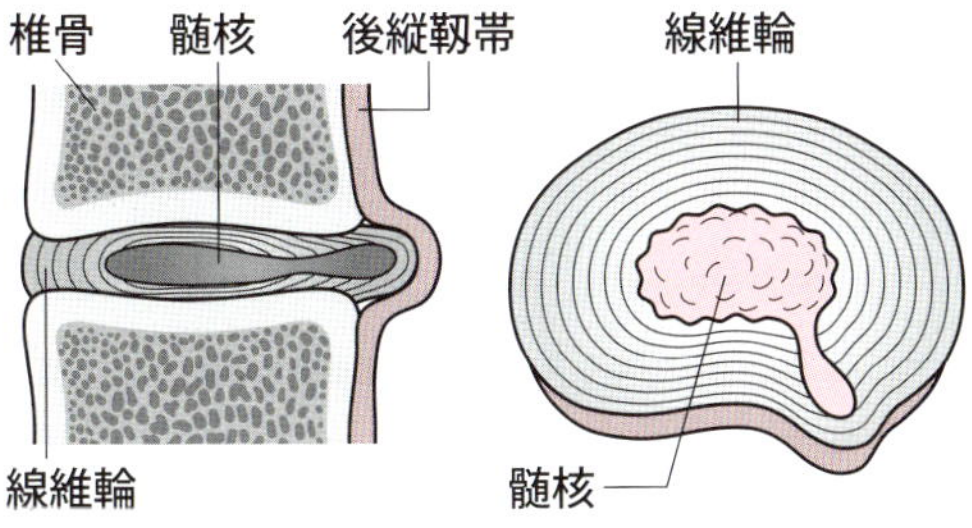

髄核が線維輪を押し、背中側にふくらむ

●脱出型

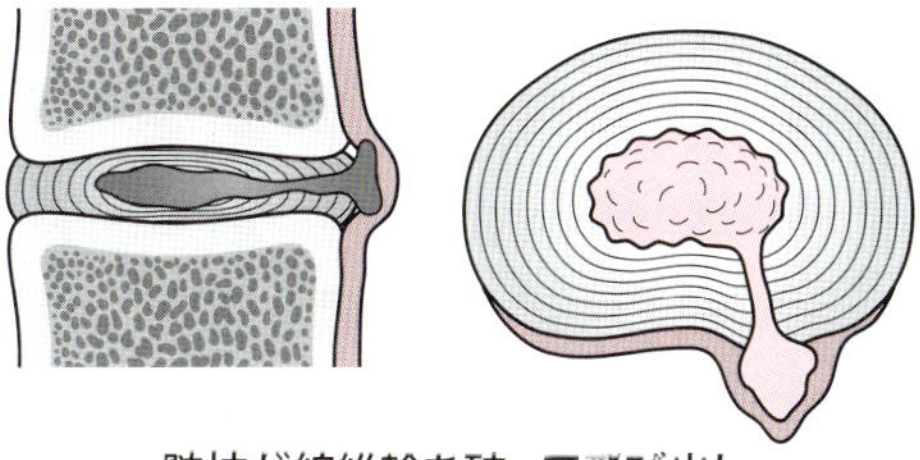

髄核が線維輪を破って飛び出し、
後縦靭帯を押している

●穿破《せんぱ》脱出型

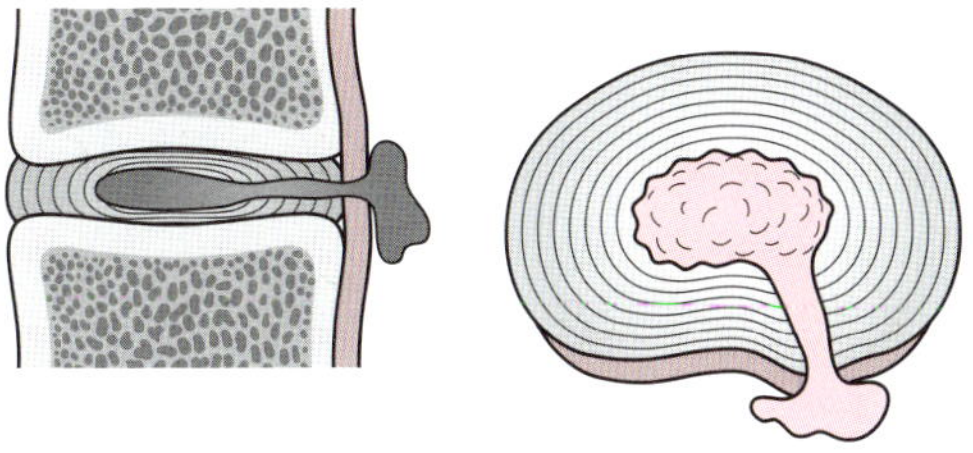

髄核が後縦靭帯も破って飛び出している

●遊離脱出型

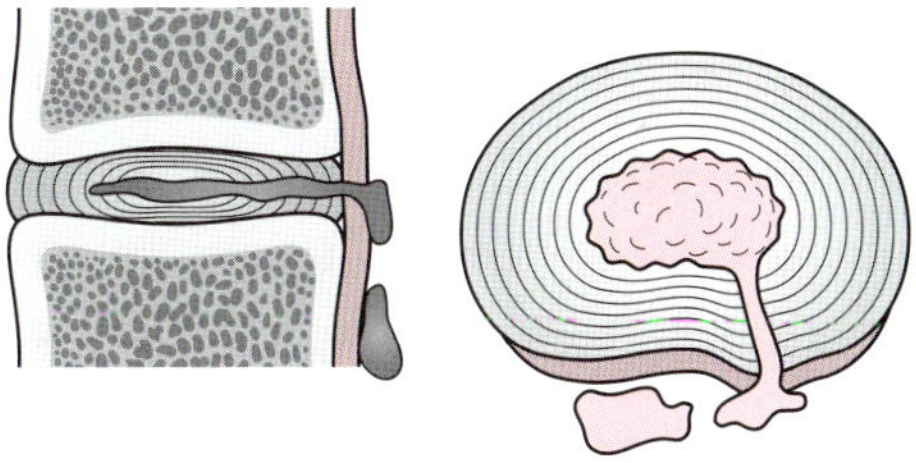

飛び出した髄核の一部がもとの髄核から分離、
移動している

アによる圧迫を取り除かなくても症状がとれていく患者さんは少なくありません。

ただし、緊急に手術をしなければ、排尿障害や排便障害が残ってしまったり、脚の筋力の低下に悩まされたりする場合もあるので、次のような症状が気になる場合には、ぜひ、整形外科の専門医を受診するようにしましょう。

①どのような姿勢をとっても痛みがとれない
②腰から脚にかけてしびれがある
③痛みやしびれがだんだん強くなってきた
④症状が出てから2～3日たっても激しい痛みがとれない
⑤脚が動かせない
⑥脚や足首に力が入らない
⑦尿が出にくい、あるいはもれる（排尿障害）
⑧頻繁に便意をもよおす（排便障害）

⑤～⑧に一つでも当てはまったら、緊急手術が必要なので特に注意してください。

診断と治療法選択の考え方

腰椎椎間板ヘルニアと診断がついたら、緊急手術が必要な症状の見極めが重要です。それ以外は、保存療法で経過をみるのが基本です。

ていねいな問診で痛みの背景、程度、特徴を探る

実際に受診した患者さんをみていると、ぎっくり腰のような激しい痛みを除き、腰痛だけで来院する人はほとんどいません。多くの場合、やけつくような脚の痛みやしびれ、腰と離れたももの裏側からお尻にかけての痛み、脚に力が入らず足首が持ち上がらないといったことを心配して受診されます。

本書で取り上げている腰部脊柱管狭窄症や腰椎椎間板ヘルニアをはじめとする、背骨の変性によって生じるいくつかの腰椎の異常には、それぞれ特徴的な症状はみられるものの、多くの症状はかなり似通っています。

そこで、初診では、背骨の変性によって生じた腰椎の状態がどのようなものかを考慮しながら、診察を進めていくことになります。診断までの大きな流れとしては、視診、問診、運動・感覚・反射などを確認する各種検査・テスト、X線です。

まず、私たち整形外科の医師が注意するのは、患者さんが診察室に入ってくるときの姿勢や歩き方（歩《ほ》容《よう》）です。患者さんは自然に痛みを避ける姿勢をとるようになるので、左右どちらかに傾いていたり、前かがみや反りぎみになっていたり、どちらかの脚を引きずるように歩いたりすることがあります。その後、改めて、痛みを誘発するテストなどを行って確認しますが、視診は、入室のときから始まっています。

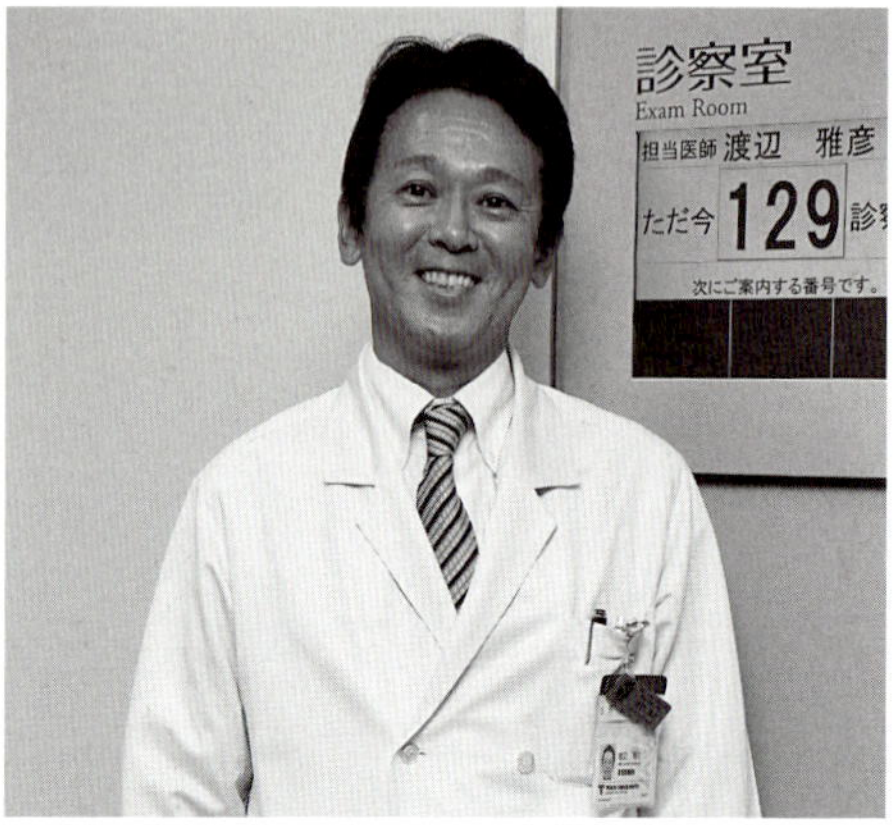

外来診察室前にて

次に問診を行います。痛みやしびれなどの症状はいつごろ始まったか、そのとき何か特別なことがあったか、どんな痛みか、痛みの程度はどれくらいか、どんなときに症状がひどくなるか、痛み以外にどんな症状があるかなどを細かく、ていねいに聞いていきます。もちろん生活歴（年齢、職業、趣味、スポーツ歴、喫煙の有無、家族にヘルニアを患った人がいるかなど）や既往歴（これ

までにかかった病気や受けた手術など）も聞きます。

一般にヘルニアの痛みや症状の特徴とされている、左の表のようなことも尋ねます。

●腰椎椎間板ヘルニアと腰部脊柱管狭窄症《ようぶせきちゅうかんきょうさくしょう》を比較すると

	前屈する	X線画像	年齢
腰椎椎間板ヘルニア	痛みが出る	ヘルニアは映らない	青壮年に多い
腰部脊柱管狭窄症	痛みやしびれがおさまる	脊柱管の狭窄がみられる	高齢者に多い

●症状についての質問

- 腰の痛み以外に、脚の痛みやしびれはありますか
- 脚のどの部分に痛みやしびれがありますか
- 痛みやしびれはどんなときに強くなりますか。（前かがみになったり、いすに腰かけたとき、重い荷物を持ったとき、せきやくしゃみをしたときなど）
- 安静にじっとしていても痛みますか
- 脚がしびれたり、感覚が鈍くなる、脚を持ち上げにくく、歩きづらいなどの症状はありますか
- 尿や便がもれる、あるいは出にくいなどの症状がありますか

いくつかのテストで痛みの出かた、神経障害をみる

問診が終わったら、立った姿勢で体をひねったり、前かがみになったり、うしろに反ったりしてもらい、痛みが出るか、体がスムーズに動くかなどをみます。つま先立ち、かかと立ちなどをしてもらって、筋力やバランスも確認します。

その後、痛みを誘発するテストをいくつか行い、腰椎のどの位置で神経の圧迫がおこっているのかなどを調べます。代表的なテストは、下肢《かし》伸展挙上《しんてんきょじょう》テスト（SLRテスト）、大腿神経伸展テスト（FNSテスト）、ケンプテストの三つです。

【下肢伸展挙上テスト（SLRテスト）】

坐骨神経痛を誘発するテストです。患者さんには診察台にあお向けに寝てもらいます。膝《ひざ》をのばした状態で、脚を徐々に持ち上げていき、痛みが出るかどうかを調べます。ももうしろ側からふくらはぎやすねの外側に痛みが出れば、第4腰椎と第5腰椎の間、あるいは第5腰椎と仙骨の間に圧迫による炎症がおこっている可能性が疑われます。

【大腿神経伸展テスト（FNSテスト）】

大腿神経痛を誘発するテストです。患者さんにはうつぶせに寝てもらいます。お尻を押さえながら、膝を曲げた状態で、ももを上に引き上

●痛みを誘発するテスト

横になった患者さんの脚を持ち上げる、立ち姿勢で体を前後斜めに曲げるなどして、どこにどのような痛みが出るかを調べ、ヘルニアからくる症状かを判断。さらにヘルニアの位置を推測する。

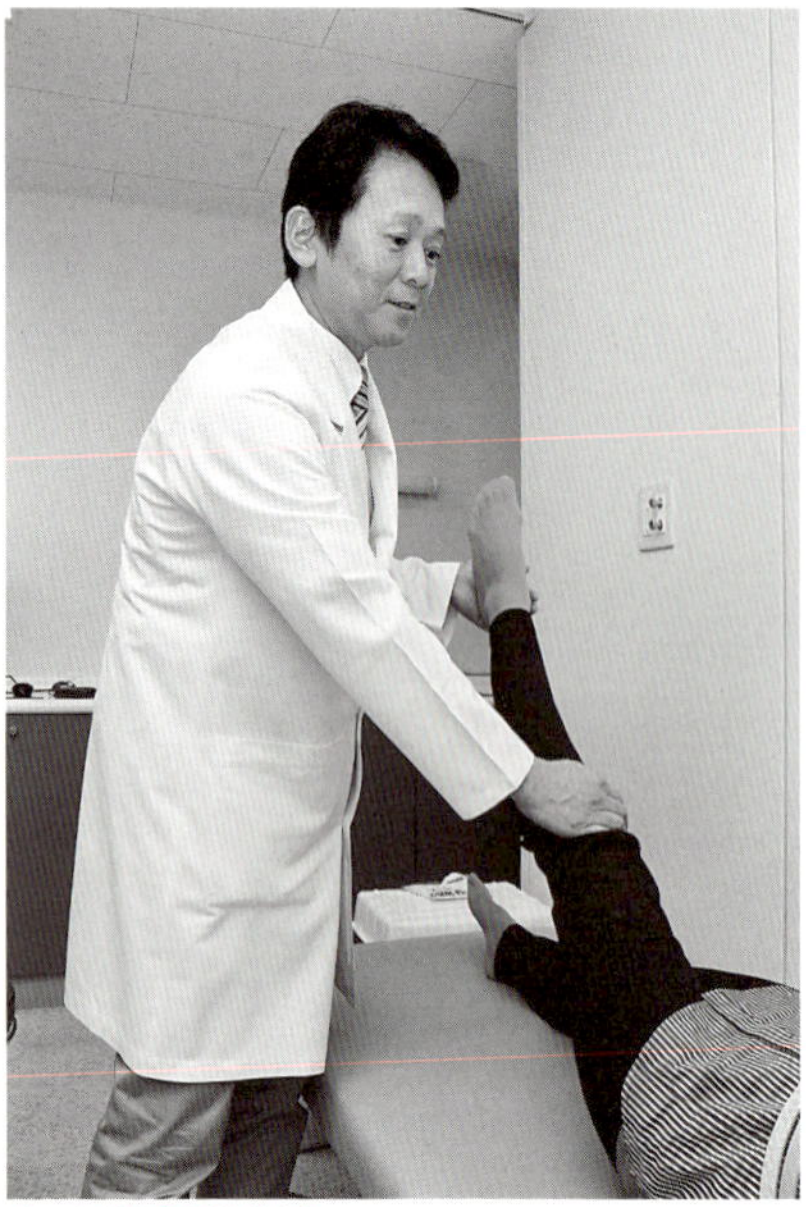

下肢伸展挙上《かししんてんきょじょう》テスト（SLRテスト）
あお向けに寝た患者さんの脚を、膝《ひざ》をのばした状態で持ち上げる

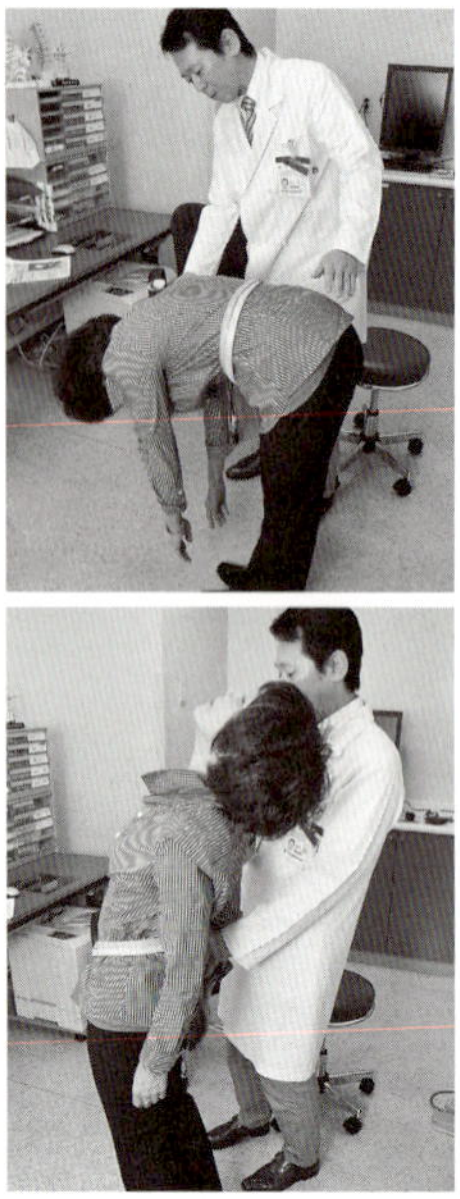

前屈、後屈で、体の動きや痛みの出かたを調べる

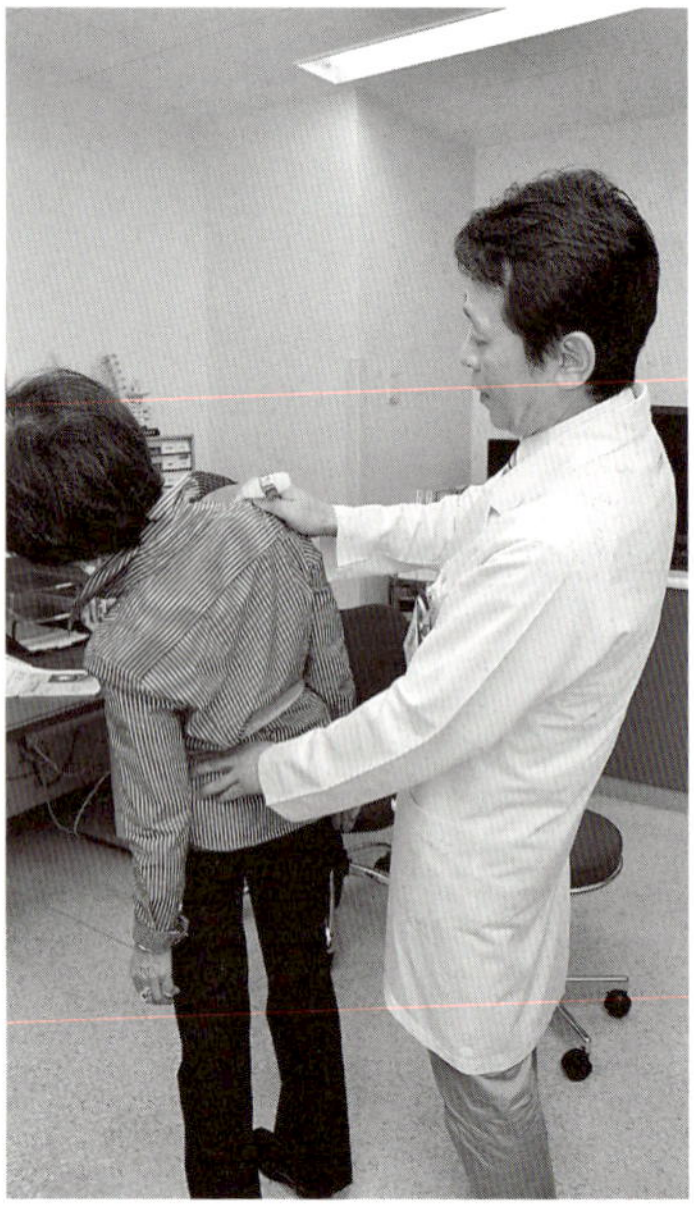

ケンプテスト
片手を患者さんの肩に当てて、斜め後方に引き、回旋《かいせん》させる

げます。これによって、もものつけ根や前側、すねの内側に痛みが走る場合には、上部の腰椎、第1腰椎と第2腰椎の間、第2腰椎と第3腰椎の間、第3腰椎と第4腰椎の間の神経根が障害されている可能性が考えられます。ただし、高齢者は、これらのテストで痛みが出ないことも少なくありません。

【ケンプテスト】

ヘルニアの圧迫位置を調べるテストです。立った姿勢（座った姿勢でもよい）で、医師は患者さんのうしろ側に立ち、片手を患者さんの肩、もう一方の手を腰に置き、上半身をのばしたまま斜め後方にひねるように肩を引き、そのまま回旋《かいせん》させます。これを左右とも行います。

曲げた方向と同じ側の脚に痛みやしびれが出る場合は、曲げた側の背骨のわきのほう、馬尾から分かれた神経が背骨から脚のほうへと出ていく出口（椎間孔《ついかんこう》）の近くで、ヘルニアが神経を圧迫していると考えられます。

●筋力や腱《けん》反射、触覚のテスト

神経の障害によって、筋力や触覚などに異常が現れていないかを、さまざまな方法で調べる。

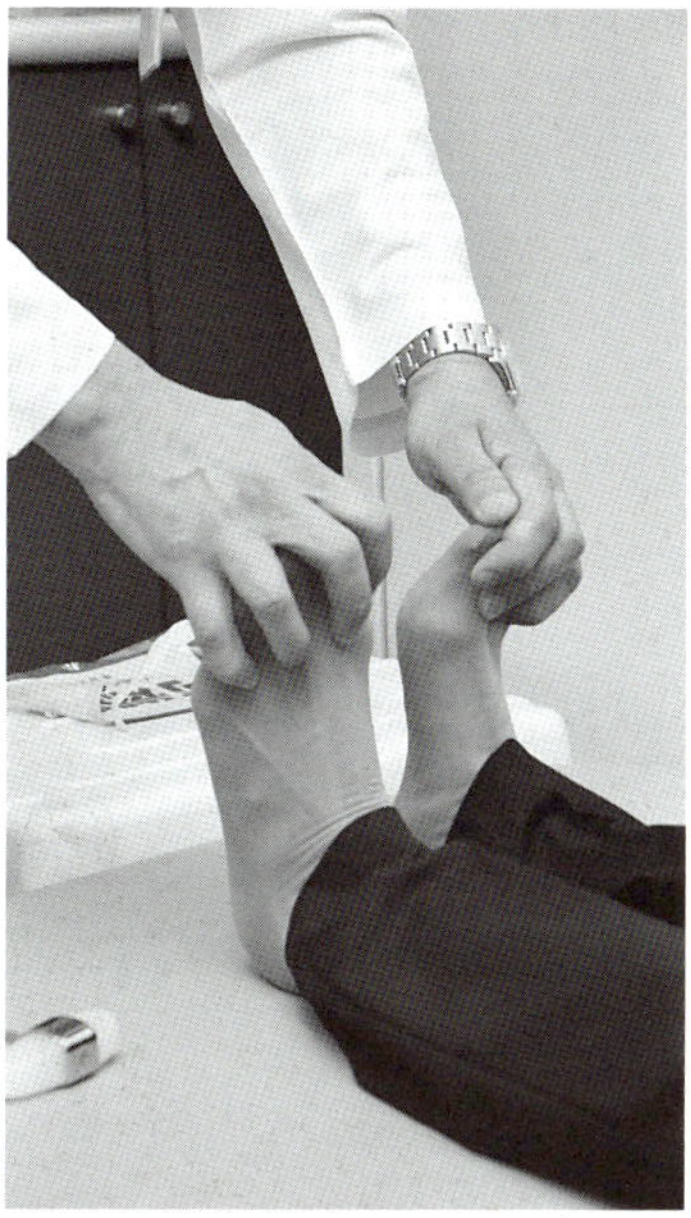

筋力を調べる検査

医師が足先を手前に引くのに対し、足首をのばさないように抵抗することで筋力を測る

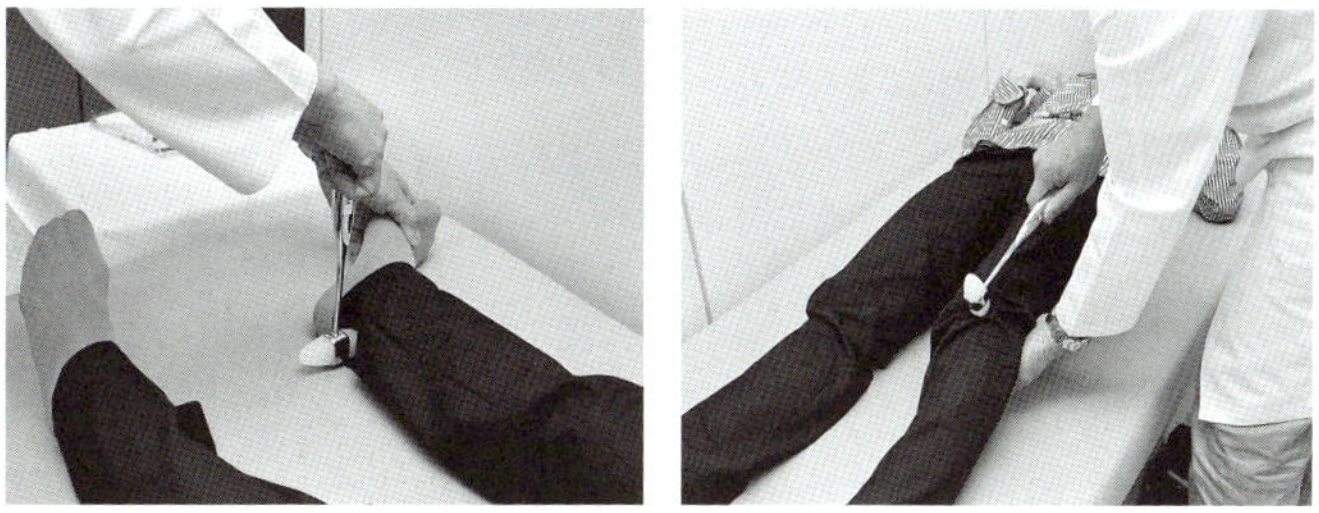

腱反射を調べる検査

ゴム製の小さなハンマーで軽くたたいて、アキレス腱と膝の腱の反射が正常かをみる

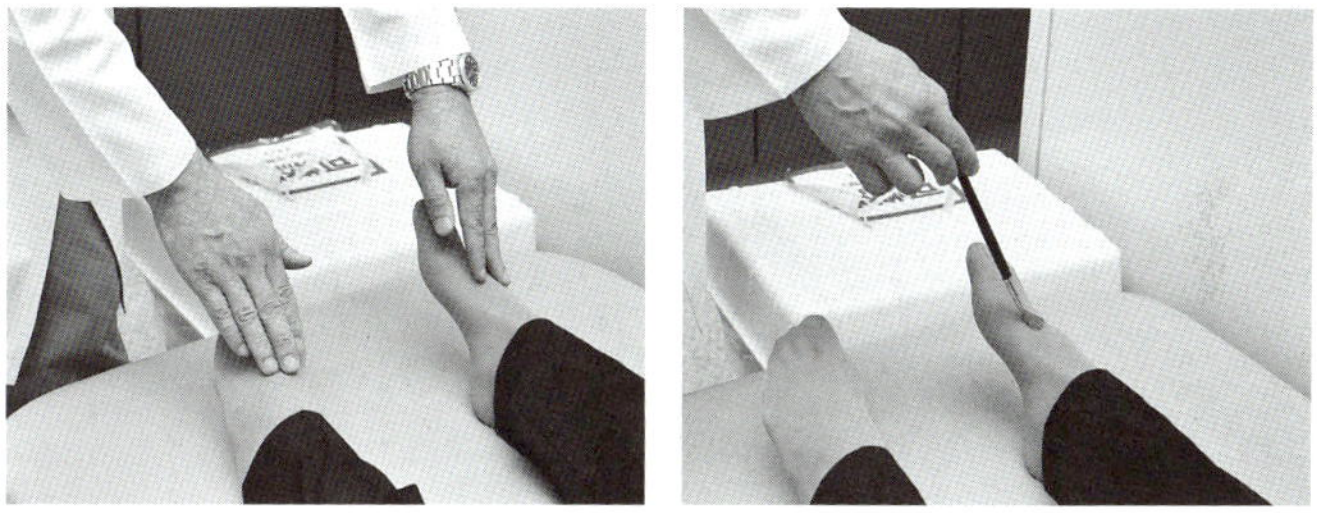

触覚を調べる検査

足の甲に手で触れたり、柔らかい筆で触れたりして、皮膚表面の感覚をみる

　これらのテストのほか、反射神経や運動能力、感覚が損なわれていないか、腱《けん》反射、筋力テスト、知覚・触覚テスト（21ページ参照）を行って調べます。

　それぞれの結果によって、どの部分の神経が障害されているかを予測できます。

初診は原則X線のみ。2週間ごとの診察で経過をみる

　問診や、各種のテストで坐骨神経痛や大腿神経痛が認められたら、腰椎の変性によっておこる病気のほか、がんの転移、椎間板のう腫《しゅ》、感染症、骨折などの可能性も考えられます。

　その鑑別のために画像検査を行います。われわれの施設では、初診の場合は、基本的にX線写真のみの撮影を行っています。痛みを誘発するテストの結果や患者さんの訴えに応じて、前後、側面、斜めの位置のほかに、前屈、後屈の姿勢などで撮影することもあります。

　ヘルニアは椎間板という軟骨の異

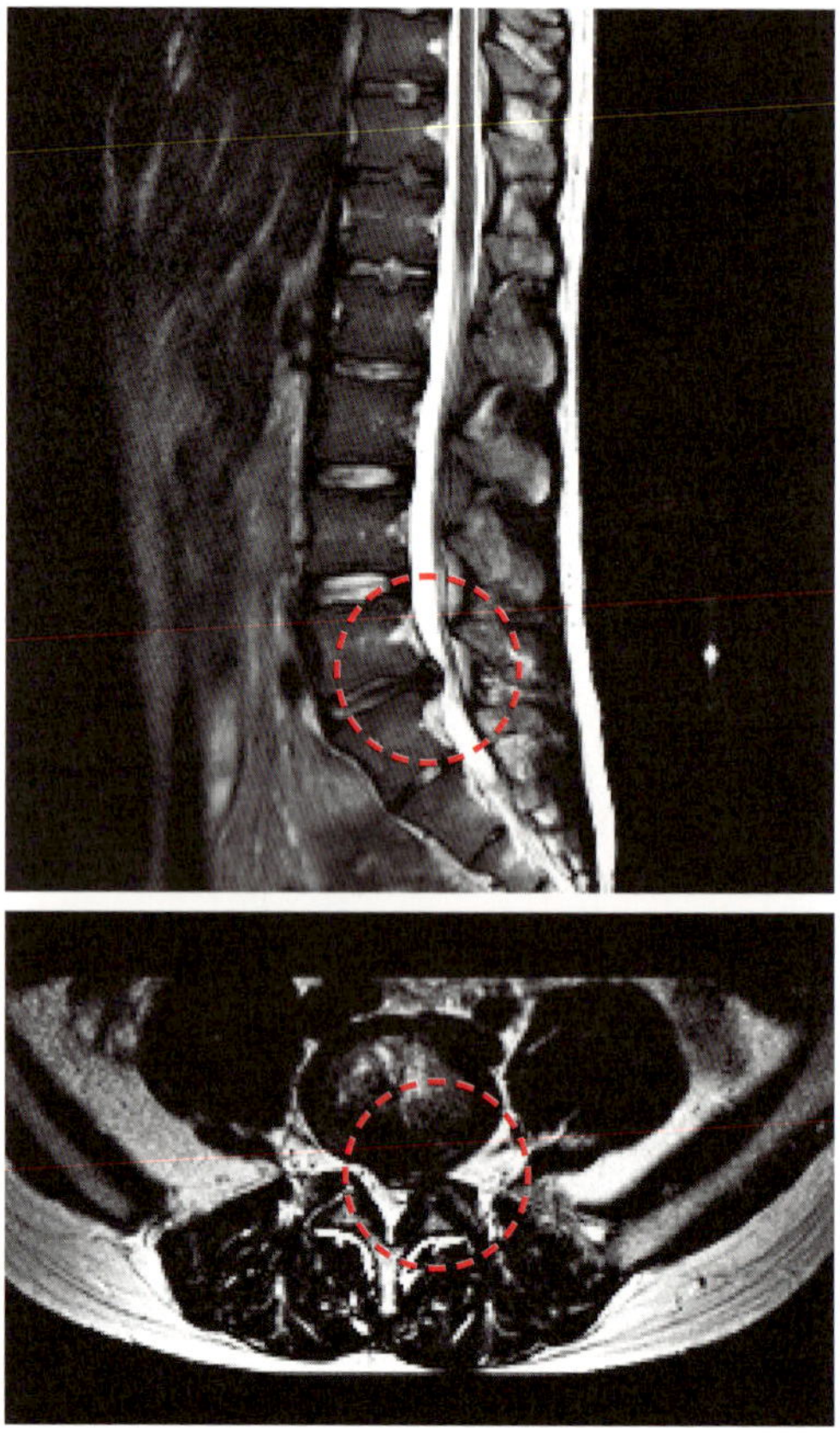

MRI画像。ヘルニアが神経を圧迫しているのがわかる

写真提供：東海大学医学部整形外科

常なので、ヘルニアそのものはX線写真には映りません。そこで、X線写真で確認することは、腰椎の変形がどのくらいか、椎骨と椎骨の間の隙間《すきま》はどのくらいか、すべりやぐらつきがないかといった、腰部脊柱管狭窄症や腰椎変性すべり症など、ヘルニア以外の異常の特徴的な所見、腫瘍《しゅよう》や骨折の有無などです。

つまり、画像上にこれらヘルニア以外の特徴がみられない場合に、年齢も考慮し、比較的若い人であれば、ヘルニアの可能性が強く疑われることになります。

われわれの施設では、通常は、この時点で、患者さんにヘルニアの疑いが強いこと、ヘルニアという病気の特徴（3カ月前後で自然に治ることが多い）、治療方針（安静と鎮痛薬で3カ月を目安にしばらく経過をみる・保存療法）を説明し、2週間ごとに診察してもらうようにしています。

もちろん、排尿や排便に異常がみられる場合、すでに足に力が入らない、感覚が鈍いといった麻痺が現れており神経障害が進んでいる可能性が高い場合には、できるだけ早く手術を行います（24時間以内）。また、患者さんの社会的な背景、たとえば仕事の都合で安静のための休養期間がとれない、受験などの大きなイベントが控えているといった事情によっては、手術を選択します。

症状が悪化するならMRI。治療方針を見直す

2週間ごとの受診で楽になっているようであれば、薬の量や内容を見直しながら、そのまま保存療法を継続します。ただし、まれに症状が悪化する患者さんもみられます。その場合には、MRI（磁気共鳴画像法）検査を行います。MRIはX線では映らない椎間板や脊髄などを映し出すことができるため、ヘルニアを確実に診断することができ、どの腰椎間におこっているかや、ヘルニアのタイプなども確認できます。

しかし、ここでもすぐに手術を勧めることはせず、各種ブロック療法（トリガーポイント注射、硬膜《こうまく》外ブロック、選択的神経根ブロック）を試し、2週間ごとの受診を続けても

●腰椎椎間板ヘルニアの治療の流れ

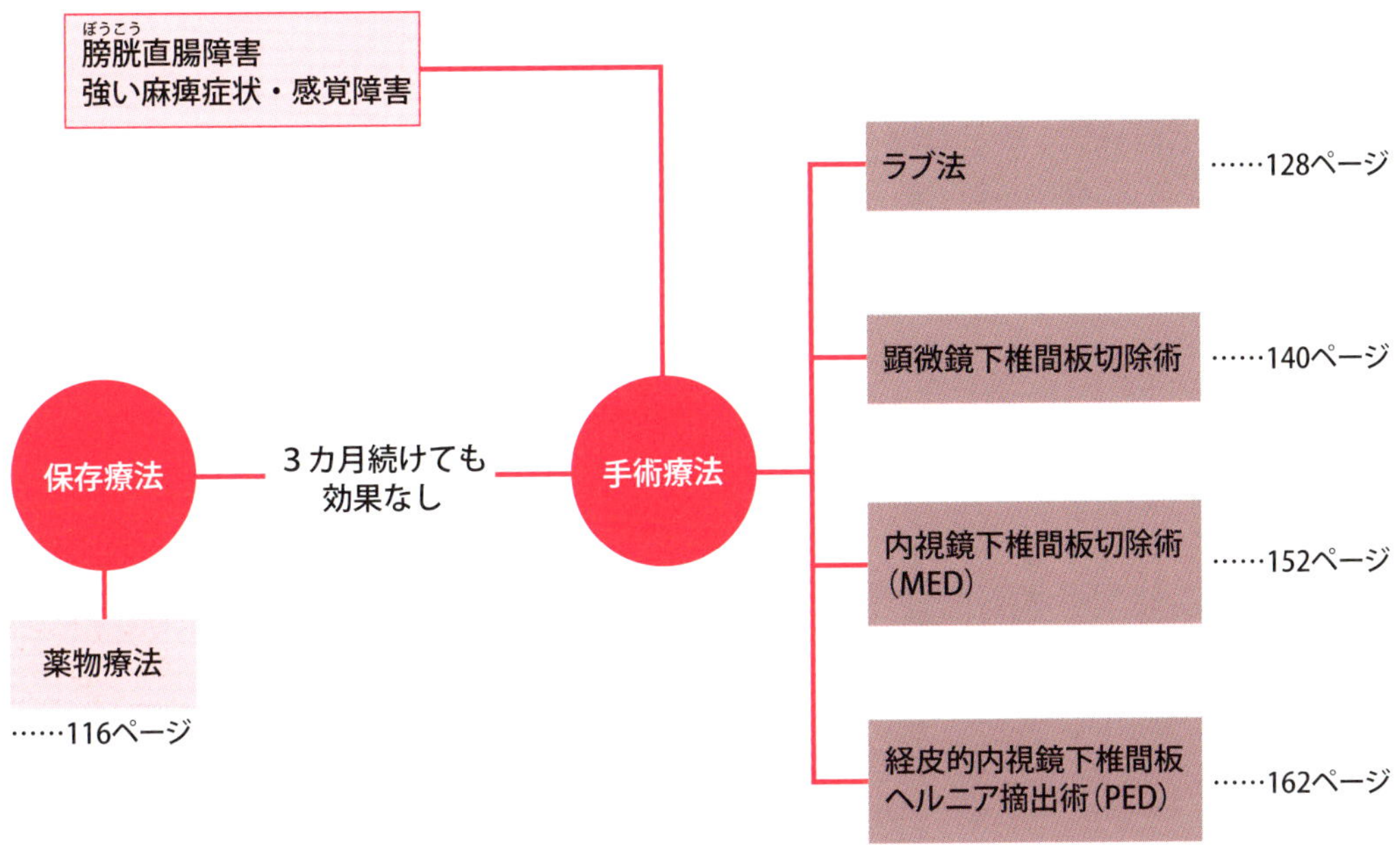

らい、症状の経過を確認します。特に、遊離脱出型の場合には、消える可能性が高いことを患者さんによく説明します。

　それでも症状がひどくなり、患者さんが耐えられないようならば、手術を検討します。

　手術法としては、ラブ法、顕微鏡下椎間板切除術、内視鏡下椎間板切除術（MED）、経皮的内視鏡下椎間板ヘルニア摘出術（PED）などがあります。傷口の大きさ、入院期間、手術後の痛みなど、それぞれの術式ごとに特徴があります。一方、患者さんごとに背景も異なり、一人ひとりにとって何がいちばんよい治療であるかは違ってきます。

　それらを考慮し、患者さんとともによく相談をしながら術式を決めていきます。

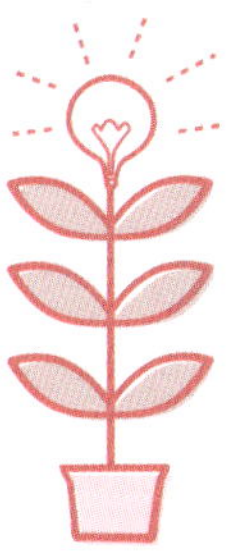

Interview

渡辺雅彦（わたなべ・まさひこ）

東海大学医学部外科学系
整形外科学教授

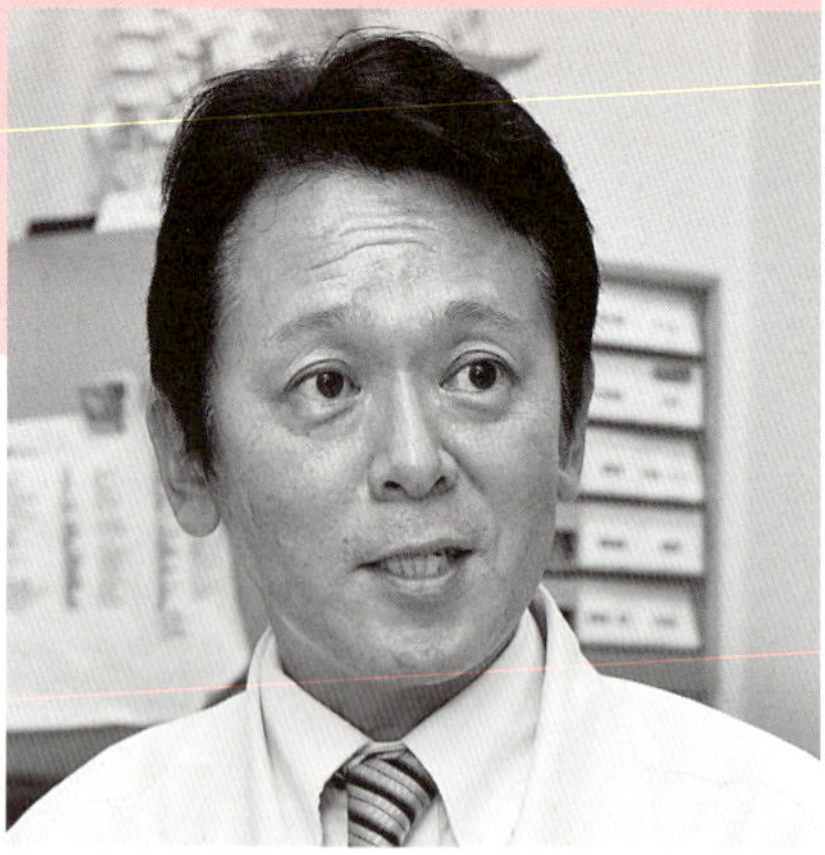

医師の必要性や得意技を優先せず、患者さんの声に耳を傾ける。そこから、一人ひとりに合ったオーダーメードの治療が生まれます。

「手術は壊すことですから」

渡辺先生の口から一瞬ドキッとする言葉が飛び出します。MIS（最小侵襲《しんしゅう》手術）が盛んに研究、追求され、患者さんへの負担はどんどん小さくなっています。しかし、見方を変えれば、負担は決してゼロになることはありません。「どんなに小さくても患者さんに何らかの負担を強いる。それが手術という治療法です」

だからこそ、手術を選択するに当たっては、その必要性とともに、どんな手術法が適切かを特に慎重に考えます。「医師にとって必要であるとか、得意であるとかの主観は一切取り除かなくてはいけません。若い人は、それと気づかぬうちに自分の考えを優先していることがあります」

手術を提案している担当医と一緒に改めて患者さんの話に耳を傾けるために病棟へ赴《おもむ》くこともしばしば。「すると、どうも話が違うんですね」

患者さんが、いちばん困っていること、つらい症状は何か。麻痺や筋力の程度は？「常に患者さんの訴えに戻る。そこからしか、その人にふさわしい治療法は出てきません」

ジーンズが似合う人、タキシードが似合う人、和服が似合う人。「患者さんはそれぞれです。たとえば、自分は和服を縫うのが得意だからといって、ジーンズの似合う人に、無理やり和服を勧めてはだめ」。その都度、若い医師たちにはくどいくらいくり返します。「治療はオーダーメードの時代に入りました」

渡辺先生自身、ヘルニアとは20数年来のおつきあい。「ストレスや疲労がたまったときなど、ときに症状に悩まされますが、だましだましつきあうこともできる病気。ただし、排尿障害や麻痺が出たら、緊急に手術が必要です」

一度ダメージを受けたら元に戻らない、それが、神経にかかわる医師にとって最大の壁。いろいろな分野で再生医療の研究が進められていますが、背骨の分野も例外ではありません。渡辺先生が留学時代から取り組んでいるのも、その一つ。「脊髄損傷の再生にかかわる細胞の研究を続けています。完全な再生は無理でも、少しでも機能を残せないか」。大学院生たちと、臨床応用の道を探っています。

「背骨に腫瘍ができると多くの機能が失われる可能性があります。患者さんには30～40歳代の働き盛りの人が比較的多く、無念な思いであきらめざるをえない家族の方たちの姿もたくさん見てきました」

脊髄腫瘍の40歳代男性の患者さん。一度は手術で治療がうまくいきましたが、しばらくして再発。放置し、頸椎に広がってしまえば、呼吸停止の危険性があり、脊髄神経ごと腫瘍を切除という苦渋の選択をしました。下半身の麻痺が残りましたが、その後、身体障害者向けの自動車運転免許をとるなど、前向きに生活を続けているそうです。「こちらの説明をきちんと理解し、納得してくれて、むしろ感謝されました」

渡辺先生にとって、その「ありがとう」は感謝以上に「もっと研究を進めて」の激励がこもった言葉に聞こえるのかもしれません。

「組織の歯車になるのは嫌」と医師の道を選んだ渡辺先生。「会社の売り上げが数億円だとすると、自分の働きはそのうちのどれくらいなのか。企業に入ってしまうと自分のしたことのアウトプットがわかりにくい気がしました」

それに比べ、医療では「うまくいけば、すぐに患者さんの笑顔が返ってきます」。もちろん、努力しても笑顔ばかりではなく、シビアな反応も引き受けなくてはならないことは痛いほど経験してきました。だから「患者さんには謙虚に」を心がけます。部屋に戻って机に座り、正面の壁を見上げれば、そこには「雨ニモマケズ」が。『ミンナニデクノボートヨバレ／ホメラレモセズ／クニモサレズ／サウイフモノニ／ワタシハナリタイ』今の心境そのものです」

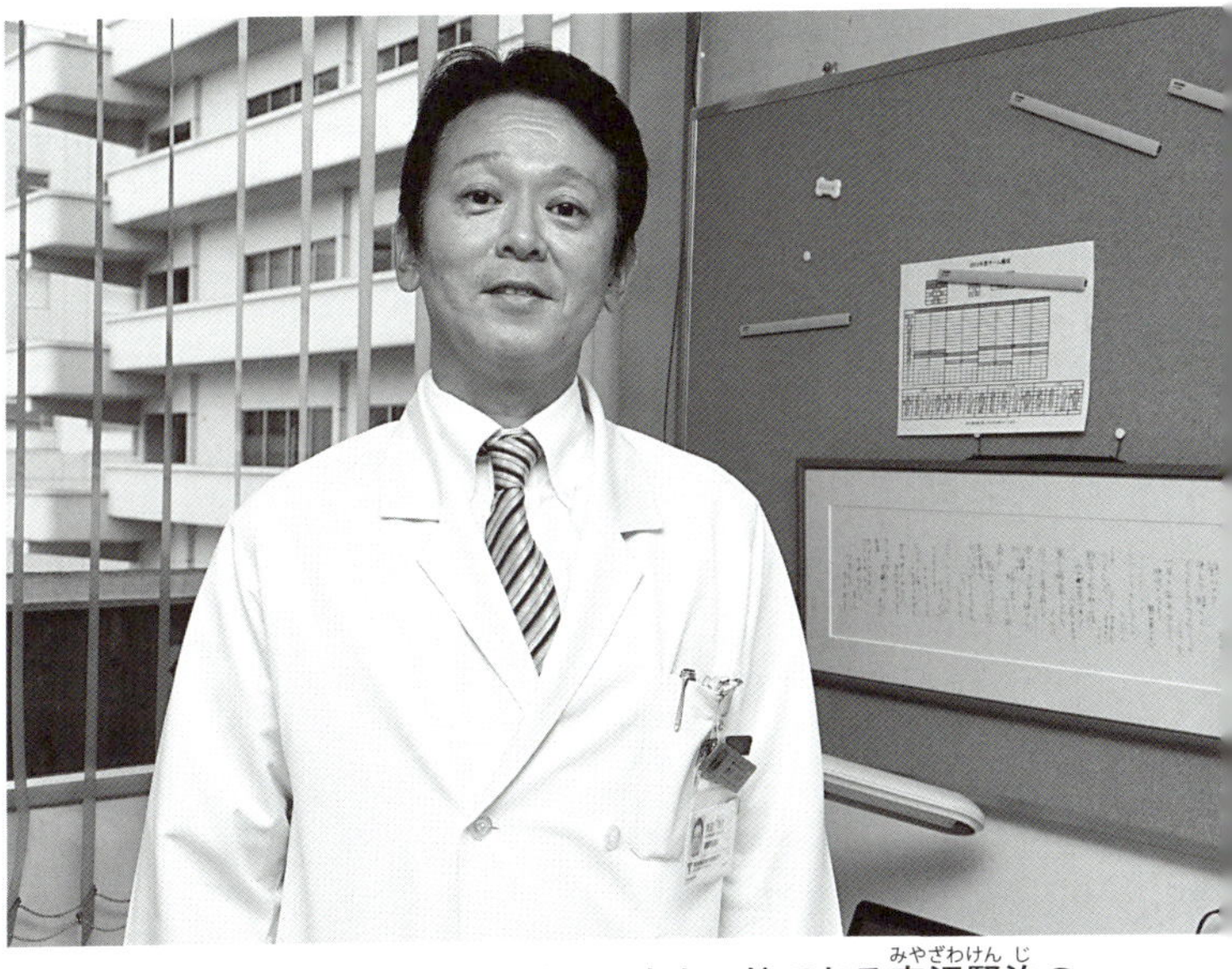

研究室のデスク前には座右の銘である宮沢《みやざわ》賢治《けんじ》の詩「雨ニモマケズ」の額が掲げられている

渡辺雅彦（わたなべ・まさひこ）

1962年神奈川県生まれ。87年慶應義塾大学医学部卒業。伊勢原協同病院、済生会中央病院、静岡赤十字病院副部長などを経て、98年慶應義塾大学医学部整形外科助手。2000年米国コネチカット州立大学Physiology & Neurobiology postdoctoral research fellowとして留学、脊髄損傷の病態と再生について研究。帰国後、02年10月より東海大学医学部外科学系整形外科学講師、06年同助教授、07年同准教授を経て、11年より現職。

保存療法
薬物療法

痛みを抑える治療で、症状の消失を待つ

日本大学医学部附属板橋病院 整形外科外来医長
大島正史（おおしま・まさし）

腰椎《ようつい》椎間板《ついかんばん》ヘルニアの7～8割は手術なしで症状がおさまる。重要なのは、発症時の激しい痛みをやわらげる薬物療法。症状に合った薬剤を用い、神経ブロックの手技にも長《た》けた大島正史先生に保存療法の狙いとポイントをうかがった。

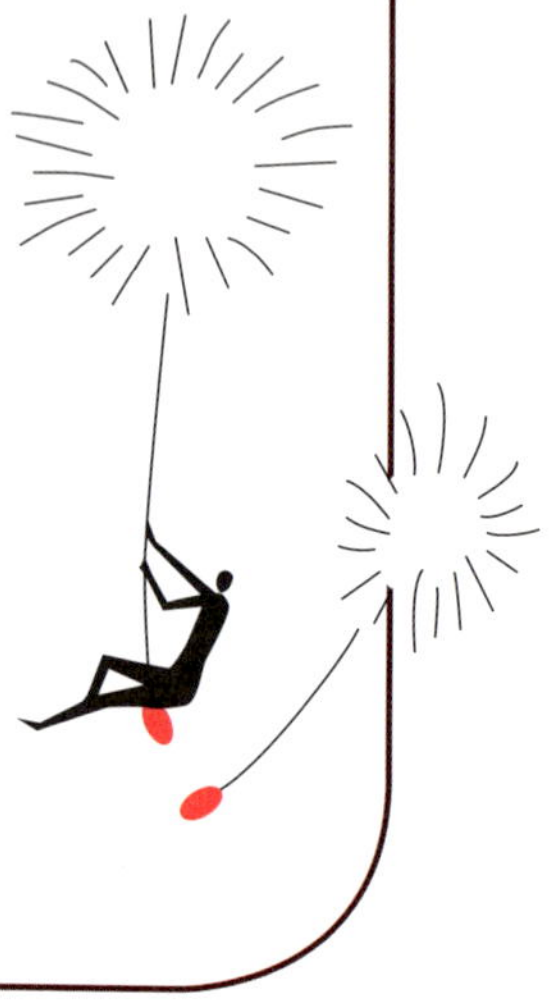

どんな治療法ですか？

脚や腰の激しい痛みやしびれを訴える患者さんに服薬や神経ブロックで対処しながら、症状が消えていくのを待つ治療法です。2〜3カ月程度は保存療法を続けるのが基本です。

症状がおさまる例が7〜8割。痛みをやわらげ、経過をみる

腰椎椎間板ヘルニアは、背骨の椎《つい》骨《こつ》と椎骨の間でクッションの役割を果たしている椎間板内の髄核《ずいかく》が飛び出し、脊柱管《せきちゅうかん》を通る神経の束の馬尾《ばび》や、馬尾から分かれて椎骨の外に出ていく神経である神経根《しんけいこん》を圧迫しておこります。

症状としては、馬尾や神経根が圧迫されることにより、その先の坐骨《ざこつ》神経がかかわる領域（17ページ図参照）のしびれや痛み、椎間板やその周囲の炎症による腰の痛みで、しばしば身動きできないほどの、激しい痛みに襲われます。

一般に、急性期の症状は激しいのですが、腰椎椎間板ヘルニアの7〜8割は、そのままにしておいてもヘルニアが自然に縮小したり、大きさは変わらなくても、数週間で症状がおさまっていったりします。さらに、発症から2〜3カ月後のＭＲＩ検査で、ヘルニア自体が縮小したり、消えてしまうことが確認できる例もみられます（次ページコラム参照）。

ヘルニアが存在していても神経を刺激していなければ、坐骨神経痛などの症状が出ない例も多く認められます。このため、腰椎椎間板ヘルニアを発症したすべての患者さんに、ヘルニアを取り除く手術が必要ということではないのです。

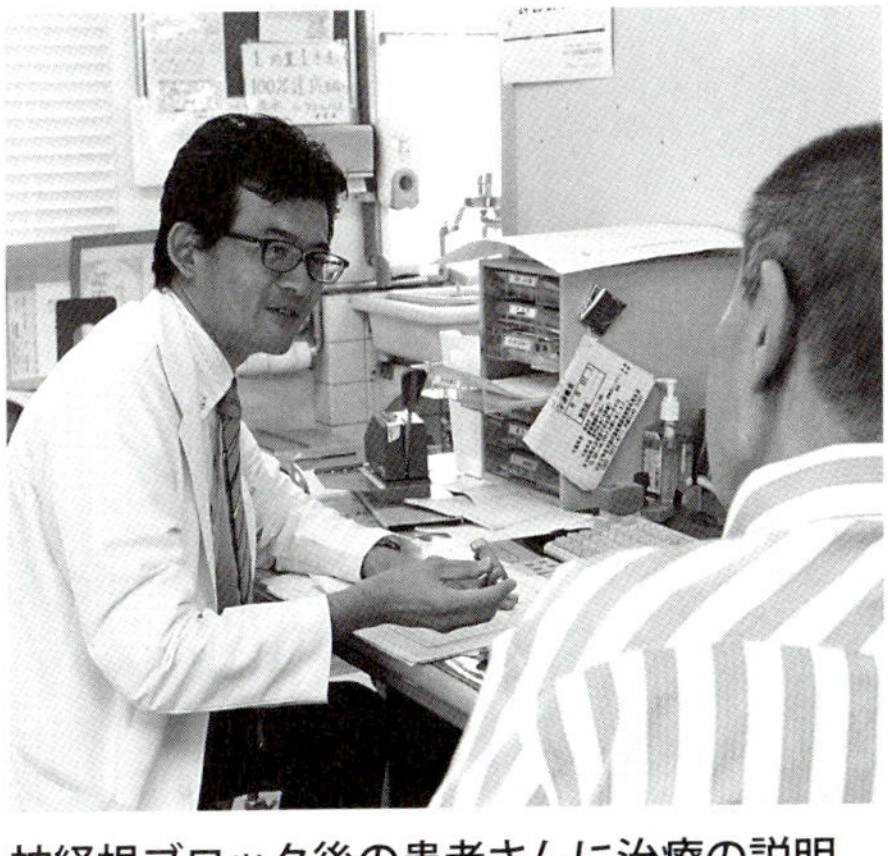
神経根ブロック後の患者さんに治療の説明

通常、ヘルニアを発症した急性期の患者さんは、激しい痛みやしびれで身動きするのも困難となるため、まず、炎症や神経への刺激を抑えて、症状を軽減する治療を行い、症状が自然におさまるのを待ちます。

治療の基本は安静と薬の服用、さらに神経への局所麻酔薬の注射（神経ブロック）などです。ヘルニアは残したままで、痛みやしびれを抑えようという治療なので、保存療法と呼ばれます。

保存療法はいつまでも続けるもの

ではなく、症状がおさまり、日常生活に支障がなくなれば終了します。保存療法をしても症状がおさまらない、2~3カ月たっても日常生活に支障がある場合は、手術を考慮することになります。

ただし、神経への圧迫が強くて脚に力が入らなくなっていたり（麻《ま》痺《ひ》）、排尿や排便に支障が出ていたりする（膀胱《ぼうこう》直腸障害）場合は、そのままにしておくと障害が残る可能性があるため、ただちに手術が必要です。

腰椎椎間板ヘルニアで手術に至る患者さんの割合は、約1~2割と考えられています。

●大きく飛び出したヘルニアほど消えやすい

大きなヘルニアが飛び出していると、重症で治りが悪そうに思えますが、腰椎椎間板ヘルニアでは、髄核《ずいかく》が背中側の靭帯《じんたい》を破って大きく飛び出している穿破《せんぱ》脱出型、髄核の一部が離れて移動している遊離脱出型が消失しやすいことがわかっています（106ページ参照）。

その理由は免疫反応という説が有力です。椎間板の髄核が靭帯まで破って飛び出し、出血がおこると、異物を攻撃する血液中のマクロファージやキラーT細胞と呼ばれる免疫担当細胞が、ヘルニアを分解・吸収し、消してしまうと考えられています。

腰椎椎間板《ようついついかんばん》ヘルニアの自然縮小

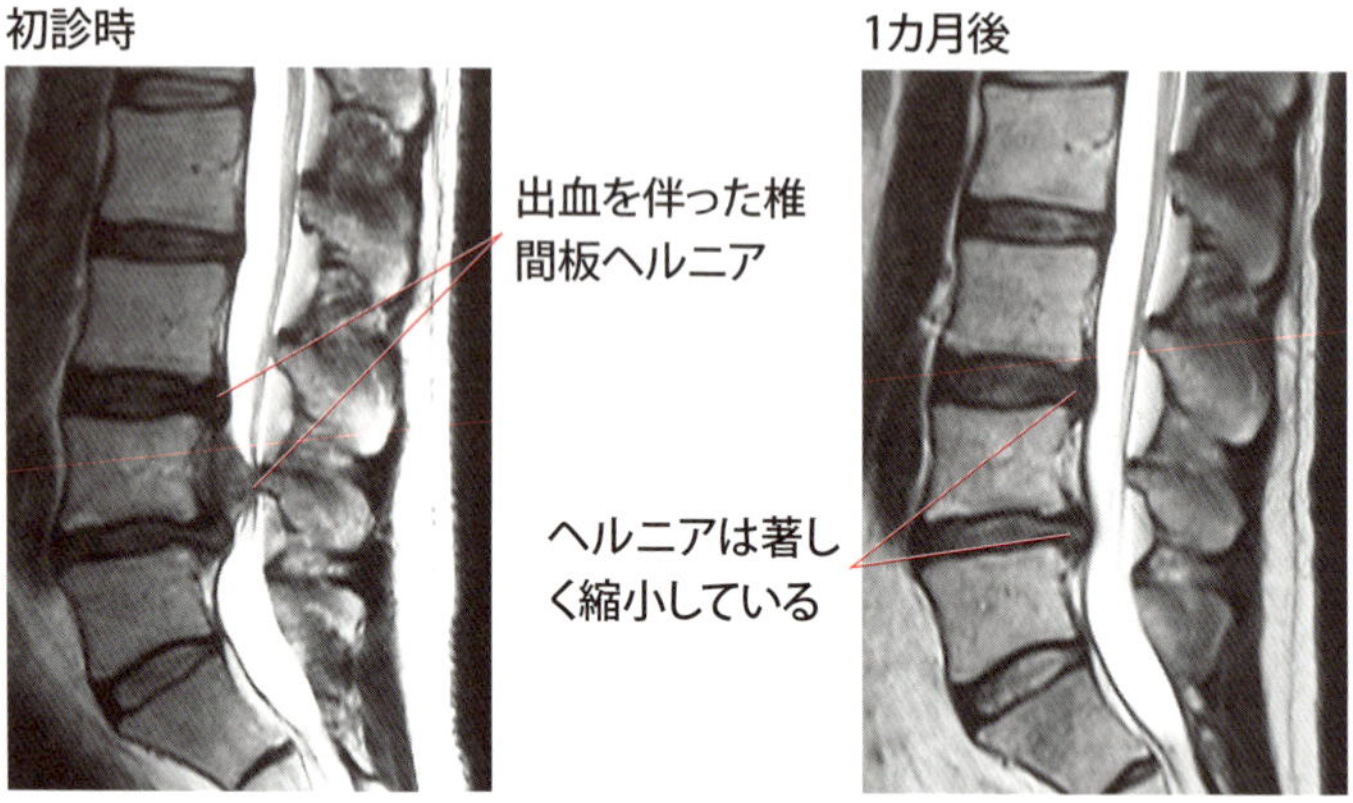

写真提供：日本大学医学部整形外科

安静と薬物療法が基本。症状により神経ブロックを加える

腰椎椎間板ヘルニアでの保存療法の基本は安静と薬物療法です。

痛みが強い間は、神経への刺激や炎症を抑えるために安静が第一です。体を激しく使う仕事や、腰に負担のかかる家事など日常生活上の動作、運動は行わないようにします。座っていてもつらい場合は、横になるなど、最も楽な姿勢をとるようにします。椎間板にかかる圧力は、横になっているときが最も低く、立っているときよりも座っているときのほうが高いといわれています。また、ものを持つとさらに圧力がかかり、特に前かがみになると圧力が増すため、中腰での作業は、極力控えることが大切です（15ページ参照）。

安静を保ちながら、まず薬による治療を行います。薬は、痛みや患部の炎症を抑える非ステロイド性消炎鎮痛薬（ＮＳＡＩＤｓ）や、緊張した筋肉をほぐして痛みをやわらげる筋弛緩《しかん》薬などを使用します。内服薬が中心ですが、湿布薬や塗り薬、坐《ざ》剤《ざい》などを用いることもあります。

また、これらの薬で十分な効果が得られない場合、最近は、オピオイド鎮痛薬、神経性疼痛《とうつう》緩和薬と呼ばれる薬が使えるようになり、痛みを抑える効果を上げています。

歩くことができないほどの激痛がある場合や、薬物療法を行っても、痛みがおさまらない場合は、神経ブロックを行います。神経ブロックは神経に局所麻酔薬などを注入して神経を軽く麻痺させ、痛みが伝わらないようにする治療法です。

神経ブロックには、仙骨《せんこつ》の下端から局所麻酔薬や、炎症を鎮めるステロイド薬を注射する仙骨硬膜《こうまく》外ブロックと、圧迫されて痛みのもとになっている神経根に、直接薬剤を注射する選択的神経根ブロックがあります。

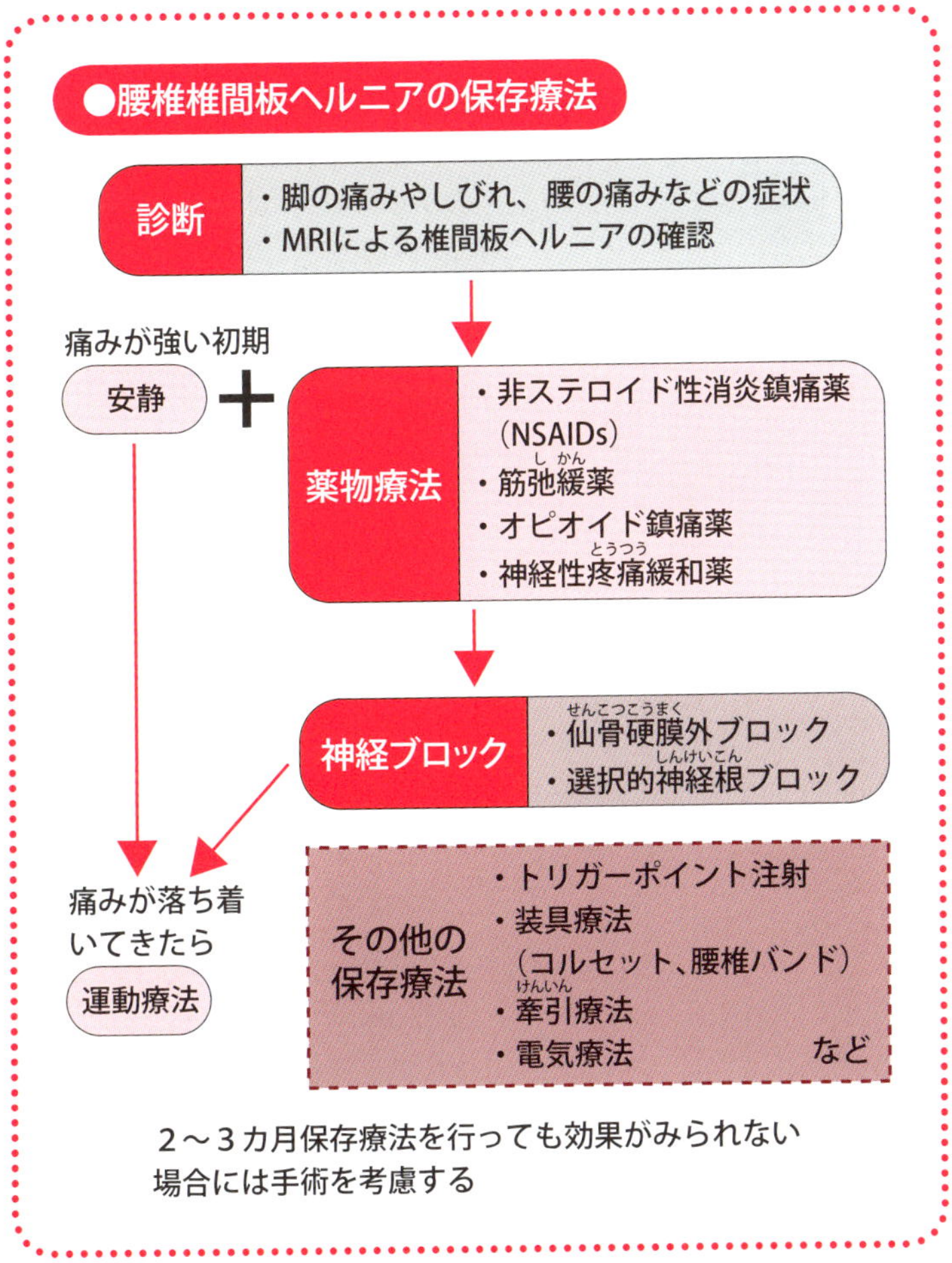

激しい痛みがやわらいできたら ストレッチで筋肉を緩める

症状が激しい時期の安静は大切ですが、いつまでも動かずにいると腰や股《こ》関節周囲の筋肉が硬くなり、腰に悪影響を与えます。1〜2週間して、発症直後の激しい痛みが落ち着いたら、ストレッチで筋肉を緩める運動療法を行います。

薬物療法以外の保存療法には、そのほか、腰の痛い部分に、局所麻酔薬を注入するトリガーポイント注射、コルセットや腰椎バンドなどをつけて腰部を支える装具療法があり、腰痛をやわらげる効果が認められています。

腰を引きのばす牽引《けんいん》療法、低周波やマイクロ波を用いる電気療法などの物理療法は、質の高い研究結果は出ていませんが、効果が認められることもあり、ほかの保存療法とあわせて行う場合もあります。

治療の進め方は？

まず安静と消炎鎮痛薬などによる治療を行います。おさまりにくい痛みに対する新しい薬も用います。薬で十分な効果が得られない場合は、神経ブロックが有効な治療法となります。

効果をみながら薬剤を用いる。発症当初には特に安静が大切

腰椎椎間板ヘルニアによる痛みやしびれに対しては、まず、非ステロイド性消炎鎮痛薬（ＮＳＡＩＤｓ）や筋弛緩薬の内服薬、同じく非ステロイド性消炎鎮痛薬の坐剤、貼付薬《ちょうふ》が使われます（次ページ表参照）。

これらの薬剤で効果が得られない、治りにくい慢性的な痛みに対しては、脳、脊髄などに作用するオピオイド鎮痛薬や、痛みを伝える物質の過剰な放出を抑える神経性疼痛緩和薬といった新しい薬剤が使えるようになり、これまで痛みがおさまりにくかった患者さんに、有効なこともあります。

ただし、オピオイド鎮痛薬には吐き気、神経性疼痛緩和薬にはめまいやふらつきなどの副作用がそれぞれ2〜3割の患者さんに、みられることがあります。

薬で痛みを抑えると同時に重要なのが、安静を保つことです。痛みやしびれの症状が強いときに、最も楽な姿勢は横向きに腰を丸めて寝た状態です。腰椎椎間板ヘルニアの症状は坐骨神経の障害がもとになっていることが多いので、腰を丸めると坐骨神経への圧迫が緩み、症状が緩和されます。あお向けに寝る場合は、膝の下に大きな枕《まくら》などを置いて膝《ひざ》を立てると、腰が丸まります。

●横向きで腰を丸めて寝るのが楽な姿勢

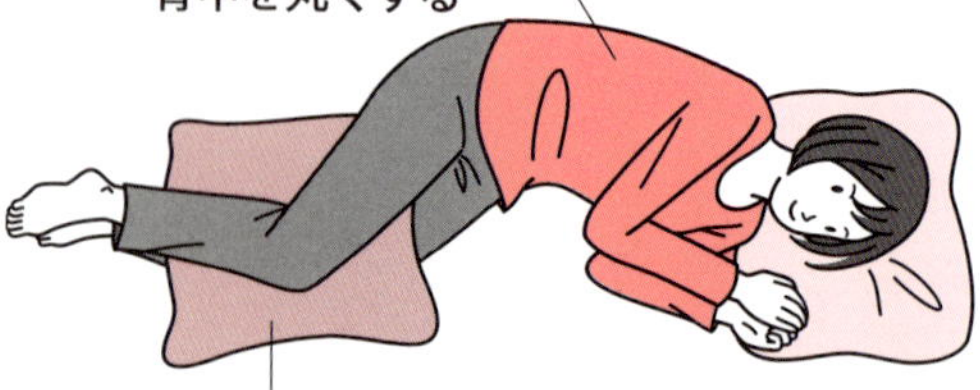
膝《ひざ》を引き寄せ、背中を丸くする
膝の間にクッションや座ぶとんをはさむと、より楽になる

神経ブロックで痛みが伝わるのを止める

次の選択肢として神経ブロックがあります。神経ブロックを行うには、事前の画像診断が重要です。ＭＲＩ（磁気共鳴画像法）でヘルニアの場所や大きさ、神経の圧迫状態などをみます。そして、その患者さんの痛みやしびれなどの症状が、検査画像

で圧迫を認めた神経の担当領域（支配領域）におこっているものなのかを確認して、椎間板ヘルニアの発生箇所を特定します。

●仙骨硬膜外ブロック

神経ブロックの一つで、外来の診察室で行うことができるため、痛みの激しい患者さんには初診で行うこともあります。仙骨の下端にある孔（仙骨裂孔《れっこう》）に注射針を入れ、馬尾（神経）を包む硬膜の外側の空間（硬膜外腔）に、痛み止めの局所麻酔薬と、炎症を抑えるステロイド薬をあわせて注入します。注射後は10分程度横になって休んでもらいます。

痛みのため、一人で歩けずに、ストレッチャーで運ばれてきた患者さんが、この注射だけで痛みがおさまり、歩けるようになるケースもあります。腰椎椎間板ヘルニアの患者さんの7～8割はこの仙骨硬膜外ブロックで症状が楽になります。

●選択的神経根ブロック

仙骨硬膜外ブロックで十分な効果が得られず、選択的神経根ブロックを受けるのは、外来を訪れた患者さんの1割程度です。この治療も外来でできますが、X線透視装置のある治療室で行います。X線で腰椎を透視しながら、ヘルニアによって障害を受けている神経根に直接針を刺し、局所麻酔薬とステロイド薬を注入します。この処置にはある程度の

●腰椎椎間板ヘルニアの治療に用いられる薬

	薬品名	特徴
非ステロイド性消炎鎮痛薬（NSAIDs）	内服薬／ロキソプロフェンナトリウム水和物（商品名ロキソニンなど） 坐剤《ざざい》／ジクロフェナクナトリウム（商品名ボルタレンなど） 貼付薬／ケトプロフェン（商品名モーラスなど）	最もよく使われる痛み止めで炎症を鎮める作用もある。内服薬の主な副作用は消化器の潰瘍《かいよう》、心血管系障害、発疹《ほっしん》、眠気など
筋弛緩薬	エペリゾン塩酸塩（商品名ミオナールなど）	筋肉の緊張状態を改善させ、痛みをやわらげる。主な副作用は発疹、眠気、吐き気・嘔吐《おうと》、食欲不振、胃部不快感など
オピオイド鎮痛薬	内服薬／トラマドール塩酸塩・アセトアミノフェン配合（商品名トラムセット） 貼付薬／ブプレノルフィン（商品名ノルスパン）	強力な鎮痛効果。主な副作用は吐き気、嘔吐、眠気、便秘、めまいなど
神経性疼痛緩和薬	プレガバリン（商品名リリカ）	末梢《まっしょう》神経の障害による痛みをやわらげる。主な副作用は眠気、ふらつき、むくみなど

●神経を麻痺《まひ》させて痛みの伝達を止める神経ブロック

●選択的神経根ブロック

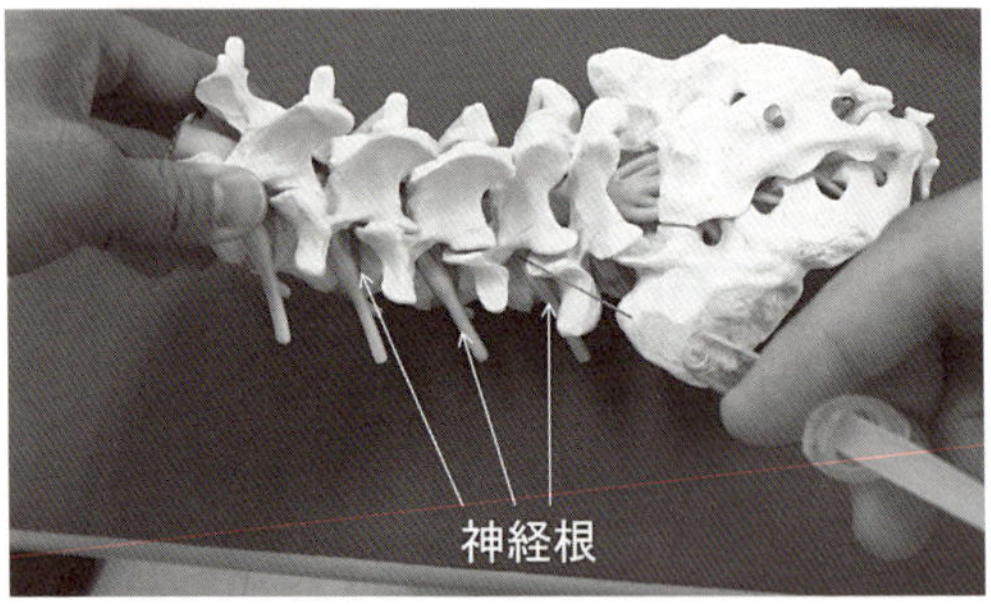

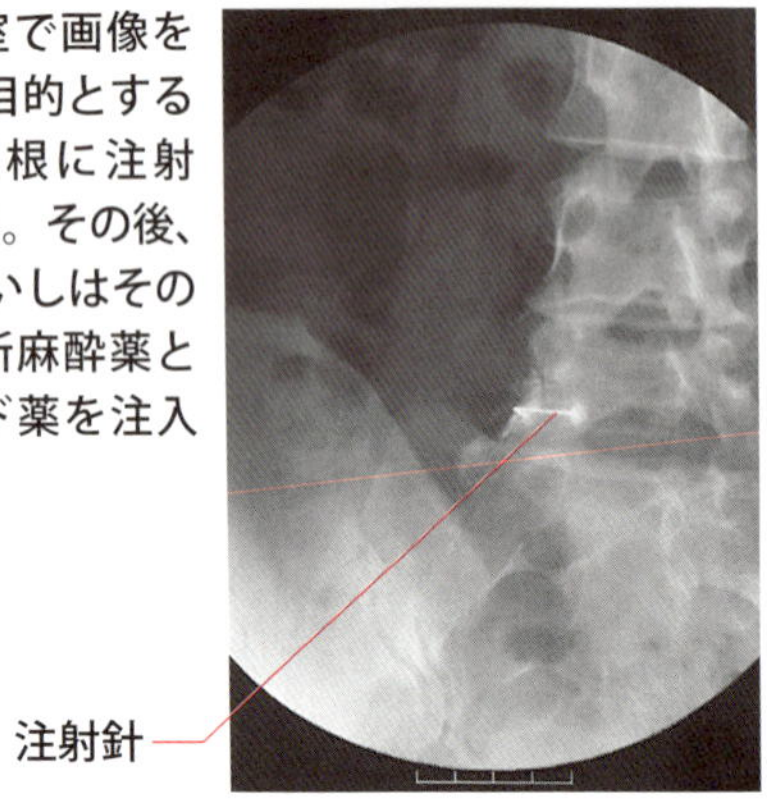

X線透視室で画像を見ながら、目的とする1本の神経根に注射針を入れる。その後、神経根、ないしはその周囲に局所麻酔薬とステロイド薬を注入する。

●仙骨硬膜外ブロック

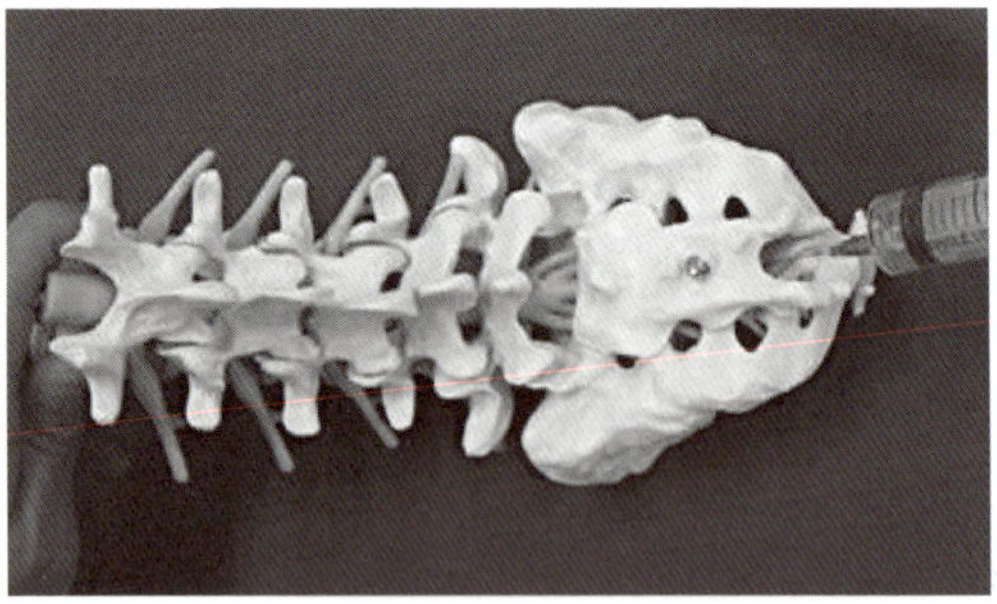

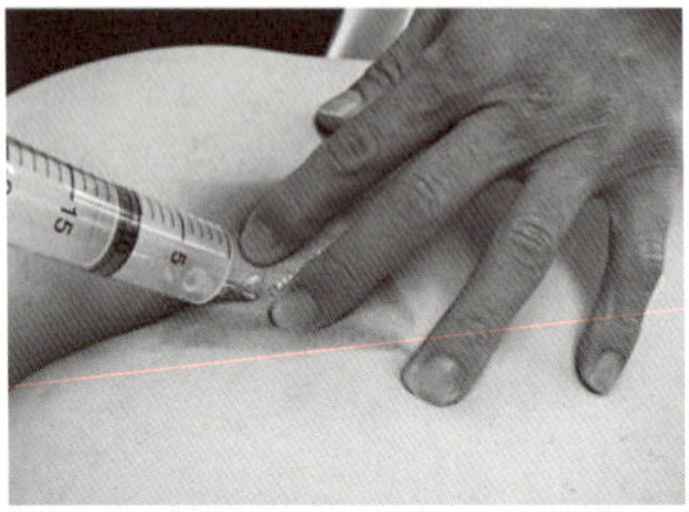

皮膚の上から触って、仙骨の下端の孔（仙骨裂孔《れっこう》）を触診する。そこから注射針を仙骨裂孔内に進めていき、硬膜外腔《くう》に局所麻酔薬とステロイド薬を注入する。

写真提供：日本大学医学部整形外科

熟練が必要とされ、消毒や準備、位置の確認などを含め、5分程度を要します。

1回の神経根ブロックで効果が持続しない場合は、1～2週間ほど間をあけ、再度行うこともあります。それでも症状がとれない場合は手術を検討します。

選択的神経根ブロックは、治療のほかに診断も兼ねて行う場合があります。狙った神経根に針が触れると、脚に電気が走るような痛みがありますが、この痛みが普段の痛みやしびれの位置と一致していて、その後症状がおさまれば、狙った神経根が障害を受けていると確定できます。たとえばヘルニアが2カ所あり、どちらが主に症状を引きおこしているのかをみる場合にも有効で、手術の場合に切除すべきヘルニアの特定につながります。

神経ブロックの効果に個人差。長期に続ける治療法ではない

神経ブロックは通常、治療後すぐに効果が現れます。しかし、効果に

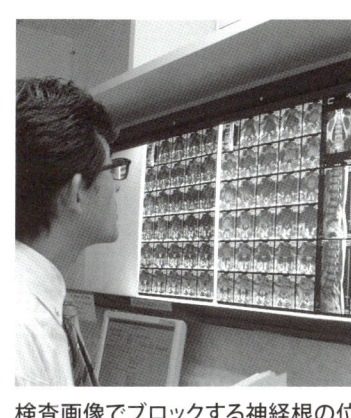

検査画像でブロックする神経根の位置を確認

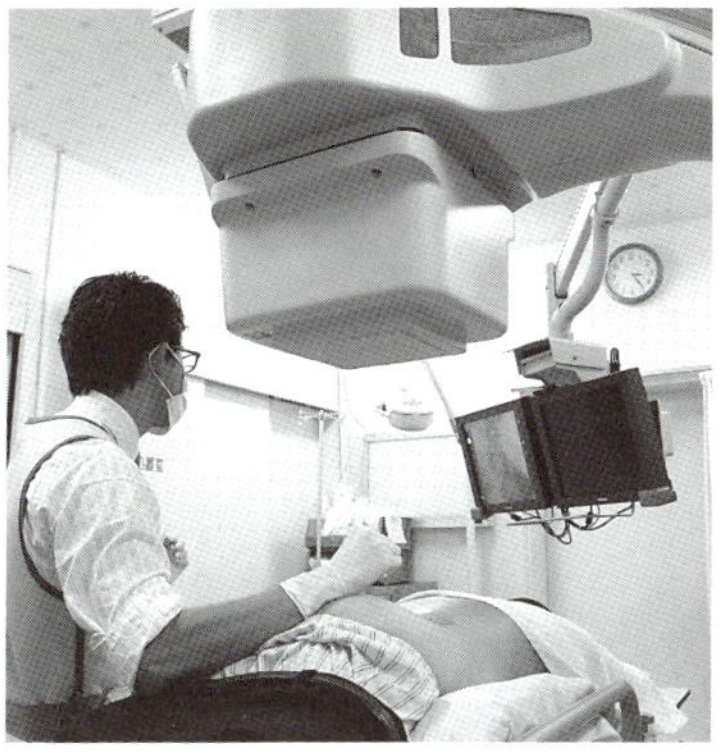

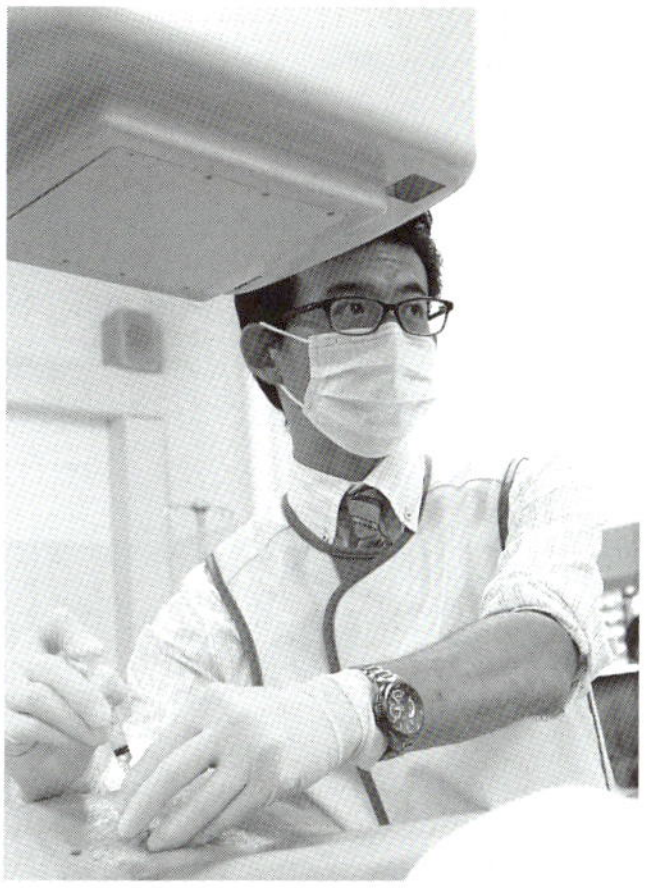

X線で透視して、モニター画像を見ながら注射針を目的の神経根へと入れる

は個人差があり、1回の治療で長期にわたって痛みやしびれがとれる人もいれば、半日で効果がなくなる人もいます。

　高齢者で腰部脊柱管狭窄症《せきちゅうかんきょうさくしょう》を合併している場合、間欠《かんけつ》跛《は》行《こう》はあるものの、安静時には症状が出ない患者さんでは、神経ブロックが効きにくい傾向があります。仙骨から離れた上のほうの腰椎のヘルニアや、椎間板が後方ではなく、脊柱管のわきのほうに飛び出して神経根を圧迫する外側ヘルニアでは、仙骨硬膜外ブロックはあまり効果がなく、選択的神経根ブロックで効果が得られることもあります。

　神経ブロックは長期に続ける治療ではありません。何度もくり返し行うと、神経を傷つけたり、神経と周囲の組織がくっついてしまう癒着をおこしたり、あるいは脊椎《せきつい》の感染症を合併したりする可能性が考えられます。私は、神経ブロックは3回までを目安にしています。

　痛み止めの薬剤や神経ブロックを併用した保存療法を行い、2カ月以上改善がみられない場合には、手術を検討します。神経の圧迫状態が長期間続くと、その後、手術でヘルニアを切除しても、十分な回復が得られない場合があるため、手術に踏み切るタイミングも重要です。

痛みが落ち着いたらストレッチを。コルセットに頼り過ぎは避ける

　腰椎椎間板ヘルニアでは、発症から1～2週間ほどたって痛みが落ち着いてきたら適切なストレッチなどの運動を行い、腰や股関節周囲の筋肉をほぐすことが、症状の改善に結びつきます。

　運動は、お尻から太もものうしろの殿筋《でんきん》やハムストリングスと、太ももの内側の内転《ないてん》筋、体幹を支える背筋のストレッチが有効で、十分にのばして動きをよくし、腰への負担を軽減します。

　ストレッチの方法は次ページのイラストを参考にしてください。

　薬剤と神経ブロックによる治療を続けながら、主に腰の痛みをやわらげるために、その他の治療法を加え

●運動療法・ストレッチ1

※ストレッチは腹式呼吸で、ゆっくりと行う

●背筋のストレッチ

両膝《ひざ》を両手で抱え込みながら頭を持ち上げ、背中全体を床に押しつける

膝を抱え込む
頭を上げる
硬めのふとんやマットの上で
背中を押しつけるときに息を吐く

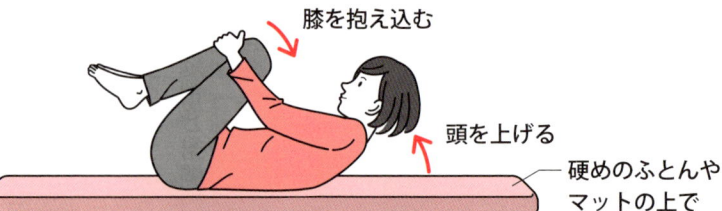

●お尻《しり》の筋肉のストレッチ

①片脚を持ち上げて組み、両手で押さえる

②背筋をのばしたまま、上半身を前方に移動させる。反対側の脚に組みかえて同様に

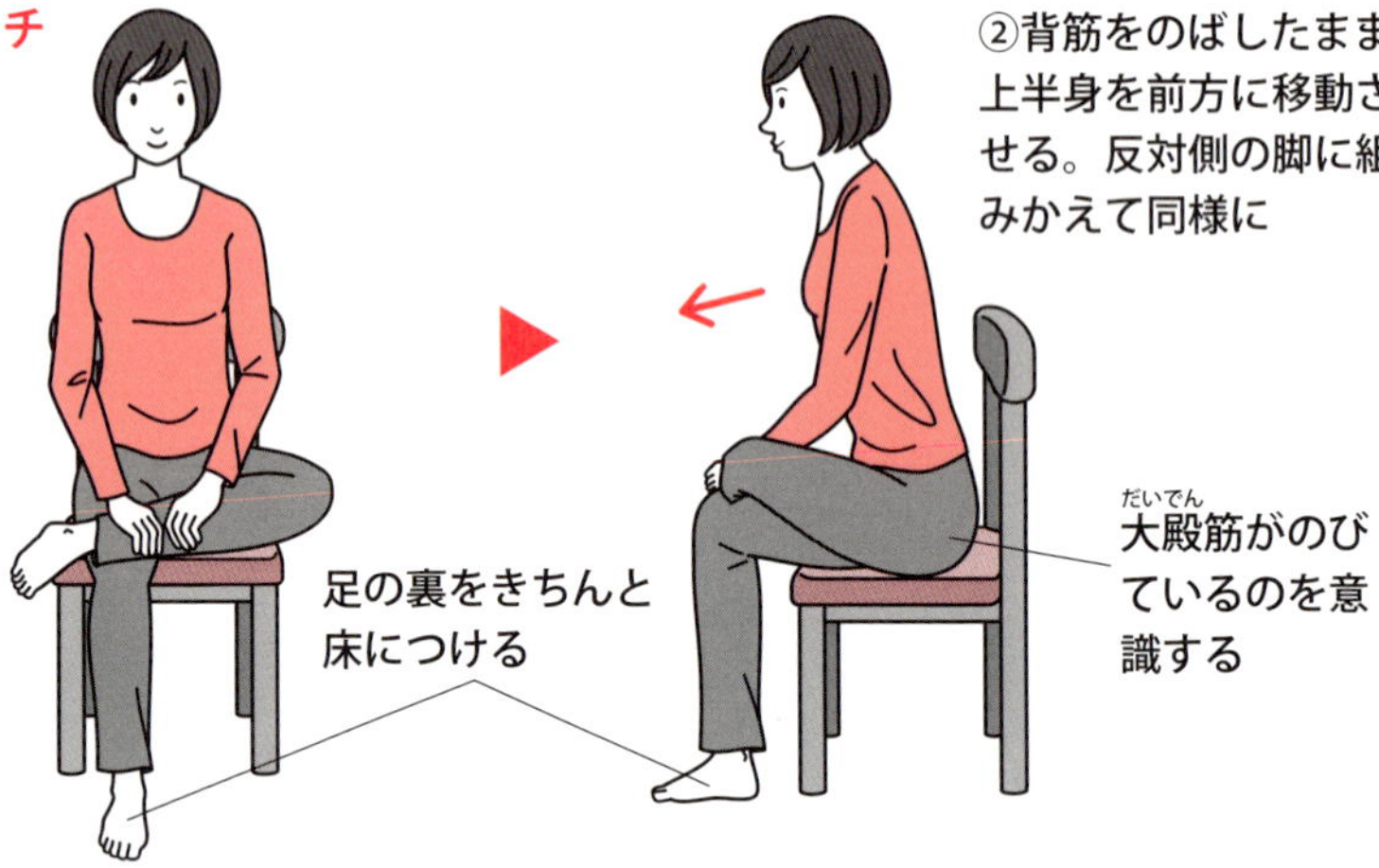

※背もたれにきちんと背中をつけて座ったときに、膝が股《こ》関節よりやや高くなるいすがよい

ることがあります。

　トリガーポイント注射は、痛みがなかなかとれない患者さんに行います。まず、患者さんに「最も痛む場所（トリガーポイント）」を指摘してもらい、その位置で、注射針の先を筋肉内まで刺して局所麻酔薬を注入します。ヘルニアにより二次的におこる筋肉や筋膜の緊張、炎症による腰の痛みなどにはよく効きます。

　ヘルニアで傷めた場所を安静に保ち、腰椎を安定させるために、腰部にコルセットや腰椎バンドを巻く装具療法を行うこともあります。コルセットを着用すると、腹筋・背筋の支えとなり、筋肉の緊張が緩むため、痛みが軽くなることが多いのです。保存療法の期間だけでなく、手術直後にも、腰椎と背筋に負担をかけないために使用します。

　コルセットを使用して腰をのばすことにより、症状が強くなるケースもあり、そのような場合には無理に着用する必要はありません。また、コルセットに頼り過ぎると、腹筋や背筋の筋力が低下してしまう場合が

●運動療法・ストレッチ２　※ストレッチは腹式呼吸で、ゆっくりと行う

●脚のつけ根のストレッチ

片膝を両手で抱え込み、反対の脚をできるだけのばす。脚をかえて同様に

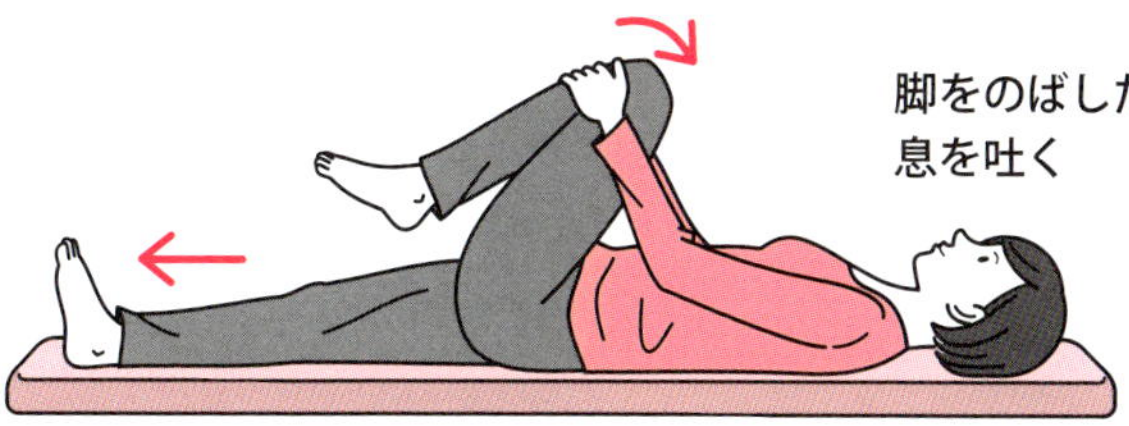

脚をのばしたときに息を吐く

●太もものうしろの筋肉（ハムストリングス）のストレッチ

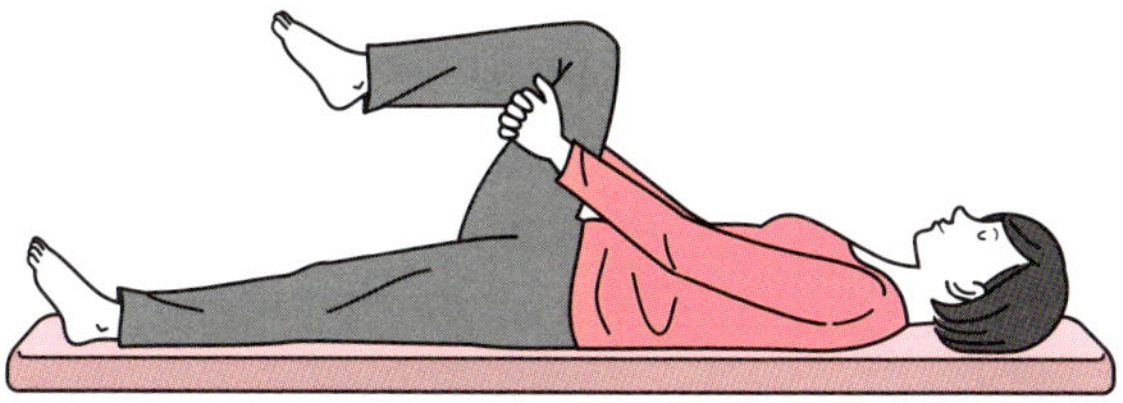

①太ももの裏を両手で抱える

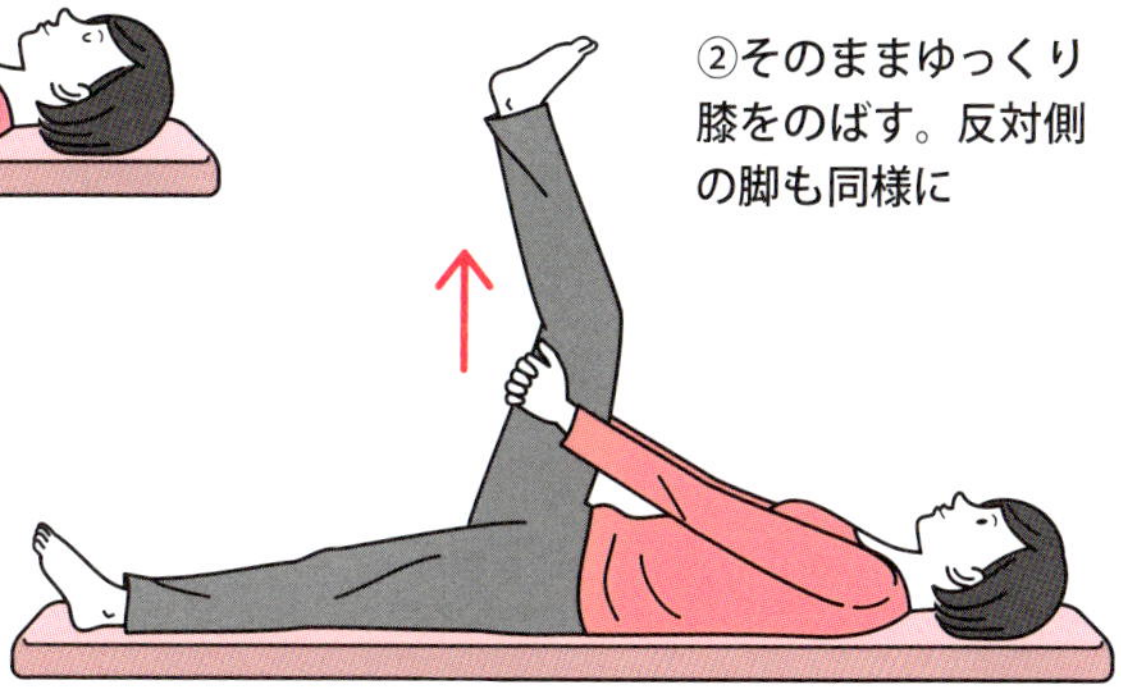

②そのままゆっくり膝をのばす。反対側の脚も同様に

注意：② のストレッチは坐骨《ざこつ》神経をのばすことになるため、急性期や、脚の痛みが悪化するような場合には行わず、① のみとする

あります。漫然と着用を続けるのではなく、医師や理学療法士と着用期間をよく相談することが必要です。

　牽引《けんいん》療法は、専用の器具を使って腰椎を引きのばし、筋肉や靱帯の緊張を緩め、神経根の通り道である椎間孔を広げたり、椎間板内の圧力を下げたりして、ヘルニアの飛び出しによる神経への圧迫を弱め、痛みをやわらげることを目的に行います。同時に、腰椎の関節の動きもよくなるという効果を期待します。しかし、人によっては、痛みが強くなってしまうこともあり、その場合には牽引療法は中止します。

　電気療法は、皮膚に電極を貼り、筋肉が軽く収縮する程度の強さの低周波やマイクロ波の電流を流す方法です。痛みをやわらげるほか、筋肉内の血流を改善し、痛みを軽減する効果も狙っています。

　保存療法の中心は、安静と薬物療法、神経ブロック療法ですが、そのほかのこれらの治療法も、患者さんの状態と要望に応じて取り入れることがあります。

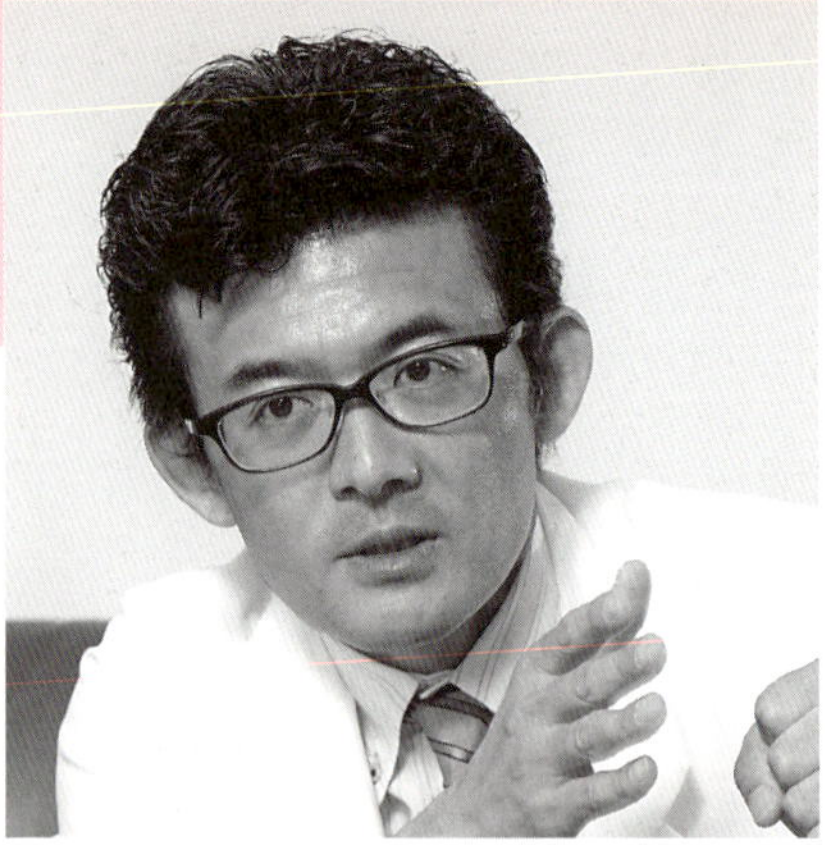

Interview

大島正史（おおしま・まさし）

日本大学医学部附属板橋病院
整形外科外来医長

救命救急センターの経験から治療の難しい脊髄専門医の道へ。患者さんとのコミュニケーションを常に治療の柱に置いています。

大島先生の記憶に刻まれている悲しい出来事は、小学生のときにおこりました。仲がよかった2歳下のいとこが急な病気で亡くなってしまったのです。まだ、9歳でした。そのころからいつも頭の片隅に、「命を救える医者になりたい」との強い思いを抱き続けてきました。

その思いはそのままに、大島先生の小学生、中学生時代は野球一筋。野球に打ち込んだ生活のなかでも初心を忘れず、見事、医学部に合格したのです。医師になり、専門を決める際、もちろん小児科も視野に入っていました。が、もともと大工作業が得意だった大島先生。手術における手先の器用さが求められる整形外科医を希望しました。

しかし、最初から整形外科には入りませんでした。「患者さんの全身管理や、急変したときの初期治療くらいはしっかりできないと恥ずかしいかな」という思いから、自ら望んで救命救急センターで研修時代を過ごしたのです。

「そこで、脊髄《せきずい》損傷の患者さんの治療の難しさを実感しました」。整形外科に所属し、脊椎脊髄外科を専門にすることを決意したのは、このときの経験からといいます。

「患者さんの訴える症状や実際に医師が目で見た判断が、何より重要なのです」と大島先生。これだけ画像診断の技術が発達した現在に至ってもなお、ヘルニアを含め、脊椎脊髄の病状のすべては、画像だけではとらえきれません。「患者さんの神経の障害からおこる症状をしっかり診断することにより、約8割の確率で脊髄のどの場所に異常があるのかを推察することができます」

その推察をもとに、Ｘ線やＭＲＩなどの画像診断を行い、原因を突き止めるのですが、ときには、感染や悪性腫瘍《しゅよう》の場合もあり、的確な診断と早期治療が必要となるケースもあります。それを見逃さないことが重要といいます。

普段の診療では、的確な診断と治療でこつこつと実績を積み重ねることを心がけています。

「薬でも、神経ブロックでも、『よく

なった』と実感してもらえることが大切です。その実感があれば、患者さんも、きちんと薬をのみ、定期的に通院していただけます。すると治療効果も出やすくなります」

つまり、効果を上げるには、患者さんの協力が不可欠です。そこで、大島先生は患者さんの満足が得られるよう、常にコミュニケーションを治療の柱に考えています。

「通常の腰椎椎間板ヘルニアの手術で合併症をおこす可能性は極めて低くなっていますが、ゼロではありません。その怖さを常にどこかにもち続け、それでいながら、患者さんにできるだけ精神的ストレスを与えないように治療を進めていく外科医であることを肝に銘じています」

医療、特に手術は、患者さんと術者の信頼関係のうえに成り立っており、技術と責任感が必要不可欠となっています。そんななかでいかに安全に手術手技を後輩に指導していくかが、いまの大島先生の大きな課題になっているといいます。

今も野球をという問いに、「なかなか自分の時間がとれず、時間があるときは、子どもの野球に行くくらいですね」との答え。現在、診療に、研究に、多忙ななかでホッとできるのが釣りのひとときだそうですが、それも年に2～3回程度です。

そして、なんとご自身も「腰椎分離すべり症」という腰椎の病を抱えていると教えてくれました。「子どものころから野球に熱中して体を酷使したのも一因かも」との見立てですが、「椎骨がけっこうすべってきて、検査するのが怖いんですよ」とのひとことも。なるほど、患者さんの気持ちがよくわかるはずです。

「腰椎椎間板ヘルニアは患者さんの数が多いのですが、保存療法でよくなることが多い病気です。医師にかかるときは、質問にきちんと答えてくれて、手術と保存療法の両方をバランスよく話してくれる専門医を選んでください」

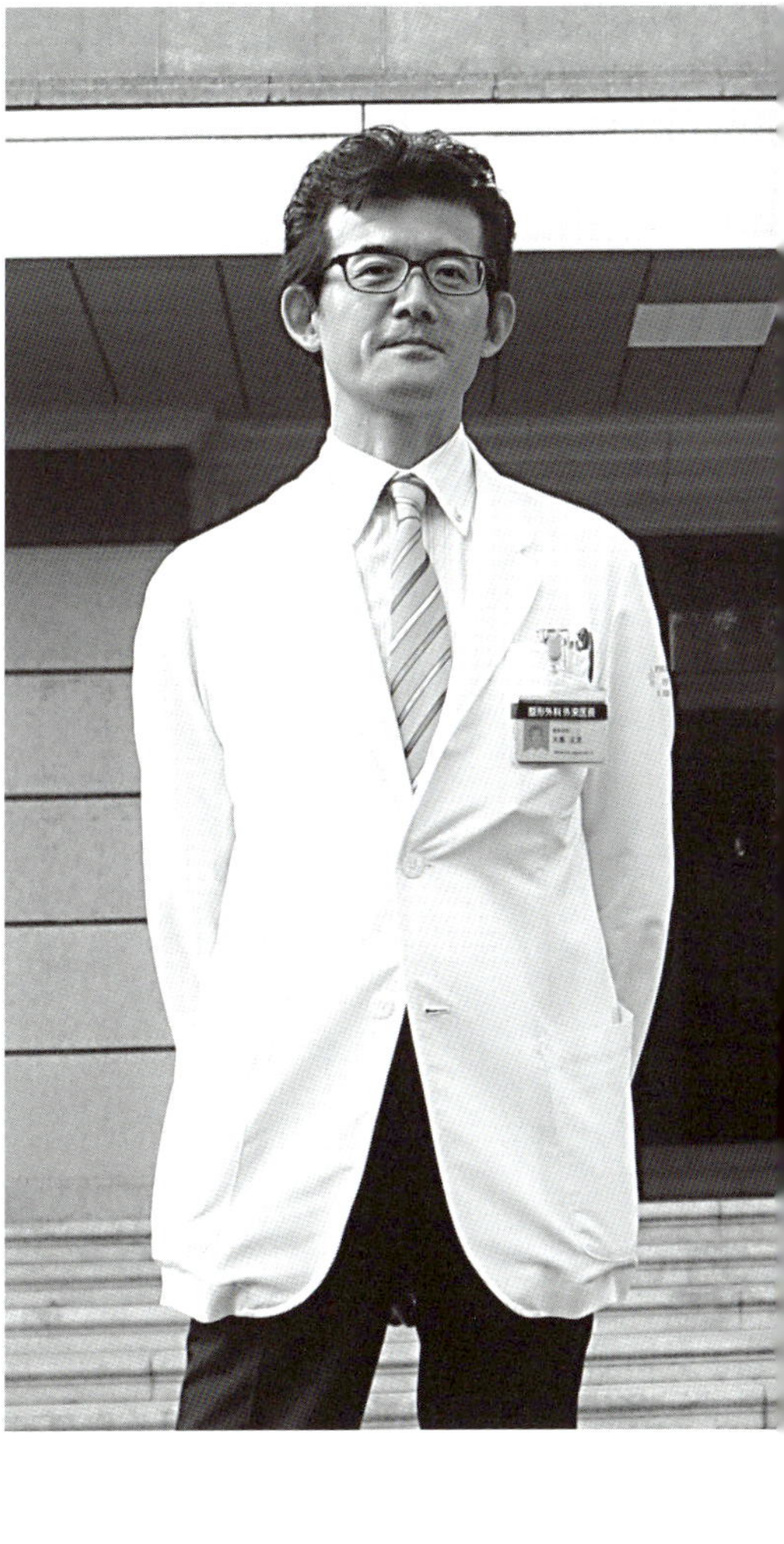

大島正史（おおしま・まさし）

1970年東京都生まれ。96年日本大学医学部卒業。同年駿河台日本大学病院救命救急センター研修医。98年日本大学医学部附属板橋病院助手（整形外科学教室）。同病院専修医、川口市立医療センター整形外科医長などを経て、2008年日本大学医学部助教、脊椎脊髄外科指導医取得。09年日本大学医学部整形外科学系医局長。11年より現職。

手術療法

ラブ法

患部をじかに見ながら、安全確実にヘルニアを切除

東京慈恵会医科大学附属病院 整形外科准教授

曽雌 茂（そし・しげる）

腰部を背中から切開して、必要最小限の骨を削り十分な視野でヘルニアを切除する。

腰《よう》椎《つい》椎《つい》間《かん》板《ばん》ヘルニア手術の最も基本となるラブ法について、この手術に習熟した曽雌茂先生に語っていただいた。

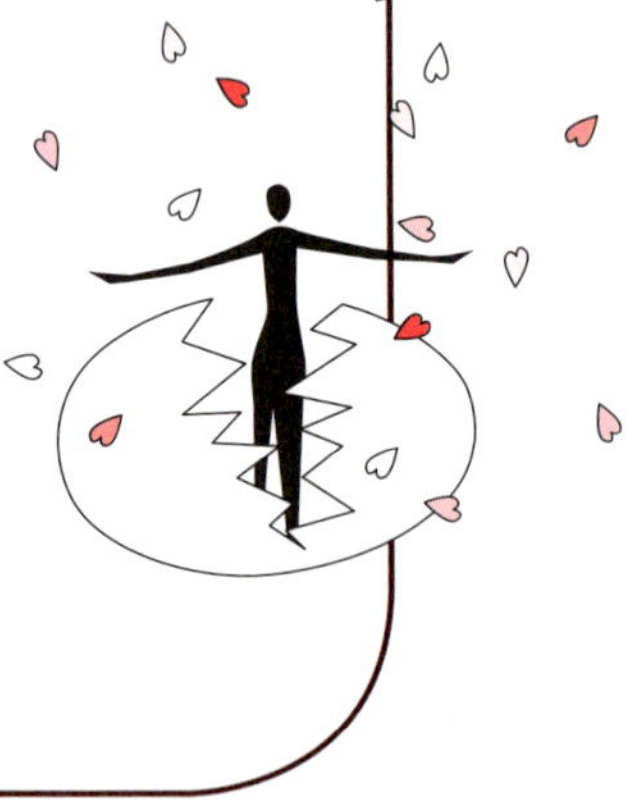

どんな治療法ですか？

直接目で見ながら、ヘルニアを確実に切除し、安全に神経への圧迫を取り除きます。全国の医療機関で受けられる最も基本的な、確立された手術法です。

椎弓を大きく取り除く手法から骨の切除を最小限にする手法へ

1930年代以前の腰椎椎間板ヘルニアの手術は、椎弓《ついきゅう》切除術が中心でした。これは、腰部の背中側を切開して、椎弓部分を大きく切除し、膨《ふく》らんではみ出した椎間板、椎間板の線維輪《せんいりん》を破ってはみ出した髄核《ずいかく》など、神経を圧迫しているヘルニア（椎間板の構造は104ページ参照）を、直接よく見えるようにしたうえで取り除くという手術法です。

これに対して1930年代の末、「骨をほとんど削らずに、椎弓と椎弓の間から手術器具を入れて黄色靭帯《おうしょくじんたい》を取り除くだけで、ヘルニアを切除できた」という報告がありました。この手術法は報告者の名前をとって、ラブ（Ｌｏｖｅ）法と呼ばれ、これが現在の椎間板ヘルニア切除術の基本となっています。この手術により、神経を圧迫しているヘルニアを取り除くことで、脚のしびれなどの症状がおさまります。

骨を削る範囲が小さければ、腰椎の体を支える安定性を保つことができます。さらに、皮膚を切開する範囲も小さくでき、手術でよけるべき筋肉も少なくて済むので、術後の痛みも軽減できます。内部の組織の癒着（くっつくこと）も防ぎやすくなります。

ただし、骨を削らないことに固執するあまり、肝心なヘルニアを取り残したり、大切な神経を傷つけてしまったのでは本末転倒です。安全のためには、椎弓の一部は削り、かつ不必要には削らないということが基本となります。

このような考え方からラブ法にはさまざまな改良が加えられ、現在腰椎椎間板ヘルニアの手術の基本となっている手術法は「いわゆるラブ法」と呼ばれています。適応となる患者さんは幅広く、10歳代の若者にも、高齢者にも行います。

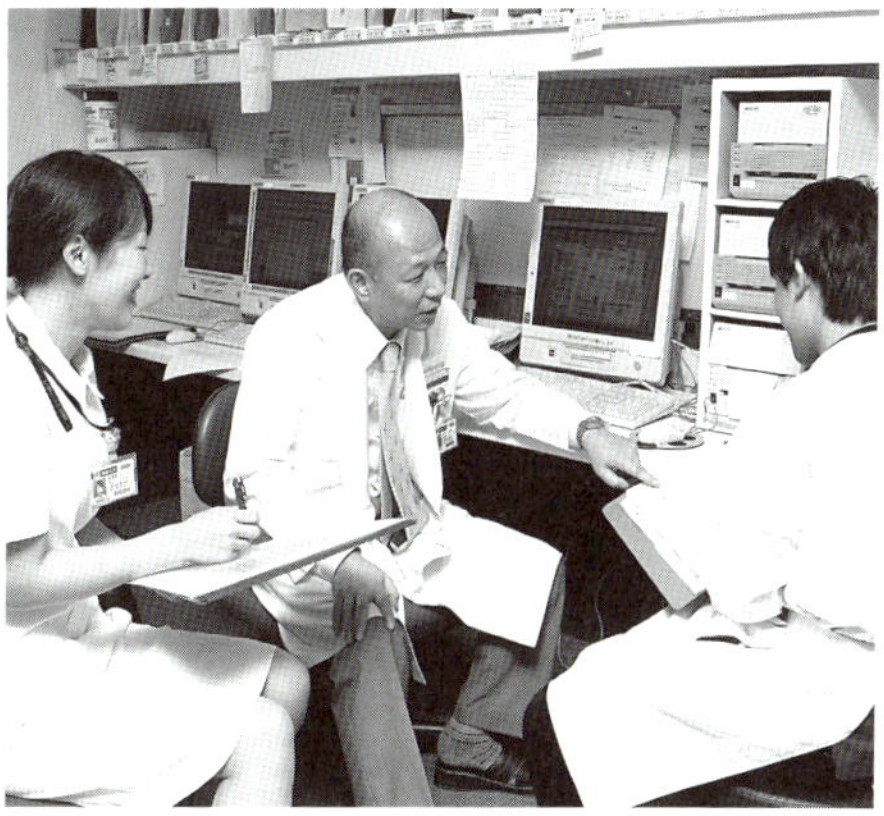

スタッフと打ち合わせ中の曽雌先生

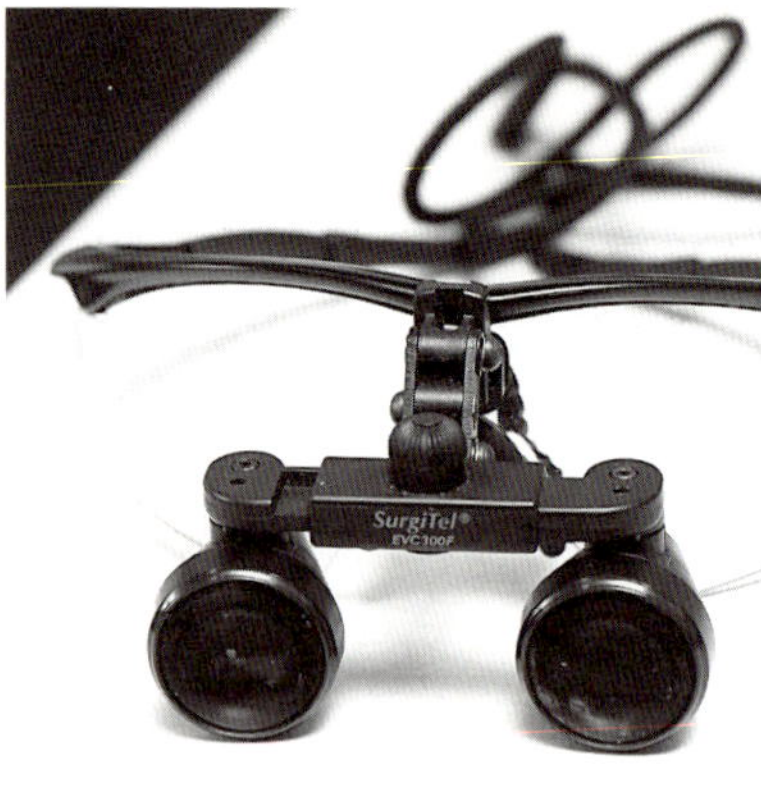

曽雌先生愛用の手術用ルーペ

患部を拡大、視野も広い手術用ルーペを使用

私がこの手術を始めたころは、裸眼で、文字どおり患部を直視して行っていましたが、10年ほど前からは手術用ルーペを使っています。現在使っているレンズは2・5倍。2㎜のものが5㎜に見えると、守るべき神経の見え方もより鮮明になるなど、精神的に余裕が生まれ、落ち着いて手術ができます。もちろん顕微鏡ほど大きくは見えませんが、非常にクリアです。顕微鏡は、手術箇所だけが拡大されますが、手術用ルーペは視野が自由なので、広い範囲に気を配りながら手術ができます。

手術法でいえば、顕微鏡による手術も、内視鏡での手術も、視野のとり方や、ヘルニアに到達する方法が異なるだけで、「腰部を切開してヘルニアを切除する」という手技自体はラブ法となんら変わりません。その意味でもラブ法がヘルニア手術の基本であるといえるでしょう。

安全、確実なラブ法。ほかの手術と組み合わせやすい

顕微鏡や内視鏡を使う手術では、患部であるヘルニアの周辺を拡大して見ることができます。ただし、それぞれ視野が限られていたり、見え方が平面的であったり、手技を行う道具が特殊だったりといった条件を伴います。そこで、これらの手術を、安全に、しかもヘルニアの取り残しなく行うためには、術者の経験や熟練が必要になります。

一方、ラブ法はじかに見て確認しながら手術を進められる安全、確実な方法であり、すでに基本的な術式として広く普及しています。また、特別な手術機器を必要としないため、どこの医療機関にかかっても、ほぼ同じ水準の治療を受けることができます。傷口の大きさも、現在では、ヘルニアのほかの手術法と比べて、せいぜい1～2㎝程度の違いしかありません。

そしてラブ法は、腰椎椎間板ヘルニアに付随するほかの手術を併用しやすいのが大きなメリットです。

たとえば、腰椎変性すべり症などがあり、ずれて不安定になっている背骨を安定させるために、骨移植やスクリュー（ネジ）を入れる固定術を加える場合、顕微鏡や内視鏡などの切開口では無理なため、スクリューを入れるために傷口を広げたり、別に設けたりする必要があります。

ラブ法なら、スクリューを入れることを想定して切開しておき、ヘルニア手術の流れで、そのまま固定術を行うことができます。

また、ヘルニア手術での出血はほとんどありませんが、万一、出血で

緊急の処置が必要な場合も、そのまま十分に対応できます。

手術が必要となるのは患者さんの1~2割

　ヘルニアは自然に吸収されたり、小さくなったりする可能性があり、患者さんの7~8割は、保存療法で経過をみていると、数カ月のうちに症状がとれてきます。保存療法では治療効果が得られない場合は、患者さんに手術も選択肢に入ってきたことを話します。腰椎椎間板ヘルニアと診断された人の1~2割は、こうして手術に進むことになります。

　ただし、痛みやしびれなどに加えて、「脚に麻痺《まひ》が出て、力が入らない」「おしっこが出にくい、あるいはもれる」「便が出しにくい、あるいは便が出てしまっているのがわからない」といった馬尾《ばび》障害の症状が確認されれば、緊急手術となります。

　保存療法が有効なケースであっても、「我慢できないほど痛みが強い」「受験が迫っていて当日までにすっきりさせておきたい」「仕事の都合上、早期に復職したい」などの要望により、早めに手術に進むケースもあります。

　いずれにしても、手術を検討するにあたっては、あくまでも患者さんの意向を尊重することになります。

●直接目で見て行うヘルニアの切除法

開創器という器具で筋肉をよけ、そこからじかに手術部位を見てヘルニアを切除する。

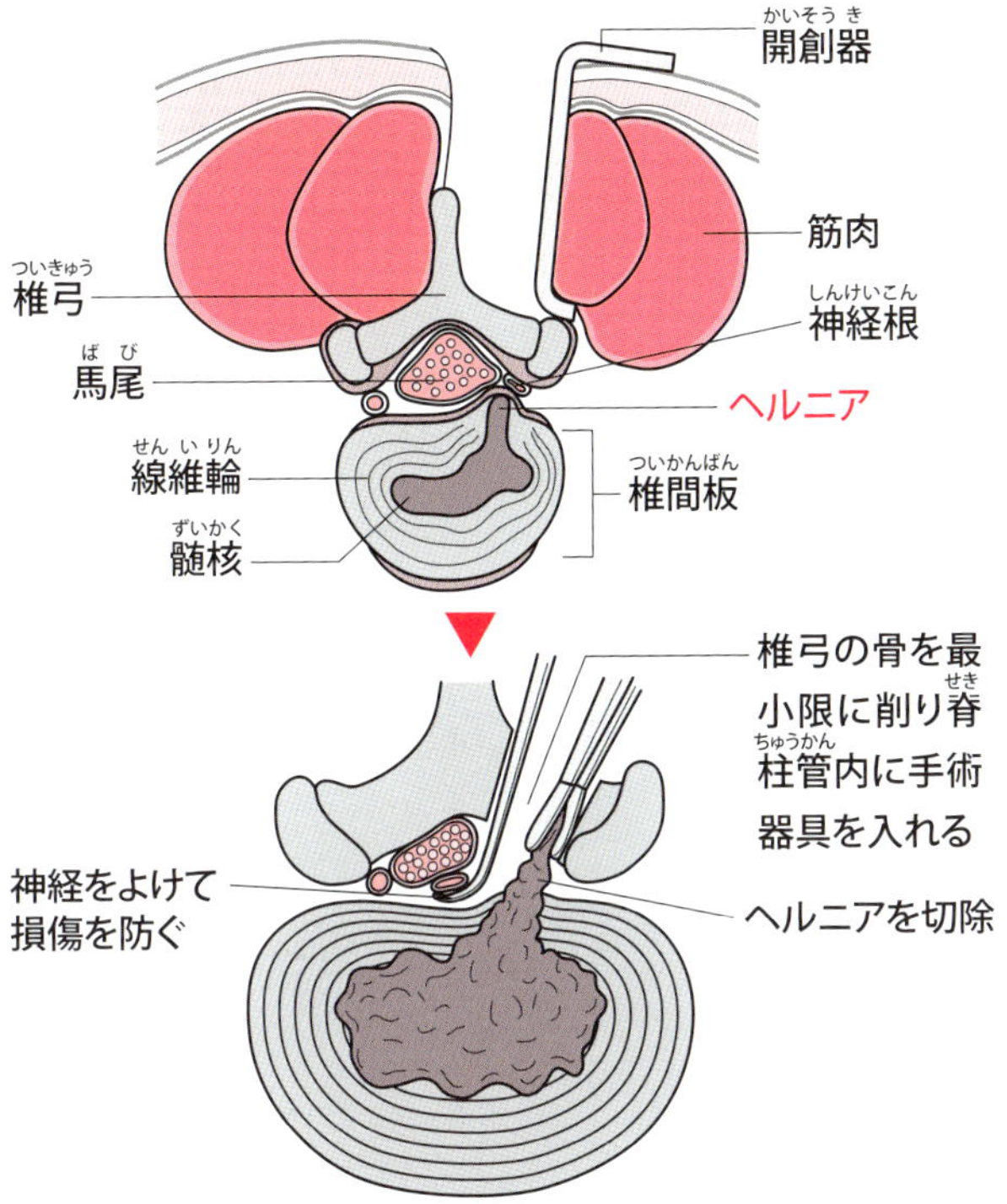

●手術が必要になるケース

〈保存療法を行わずに手術〉

- 脚の麻痺や排尿・排便障害などの馬尾症状がある（緊急手術）
- 生活、仕事上の都合で早く痛みをとりたい

〈保存療法後の手術〉

- 保存療法を２～３カ月続けても治療効果が得られない

治療の進め方は？

神経を傷つけないように注意しながら、神経を圧迫しているヘルニアを切除します。取り残しのないよう念入りに確認。手術時間は30分程度です。

姿勢はうつぶせで全身麻酔。X線で切開位置を確認する

手術が決まったら、手術の日の2日前には入院してもらいます。手術自体は前日入院でも可能ですが、新たに心臓や肺などに合併症がみつかった場合にも対応できるよう、入院は1日早めにしています。手術前日21時以降は飲食なしで手術に臨むことになります。

患者さんは、うつぶせで手術を受けるため、わきや手脚の関節部分の神経や血管を圧迫せず、腹圧がかかりにくい、特別な形の手術台を用います。腹圧がかかると、手術中に出血しやすくなります。

手術は全身麻酔で行います。

まず、腰椎部背中側の皮膚の切開位置を決めます。事前のX線やMRI（磁気共鳴画像法）による検査画像で確認された、ヘルニアがあると推察される腰椎の部分に背中から針を刺し、X線写真を撮ります。

この画像と事前の検査画像を見比べ、この針を目印にしてヘルニアの位置を確認し、切開する位置に印をつけます。

腰椎はほとんど同じ形のものが並んでいるため、事前の検査画像だけでは実際の位置が判断しにくく、目印を使ってより正確な位置を確認する必要があります。

●手術室のセッティング

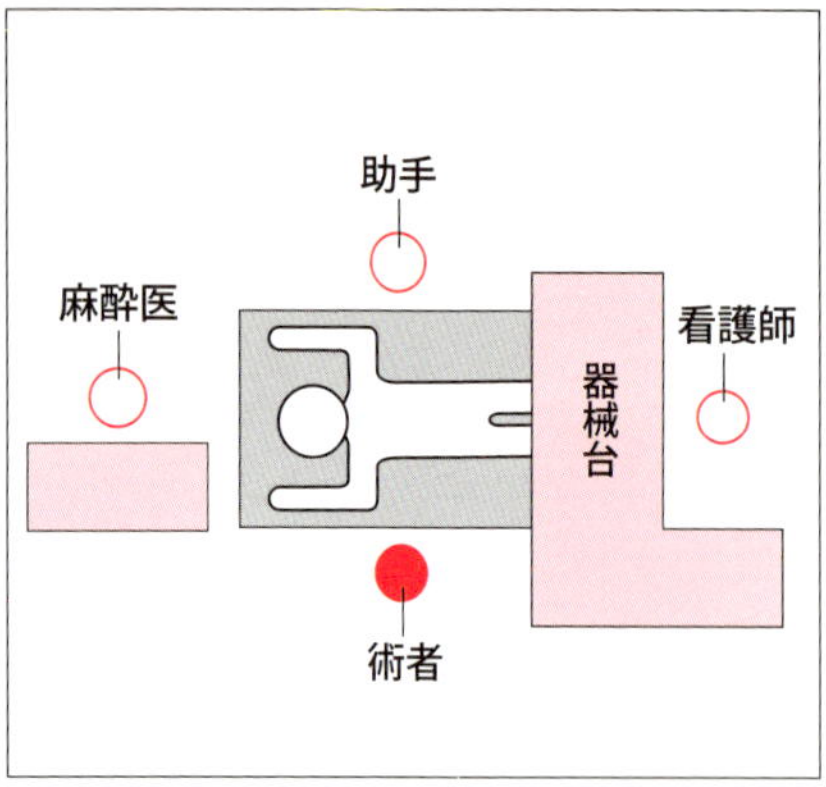

●手術はうつぶせで行う

目の部分、関節部の神経や血管、腹部を圧迫しない特別な形の手術台を用いる。首がうしろに反らないように頭部の角度も調節する

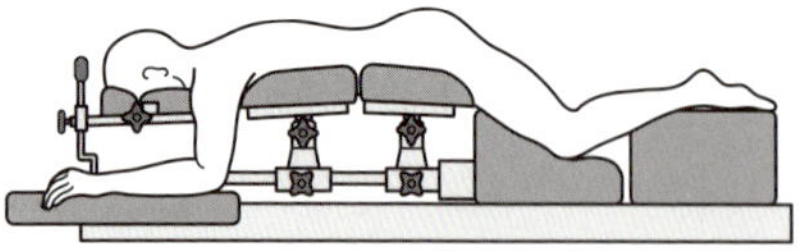

●手術の開始

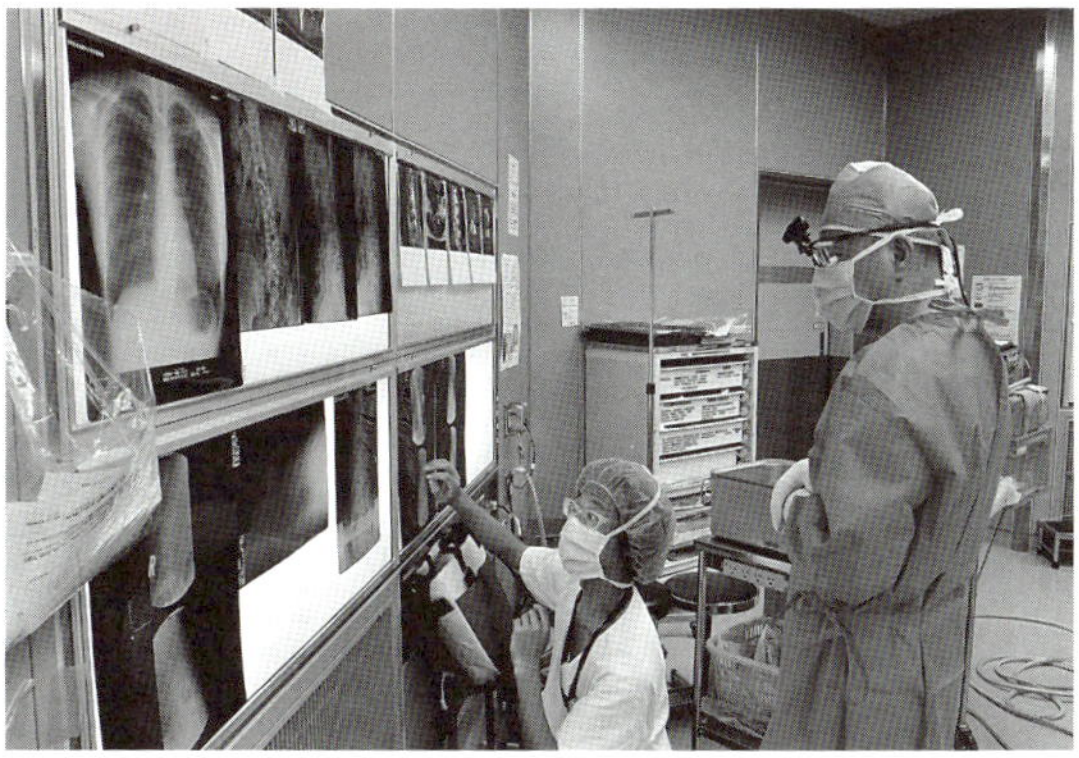

画像で切開する位置を確認

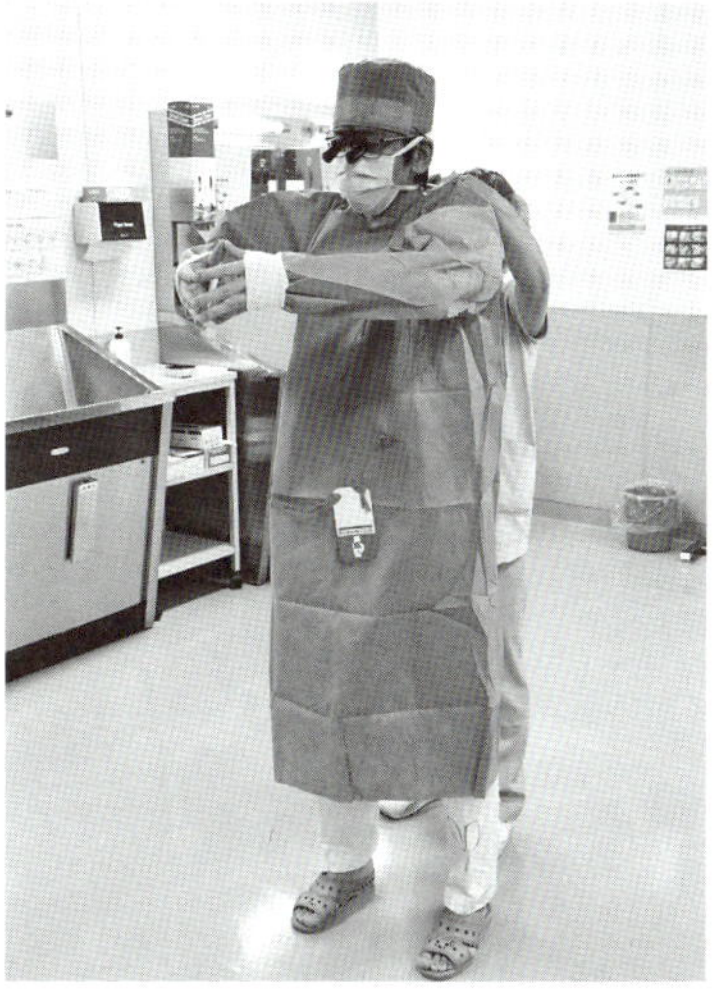

●腰椎《ようつい》部分背中側中央を切開する

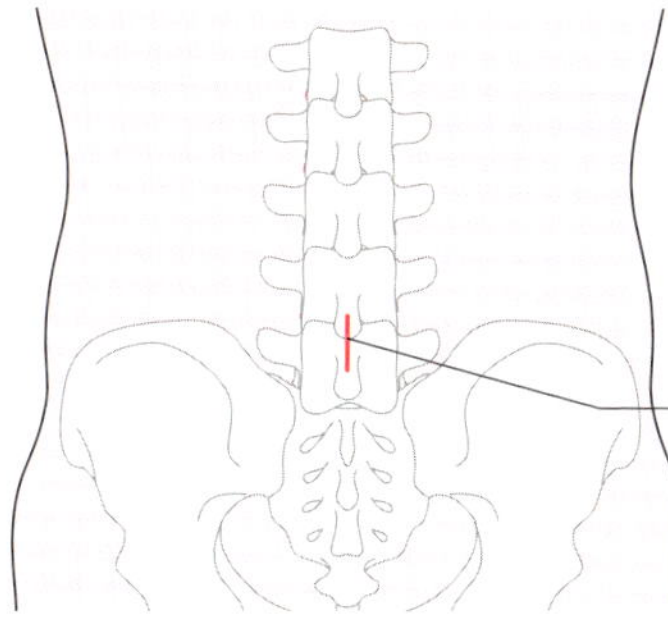

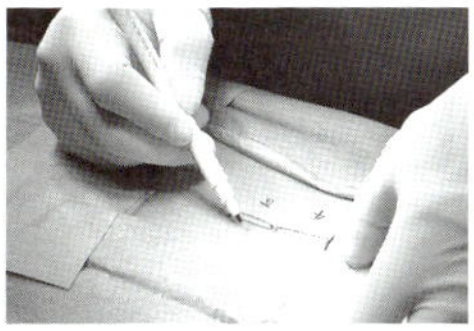

ヘルニアのある位置で背中の中央を縦に3～4㎝切開する

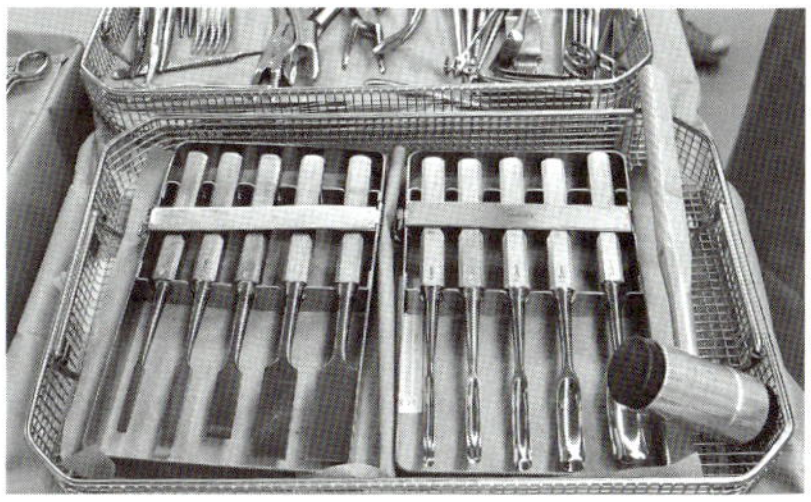

骨を切除するノミやハンマー

ヘルニアが切除できるように必要最小限の椎弓を削る

通常、ヘルニアを切除するだけならヘルニアのある部分の腰の皮膚を3～4㎝ほど切開します。ヘルニアの切除以外に、たとえば腰椎の椎骨どうしが不安定で、補強のためにスクリューを入れる固定術を行う場合などは、もう少し大きめに切開する必要があります。

皮膚を切開したら、ヘルニア周辺の椎弓についている筋肉をはがすようにしてよけます。よけた筋肉が戻らないように、専用の器具（開創器《かいそうき》）で広げて患部が見えるようにしますが、この器具の幅が約3㎝のため、これに合わせて腰の皮膚の切開は3～4㎝としています。切開の長さは体格によって違いがあり、大柄な人ほど椎弓が大きいので、傷口も大きくなります。

次に目指すヘルニアに到達するために、その部分の椎弓を最小限に削ります。さらに椎弓とヘルニアの間にある黄色靱帯を取り除くと、多く

●背中の筋肉をはがし、開創器を入れる

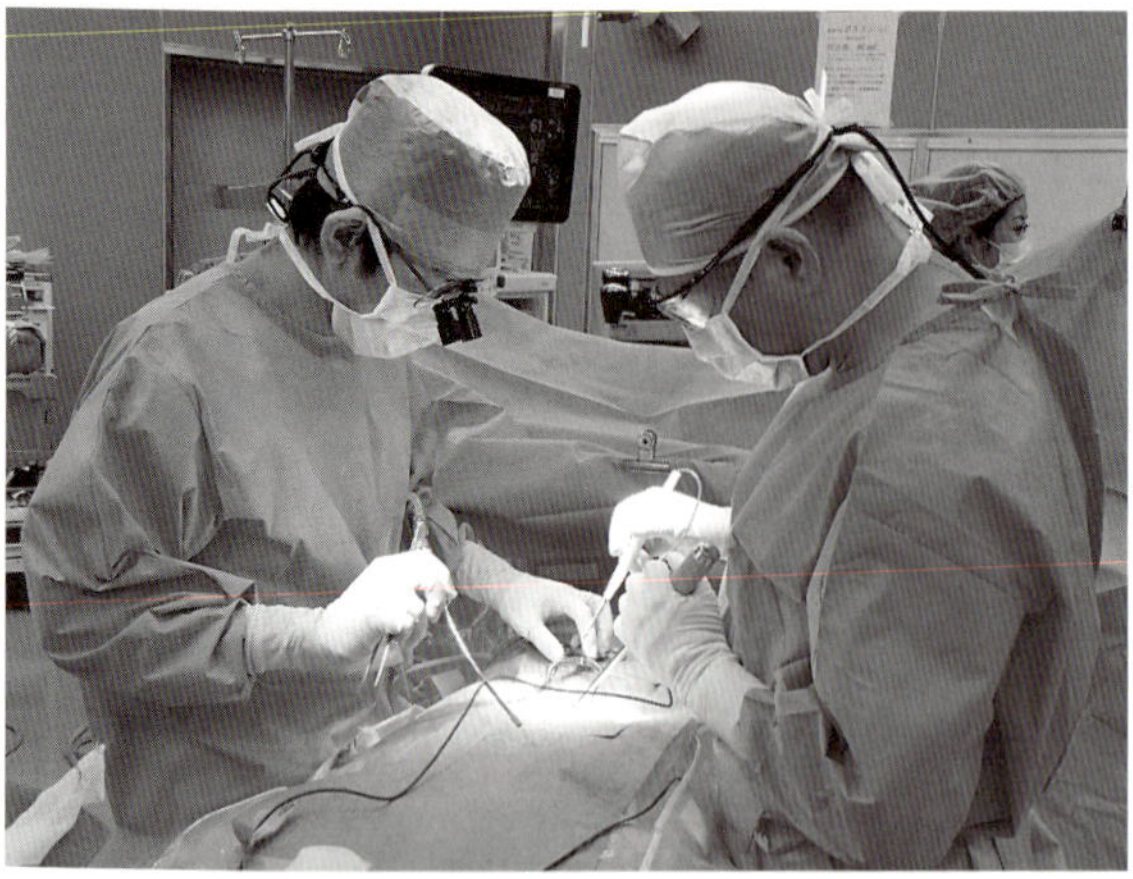

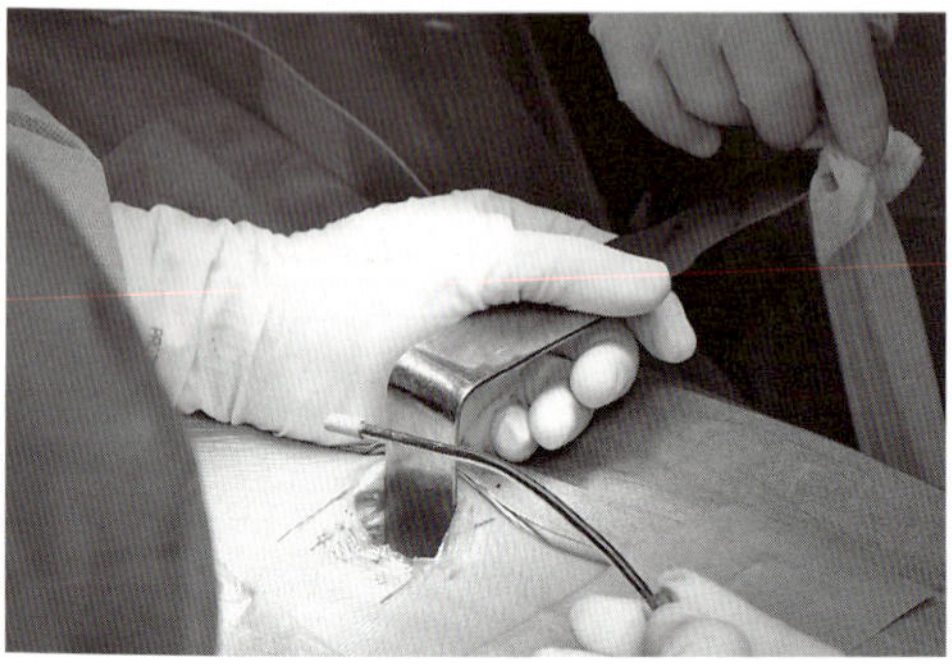

開創器で筋肉を広げ、患部が見えるようにする

●手術の手順

皮膚を切開
▼
筋肉を剥離《はくり》して椎弓を露出
▼
椎弓を最小限に削り、内部が見えるようにする
▼
黄色靭帯を切除
▼
神経根をよけて、ヘルニアを切除
▼
ヘルニアの取り残しがないか確認
▼
手術部分を洗浄
▼
ドレーンを設置、縫合

の場合、圧迫されている神経根《しんけいこん》の下に、飛び出しているヘルニアが見えてきます。神経根を傷つけないようによけながら、ヘルニアの切除にとりかかります。

神経を傷つけないように ヘルニアを切除する

ヘルニアのある付近には神経根や硬膜《こうまく》に包まれた馬尾があります。腰椎椎間板ヘルニアの手術の最大のポイントは、いかにこれらの神経を傷つけずに、黄色靭帯を切除し、ヘルニアを取り除くかというところです。黄色靭帯、あるいはヘルニアを取り除いているつもりで、誤って神経を傷つけることのないように、しっかり確認しながらヘルニアを切除していきます。

神経をよけてヘルニアを取り出すとき、ヘルニアと神経が癒着していることがよくあります。さらに、ヘルニアがある神経付近は、血管も集まっていて出血しやすいところです。出血させてしまうと、血液で患部が見えにくくなり、手術が難しく

●椎弓の一部を削り、ヘルニアを除去

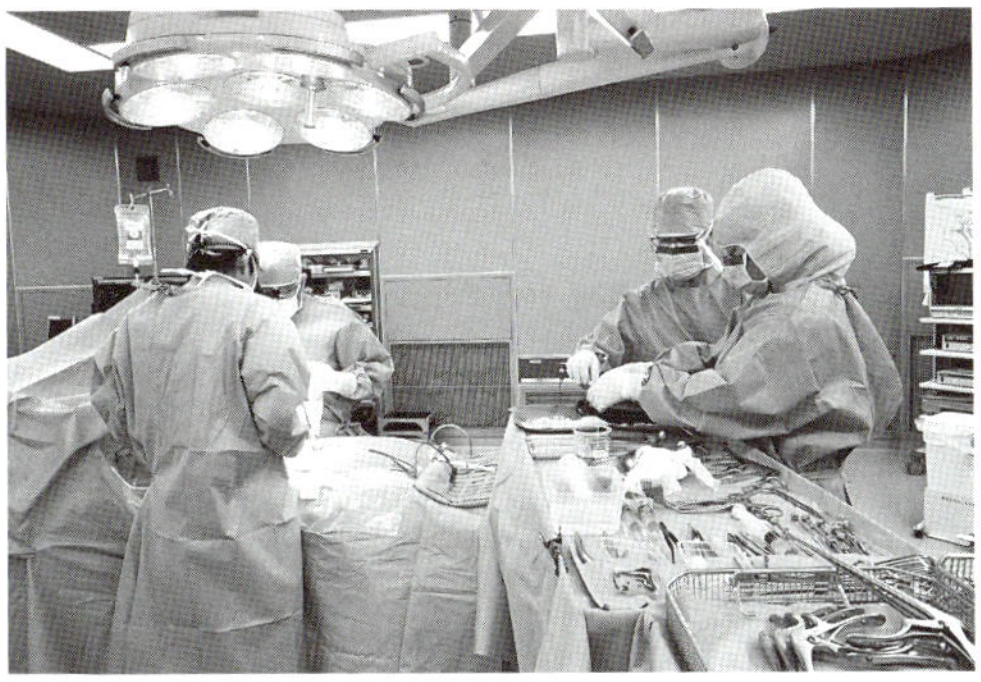

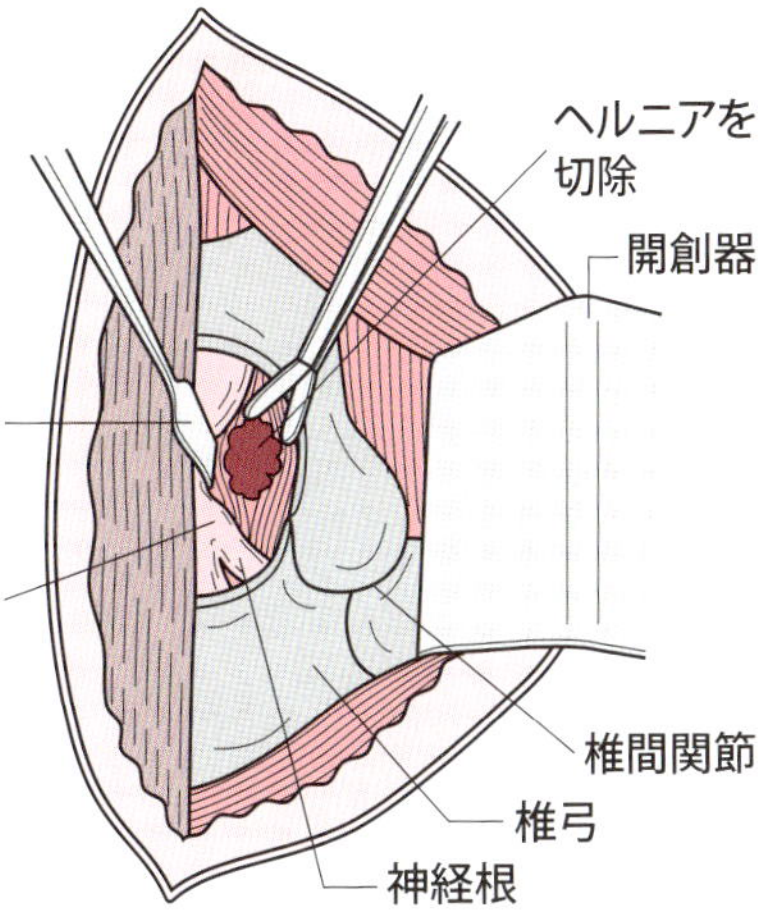

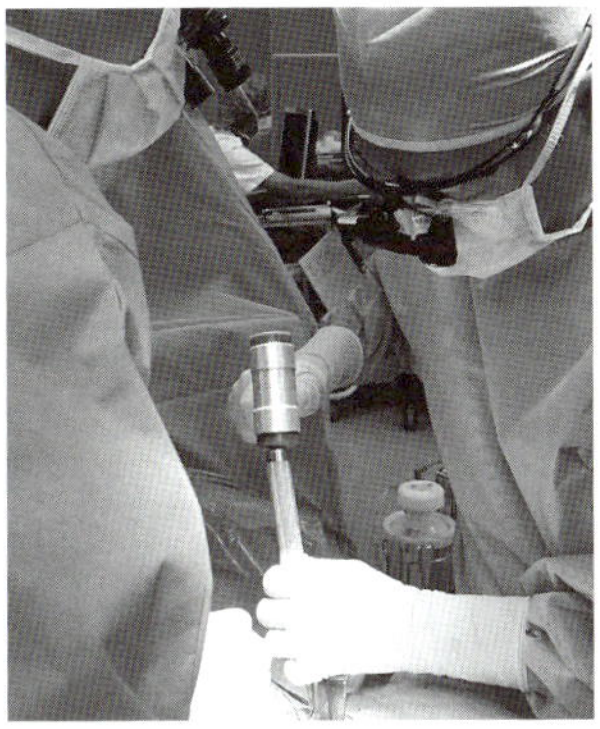
ノミとハンマーで必要最小限の椎弓を削る

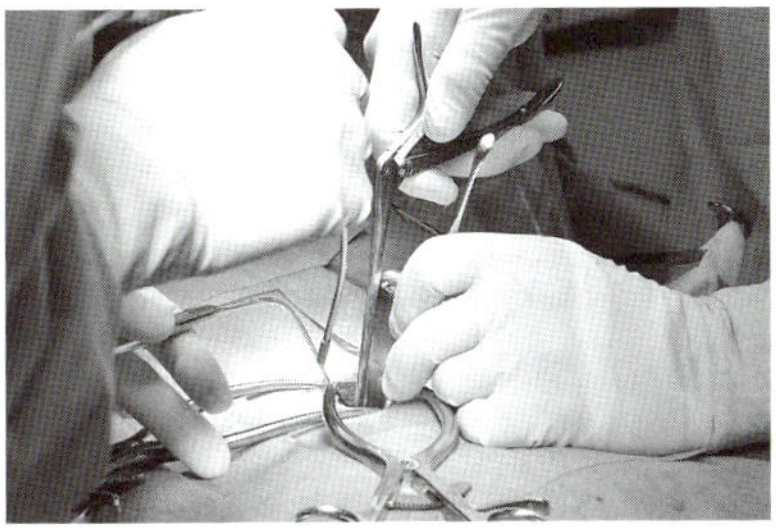
ヘルニアを切除する

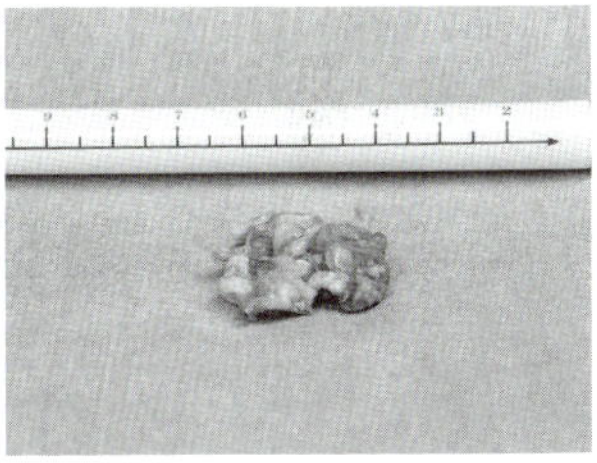
取り除いたヘルニアの大きさを確認

なります。出血が認められたら、すぐに高周波の電気で瞬時に止血を行うバイポーラー（双極）型凝固止血器で止血しながら、手術を進めます。ここでも、バイポーラーが神経に触れないように注意を払います。

検査画像と実際の切除物を比べヘルニアの取り残しを防ぐ

腰椎椎間板ヘルニアの手術では、ヘルニアの取り残しに細心の注意を払います。画像診断が進化し、事前のMRI検査などで、ヘルニアの位置とともに大きさも正確にわかるようになり、実際に切除したヘルニアの量を見て、全部切除できたかを判断できるようになってきました。

実際、「こんなに少ないはずはない。もっとどこかに隠れているはずだ」と、改めて患部を確認するケースもあります。

ヘルニアをすべて切除できたこと、神経根の圧迫が完全に取り除かれていることを確認したら、切除箇所に血液などがたまらないように排出する、ドレーンという細い管を入

●入院から退院まで

入院 手術2日前	・手術前検査 ・手術内容の説明 ・手術前日は21時以降飲食禁止
手術当日	・手術室に入る。麻酔開始 ・手術 ・ベッド上安静 ・痛みが強ければ痛み止め
術後1日目	・食事可 ・車いすでトイレ排尿可
術後2日目	・ドレーンを抜く ・コルセット着用で歩行可
術後3～10日目	・抜糸、シャワー可（7～10日目）
退院	・抜糸後退院 ・次回外来予約 ・2カ月程度コルセット着用

れて傷口を縫い合わせ、手術は終了します。

ヘルニアを取るだけなら手術時間は通常30分程度、急なトラブルの発生などがなければ、1時間を超えることはありません。

術後2日目から歩くことができ1週間～10日で退院

手術後、当日中はベッド上で安静を保ちます。翌日からは車いすで移動が可能、通常の食事をとることができます。実際には、翌日から歩行可能ですが、ドレーンがずれないように、車いすを使用してもらいます。2日目にはドレーンを抜き、自由に歩けるようになりますが、手術した患部の保護のため、コルセットを着用します。

傷口の抜糸までに、術後1週間から10日かかるため、これに合わせて退院となるのが一般的です。退院してから2カ月ほどはコルセットをつけたままにしてもらいます。

退院2～3週間後に外来で、通常の生活に戻って患部に異常が出ていないかチェックします。その後は3カ月～半年に1回通院し、1年～1年半はようすをみていきます。特に異常がなければ、以後は、調子が悪くなったときだけの不定期な通院となります。

ヘルニアの再発率は約3%。腰の負担を減らす生活習慣を

ヘルニアの患者さんには若い人も多く、無理な動きで再発するのを防ぐために、活動性が高いと思われる人には特に、退院後もコルセットを着用してもらいます。2カ月ほどで、手術した腰椎も安定するので、コルセットをはずします。

●ラブ法の基本情報

全身麻酔
手術時間――――30分〜１時間
入院期間――――10〜13日間
費用―手術費用約７万円、入院、検査等を含め約10万円（健康保険自己負担３割の場合。ただし、高額療養費制度の対象のため、実際の自己負担額はさらに低い）

＊費用は2013年1月現在のもの。今後変更の可能性がある。

（東京慈恵会医科大学附属病院の場合）

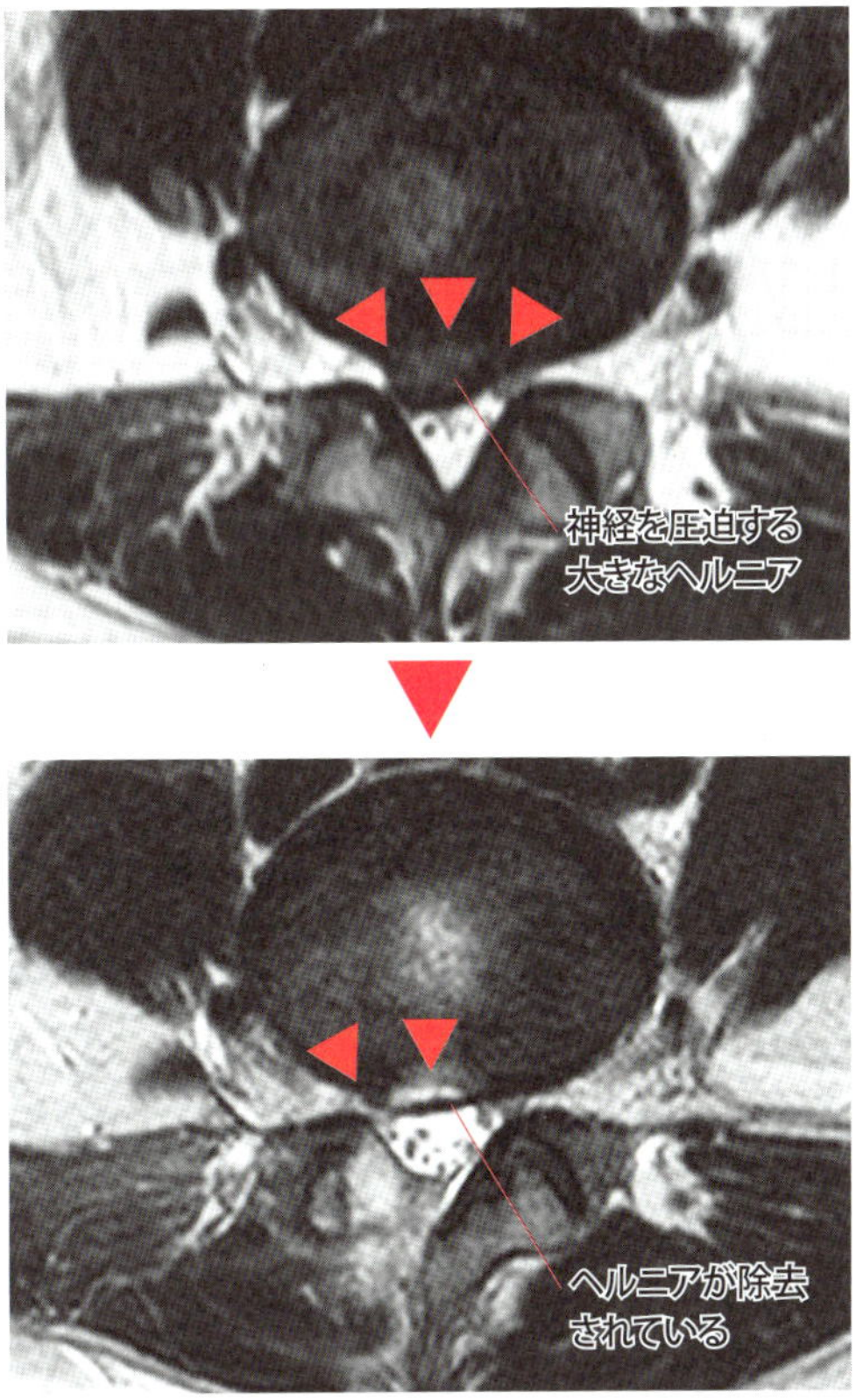

術前・術後のMRI画像。上の画面に見える大きなヘルニアが、下の手術後画面ではきれいに取り除かれている

写真提供：東京慈恵会医科大学整形外科

腰椎椎間板ヘルニア手術では、たとえていえば、あんパン（線維輪）から飛び出して神経を圧迫しているあんこ（髄核）を取り除くわけですが、あんこが全部なくなるわけではありません。取り除いたのは、飛び出したあんこだけなので、中に残ったあんこが、再び飛び出してくる可能性があります。こうした再発の危険性は約３％という報告もあります。

一度手術をした箇所は、その分弱くなっているため、髄核が飛び出しやすくなっていることは確かです。

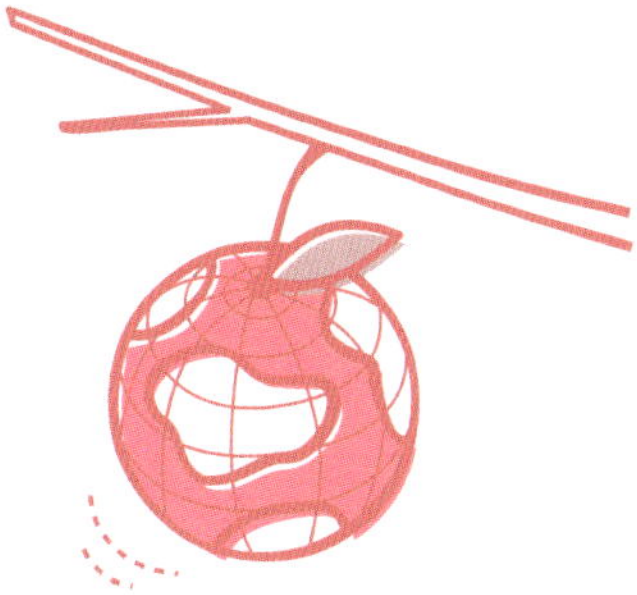

手術後の生活には特に制限はありませんが、腰の負担をできるだけ少なくする生活習慣を心がけ、適切な運動療法も加えながら筋肉を鍛えて、腰を守ることが大切です。

なお、ラブ法で手術を受けたときの費用は、ヘルニア切除の手技料だけで23万5、200円。健康保険が使えるので、３割負担の人なら約７万円。このほかに検査や入院の費用がかかるため、おおむね10万円程度の負担となります。

Interview

曽雌茂（そし・しげる）

東京慈恵会医科大学附属病院
整形外科准教授

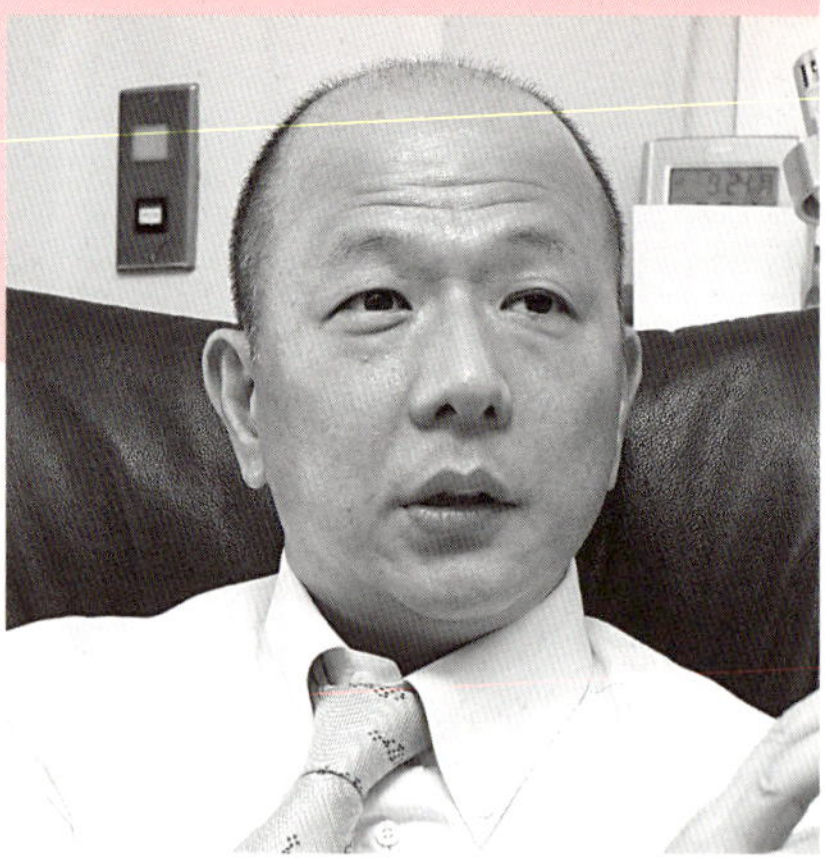

先輩の脊椎手術を見たときに、ものすごい特殊技能だと魅了され明確な意志をもって脊椎専門医の道を選択しました。

「これまでの人生で、悩んだことはほとんどない」といい、ものごとにあまりこだわらない曽雌先生が、「これだけは明確な意志をもって自分で選びました」というのが、整形外科のなかで脊椎《せきつい》を専門に選択したときです。

先輩医師の手術を目の当たりにして、「これはものすごい特殊技能だ」と魅了されたのです。

「ほんのわずかな間違いが、患者さんを車いすの生活にしてしまうかもしれない……われわれはこの危機感のなかに生きているのです。常に緊張感をもって手術をしなければいけない。ここに醍醐味《だいごみ》を感じます」

こうした緊張感が欠かせない仕事にかける熱い思いは自分自身への戒めと同時に、後輩たちへのメッセージにもなっています。

「接しているのは患者さん自身ですが、医師は患者さんが背負っているものまで思い描かなくてはいけません。この患者さんが車いすの生活になってしまったら、ご本人はもちろん、ご家族はどうなってしまうのか。一つの手術がその人に適切かどうかを判断する時点で、そこまで気遣う必要があるのです」

常に患者さんやその家族の立場で考える曽雌先生は、若いころに手がけた手術も鮮明に記憶しています。当時としてはもちろん最善を尽くしたけれど、「あの患者さんに今、出会っていたらなあと思うときはいっぱいありますよ」

今になって振り返れば100％とはいいきれず、「今だったらもっといい治療ができたのに」と残念な思いが捨てられないのです。

こんな思いが、今の手術の精度の高さに結びついています。

先輩医師からは、「常に、自分の家族だったらどうする、と考えろ」と教えられました。治療法の選択など、決断を迫られたときには、「自分の親や子どもだったら」と考えれば、大きな間違いはしないといわれ続けてきました。

そして、もう一つ「手術はテクニックだが、単なる技術屋にはなるな」というのも先輩の貴重な教えです。手術にかかわるさまざまなパートの一人ひとりが、気持ちを込めて臨むことが大切だといいます。

「二つとも、できているかどうか自分ではわかりませんが、ときに振り返って反省材料にしています」

剣道は4段、そして、スキー、ダイビングと、若いころからさまざまなスポーツにいそしんできた曽雌先生ですが、最近はもっぱらゴルフに励んでいます。

「ゴルフの魅力は自分の努力でなんとかなるところ。たとえプロが相手でも、使うクラブを選べば勝負ができます。しかもハンディがもらえますからね」

かつて、腰椎椎間板ヘルニアの7〜8割は自然におさまっていくということがまだ明らかではなく、手術による治療が一般的だったころ、外科でいう盲腸手術と同様、ヘルニアの手術は整形外科手術の「イロハのイ」でした。それから年月を経て、現在では、ヘルニアならとにかく切るという流れは一変し、手術はいわば最終の選択。

「医療には必ずリスクはありますが、歴史のあるヘルニアの手術はほぼ安全性が確立しています。医師が手術を勧めるのは、必要な状態になっているから。ためらわずに受けてほしい」と曽雌先生はいいます。

「手術で痛みがとれると、人が変わったように〝いい人〟になる患者さんは珍しくありません。それだけ、手術前はつらかったのでしょう」

脊椎の患者さんはますます高齢化が進み、高齢の夫婦、一人暮らしの老人など、「自分がしっかりしなくては」との強い思いが支えとなっている人が増えてきました。

「自分の健康にポジティブな方がたくさんおられます。脊椎の治療にとどまらず、いろいろな意味でそういう方々のお手伝いをさせていただきたいですね」

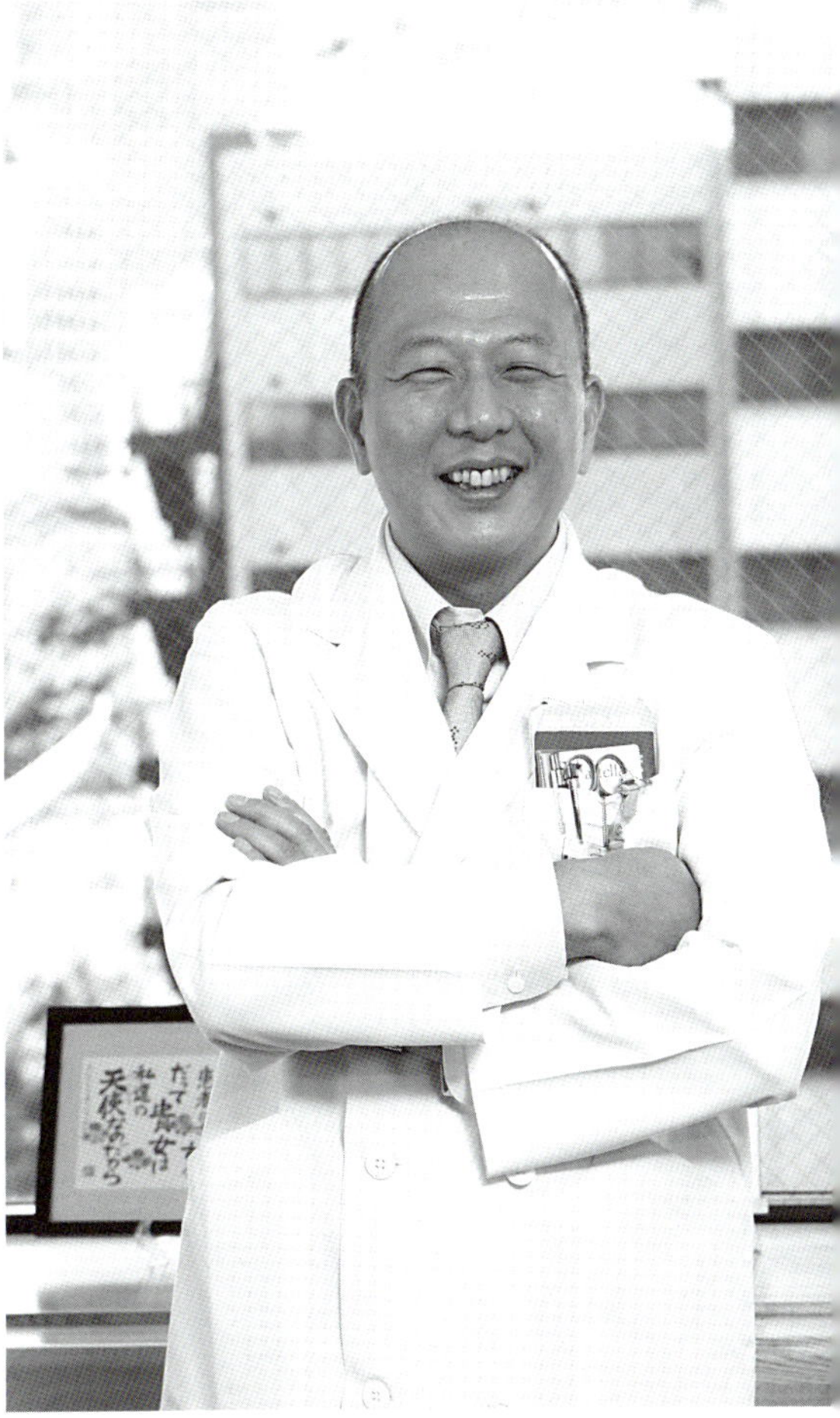

曽雌 茂（そし・しげる）

1960年東京都生まれ。85年東京慈恵会医科大学卒業。同年同大附属病院にて研修。87年同大整形外科助手。新潟大学整形外科学教室留学、東京慈恵会医科大学整形外科助手、同大附属病院医長、国立長野病院整形外科医長などを経て、99年東京慈恵会医科大学附属病院整形外科学診療医長。同年同大整形外科学講座講師。2011年より同准教授。

手術療法

顕《けん》微《び》鏡《きょう》下《か》椎《つい》間《かん》板《ばん》切《せつ》除《じょ》術《じゅつ》

大きく拡大した視野で、安全にヘルニアを除去

東京医科歯科大学 整形外科講師
川端茂徳（かわばた・しげのり）

手術用顕微鏡を活用し、明るく鮮明な視野で神経を守る。患者にも医師にも安全で安心な手術を追求し、顕微鏡下手術に熟達した川端茂徳先生にこの手術法のメリットについて語っていただいた。

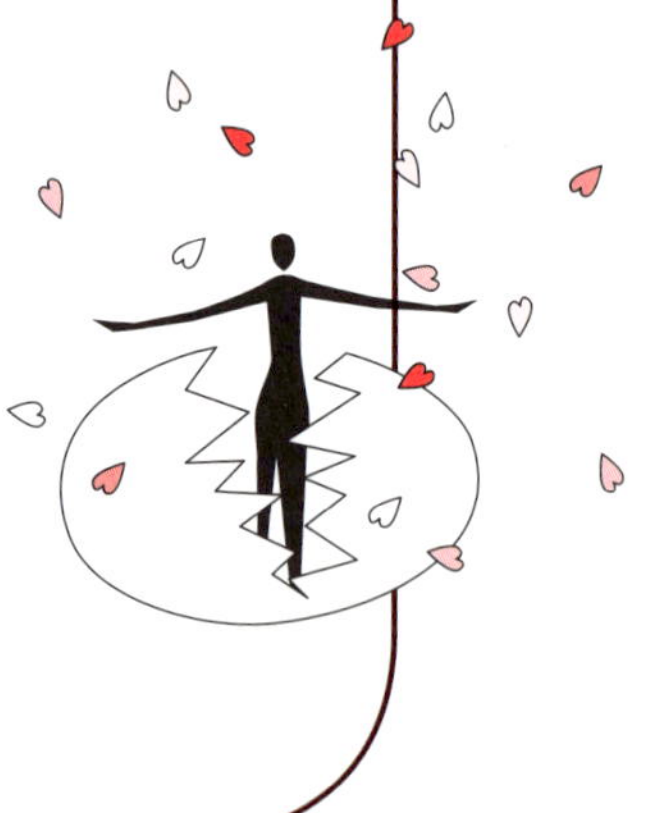

●手術用顕微鏡

対物レンズ、接眼レンズのある、鏡基部《きょうきぶ》と呼ばれる部分を、本体からアームをのばして手術部位の真上にセットする。術者が手元で、位置、倍率などを自由に変えられる。

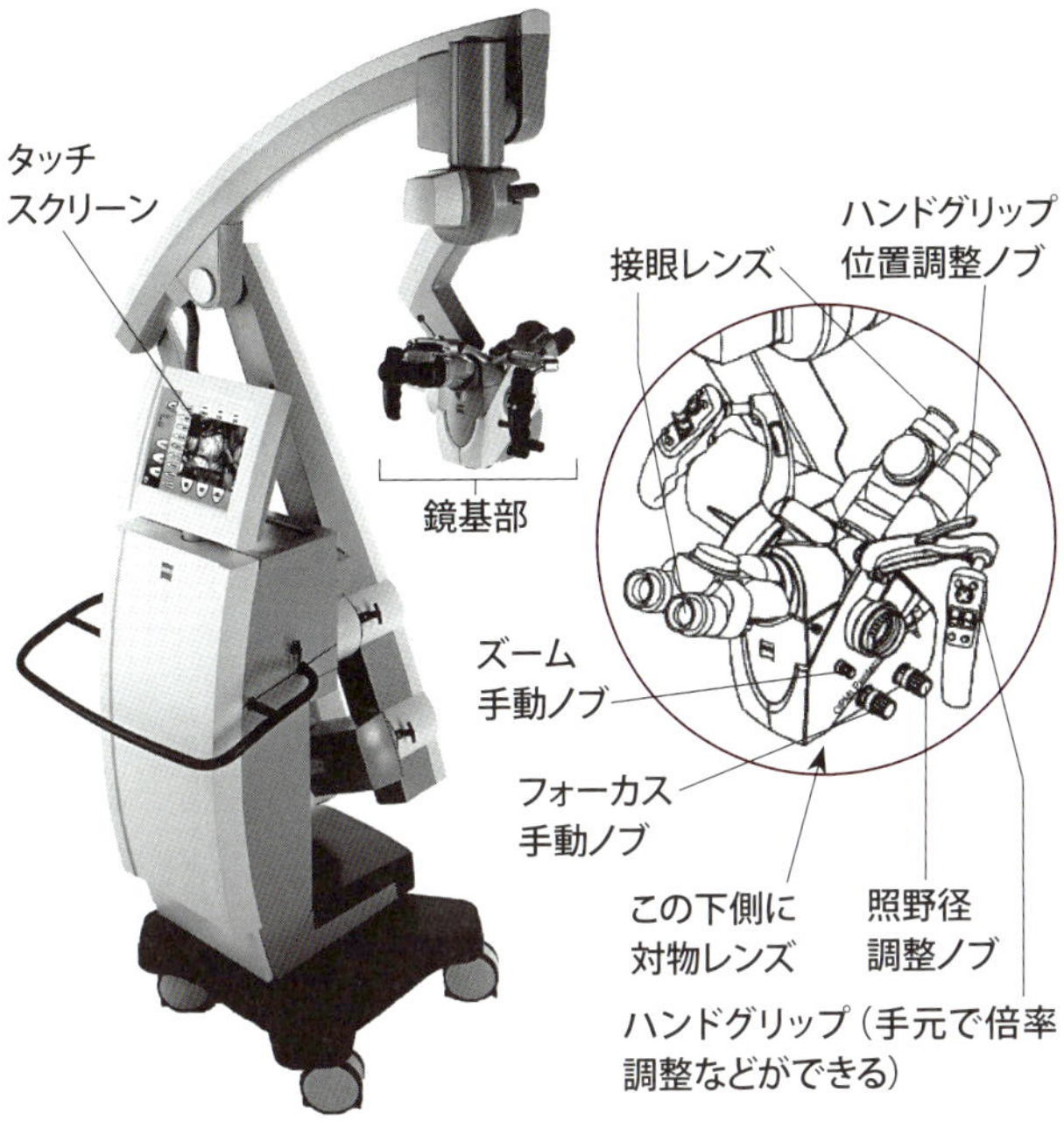

写真・イラスト提供：カールツァイスメディテック株式会社

どんな治療法ですか？

腰部を切開し、顕微鏡で視野を拡大。術者の目で細部を確認して、神経の損傷を防ぎより安全にヘルニアを切除することを目的とする手術法です。

顕微鏡は二人でのぞける構造。術者と助手が同じ視野を共有する

顕微鏡下椎間板切除術は、ヘルニアを切除する手術の一つであり、手術用顕微鏡を用い、患部を拡大して見ながら行う手術法です。

腰部の皮膚を背中側で切開し、椎《つい》弓《きゅう》や黄色靭帯《おうしょくじんたい》の一部を削って、圧迫された神経をよけながら、飛び出しているヘルニア（椎間板の髄核《ずいかく》）を切除するという、手術の目的と手順は、腰椎《ようつい》椎間板ヘルニアに対する最も基本的な手術法であるラブ法（128ページ参照）と同様です。

ただし、ラブ法は術者が切開部を肉眼でじかに見ますが、顕微鏡下手術では、手術用顕微鏡を通して拡大された部位を確認しながら手術を行うところに違いがあります。

手術で使う顕微鏡は、学校の理科の実験で使われる顕微鏡よりはるかに大きい装置で、手術部位の上にセットする鏡基部《きょうきぶ》という部分には、2カ所に接眼レンズが設けてあり、2方向からのぞけるようになっていま

す。皮膚の切開からヘルニア切除までを行う術者のほか、患部の血液を吸い取ったり、神経をよけたりして、手術の進行をサポートする助手も、術者と同じ視野で顕微鏡像を見ることができるようになっています。

ライトで照らし出された鮮明な視野が得られる

腰椎椎間板ヘルニアの手術は、数cmの切開口から、筋肉をよけ、椎弓や黄色靱帯の一部を削り、ヘルニアを除去するものです。そこで、最も注意すべきは、手術の過程で神経を傷つけないようにすることです。

この緻密《ちみつ》な手術を安全に素早く行うには、顕微鏡で拡大された視野が非常に有効です。しかも顕微鏡の先端にライトがついているので、視野はさらに鮮明で明るくなります。たとえば、ヘルニアは膜に包まれていることがよくあり、見えているのが膜に覆われたヘルニアか、神経か、肉眼では区別がつきにくい場合があります。しかし、顕微鏡で拡大されたものなら見分けがつきやすく、安全な手術に結びつきます。

視野が狭くなっても神経や血管など細かい組織を拡大して鮮明に見ることができるため、顕微鏡を用いた手術では、通常のラブ法より切開口を小さくすることができ、出血量や傷あとを含め、患者さんの身体的な負担を減らせます。皮膚切開は、通常2・5～3cmです。

●顕微鏡下で行うヘルニアの切除法

背中側からレトラクターを入れて固定し、顕微鏡の拡大された視野で骨を削り、ヘルニアを切除する。

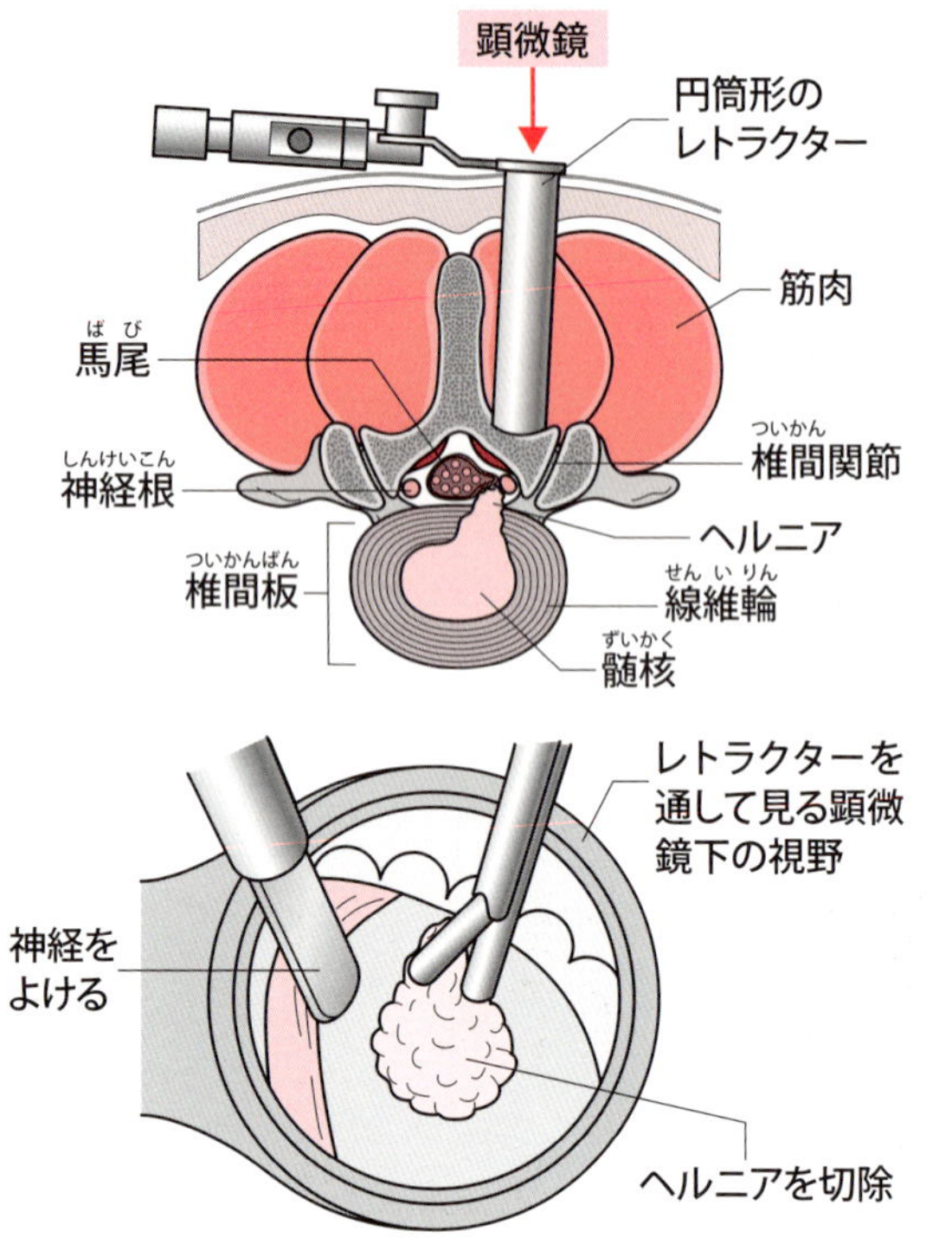

切開口に円筒形の器具をはめ3本の器具を用いて手術

最近の顕微鏡下手術には、一般に円筒型開創器《かいそうき》（チューブラーレトラクター・以下レトラクター）という器具が用いられています。患部をじかに目で見て行う手術では、必要最小限の皮膚切開をし、開創器という器具で傷口を広げて、そこから手を入れて手術を行います。顕微鏡下手術では、この切開した部分にレトラクターをはめ込んで固定し、筒の中に手術器具を差し入れて、円形の視野を顕微鏡で見ながら手術を進めます（右ページ図参照）。

　この場合は、直径約18㎜のレトラクターが入る分だけ皮膚を切開すればよいので、切開口を小さくするのに役立っています。

　このレトラクターは内視鏡手術（152ページ参照）にも用いられるものですが、内視鏡手術に用いるものよりも、通常、やや径が大きくなります。そのため、内視鏡手術では皮膚切開は2㎝程度ですが、顕微鏡下手術では、それより数㎜大きくします。利点は、接眼レンズを通して両目で患部を見るので立体的に見えることです。内視鏡手術の場合はモニターで平面画像を見ながら手術をすることになります。

　さらに、内視鏡では筒の中にカメラが入るため、手術器具を2本しか使えませんが、顕微鏡下なら慣れてくるともう1本加えて、3本の手術器具を使えるようになり、格段に手術がやりやすくなります。また、予期せぬ危険な事態がおこったときには、ただちにレトラクターを抜いて傷口を広げ、対処することが可能です。

　ヘルニアの除去を、通常のラブ法で行うか、顕微鏡を用いるかは、医療者・医療機関側がどの手術法を採用しているかで決まってきます。私が勤務する、東京医科歯科大学医学部附属病院整形外科では、全例に顕微鏡の使用が基本となっています。

手術が必要かを慎重に判断。適切な手術位置も確認する

　腰椎椎間板ヘルニアと診断された患者さんには、「2～3カ月で自然に治ることが多い」と話します。自然におさまるまでの2～3カ月間は、痛み止めの薬や、神経ブロックなどの保存療法でようすをみます。私の実感では、保存療法で9割くらいの人は症状がなくなります。

　さまざまな保存療法を2～3カ月続けてもなお、痛みが引かない場合は手術を考慮します。10人の患者さんのうち、3人は薬だけで痛みを抑えることができ、神経ブロックを加えると、さらに6人がよくなって、残りの1人が手術に進む印象です。

　私は、治療に際しては、とにかく安全を第一に考えています。そのために手術には顕微鏡を使いますし、診断には特に慎重を期しています。

　若い患者さんの場合は、MRI（磁気共鳴画像法）の画像でヘルニアが神経を圧迫している位置をほぼ確定できます。しかし、高齢者の場合、ほとんどの人が加齢によって椎間板がつぶれてはみ出しており、どれが痛みの原因になっているのか特定しにくい場合があります。MRIだけで診断し、手術を行うと、ときに「手術をしても治らない」と訴える患者さんがいます。それでは患者さんの痛みや傷が無駄になります。

　そこで、痛みをおこしているヘルニアの位置に少しでも疑いがある場合は、選択的神経根《しんけいこん》ブロック（121ページ参照）を活用します。痛みの原因になっているとみられる神経根に直接、局所麻酔薬を注射して効果を確認し、圧迫を除くべき神経根を特定して、手術に臨みます。

治療の進め方は？

全身麻酔、うつぶせで手術を受けます。骨を削り、神経の癒着を慎重にはがして神経を圧迫しているヘルニアを切除します。手術時間は1時間～1時間30分です。

●手術室のセッティング

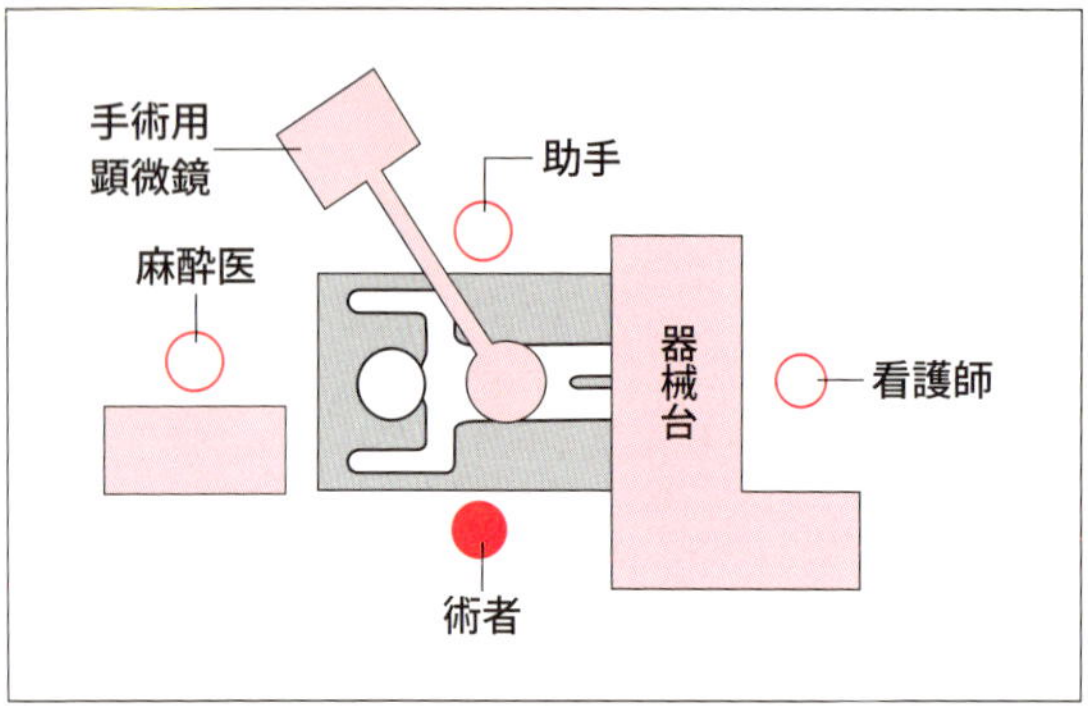

●腰椎《ようつい》部分の背中側の皮膚を切開する

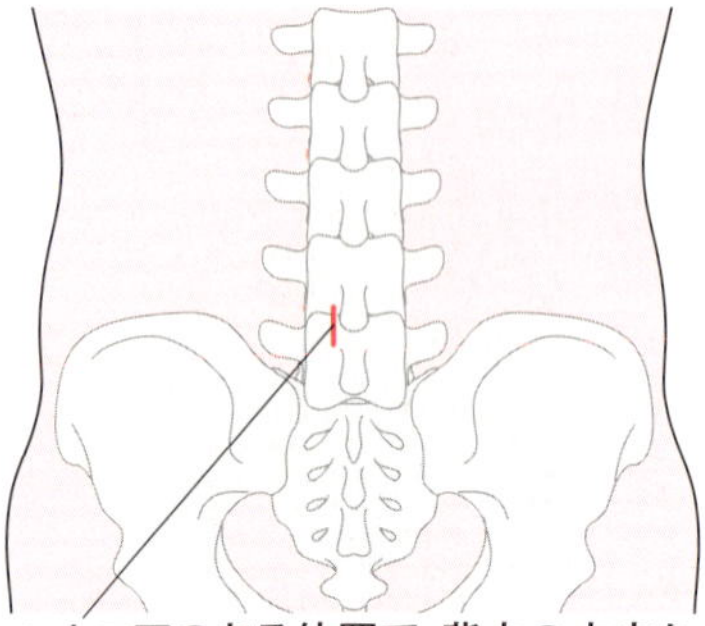

ヘルニアのある位置で、背中の中央から1cm外側を2.5～3cm切開する

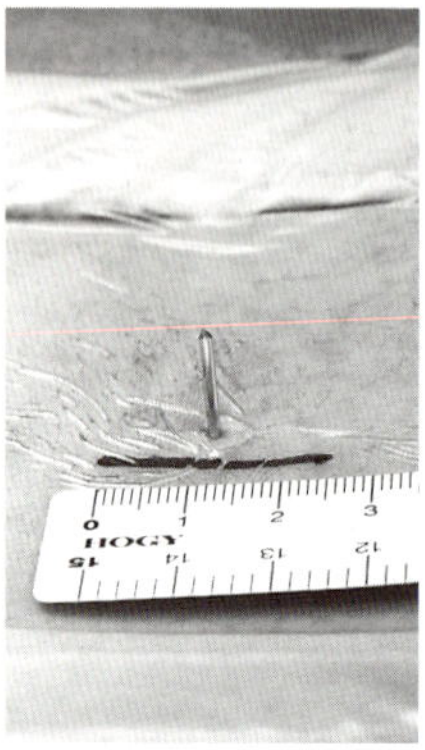

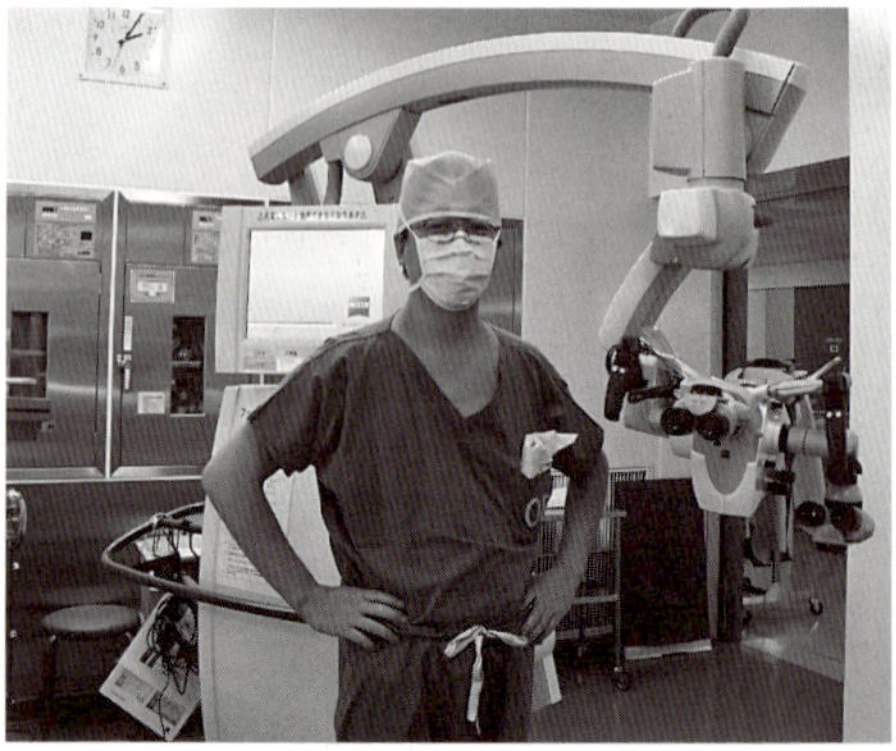

愛用の手術用顕微鏡と川端先生
写真提供：東京医科歯科大学整形外科

筋肉をよけ、骨に到達したらレトラクターを入れる

手術が決まったら、普通、予定日の前日に入院となります。事前のさまざまな検査を受け、前夜9時から絶食し、手術日を迎えます。

顕微鏡下でも、腰椎椎間板ヘルニアの手術は全身麻酔で行います。患者さんは腹部を圧迫しないしくみの手術台に、うつぶせになります。

事前に画像検査を行って特定した、切除するヘルニアのある椎間の位置に合わせ、腰部の皮膚を背中の中央から1cm離して、2・5～3cm

●手術の準備から開始

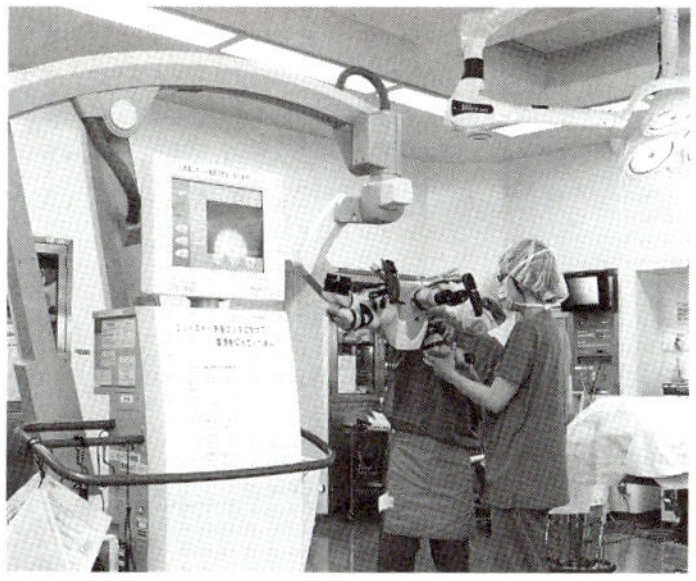

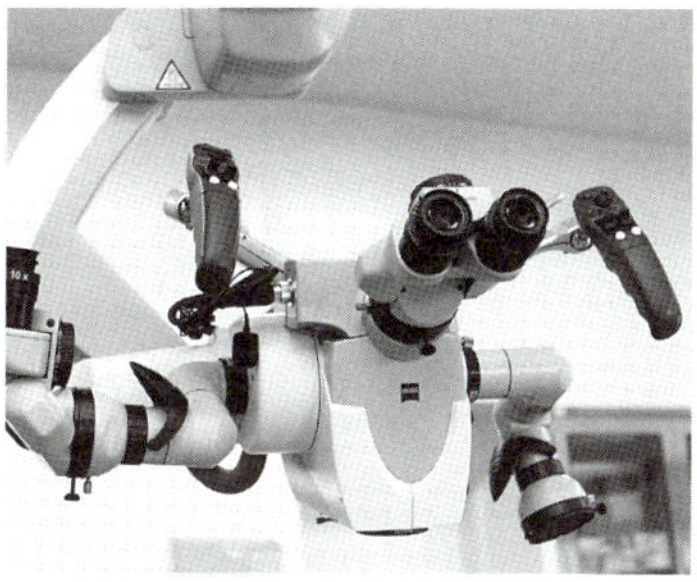

顕微鏡を起動し、調整する

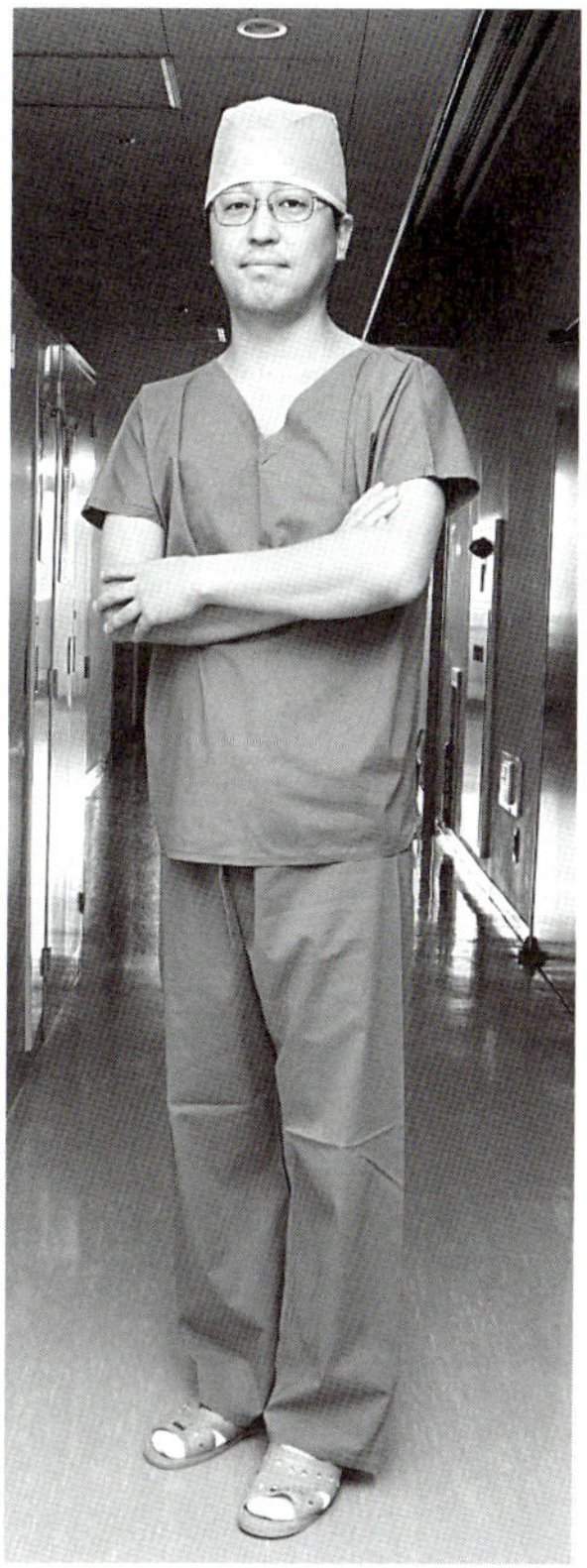

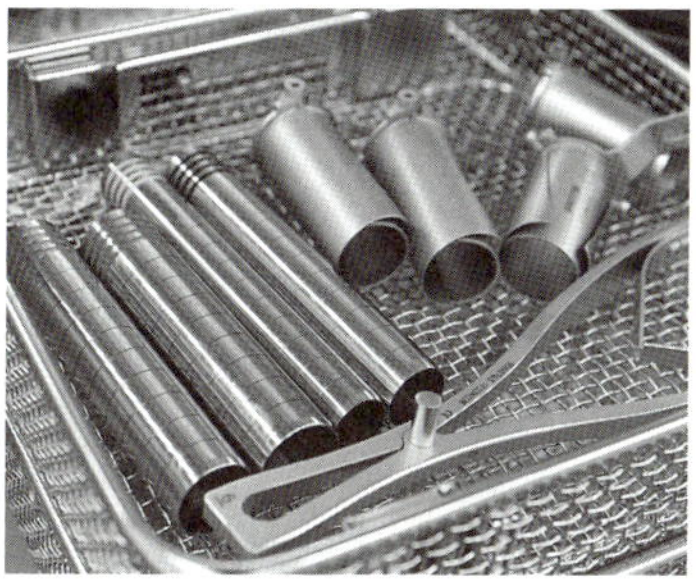

レトラクターを入れる切開創《そう》を広げるためのダイレーターという器具と円筒形のレトラクター

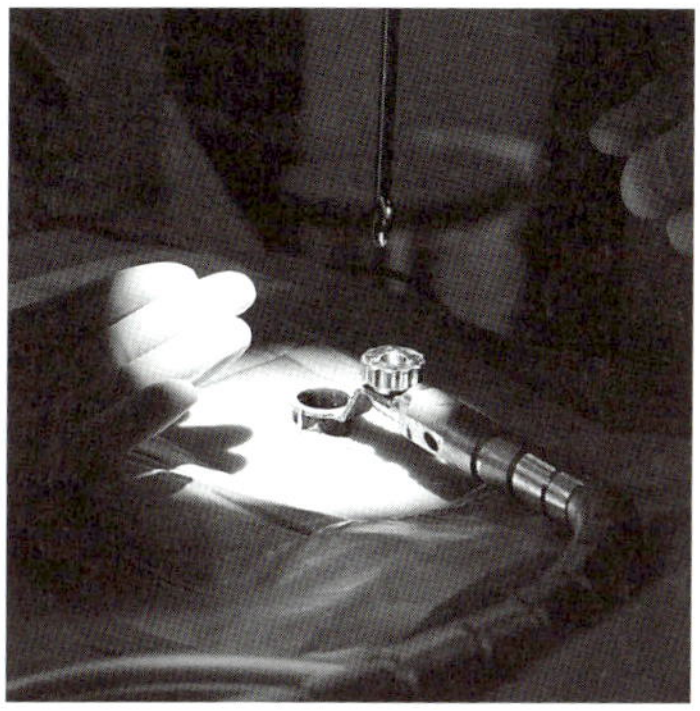

手術部位にレトラクターを入れて、固定する

切開します。皮膚に続いて、筋膜という筋肉表面を覆う膜を切ると、背中の筋肉が現れます。筋肉は切ったり骨からはがしたりせずに、筒状のダイレーターという器具で筋肉と筋肉の間を分けるようにして、椎弓《ついきゅう》の骨に到達します。

　骨の上に出たところで、レトラクターを差し込み、視野が動かないように固定します。この筒を通して患部を見て手術を行うので、筒内にはみ出した組織は取り除きます。

　ここで顕微鏡をレトラクターの真上の位置にセットし、これからあとはすべて顕微鏡下で行います。

骨が神経を圧迫している場合は骨を削って神経を開放

　ヘルニアは椎弓内部を通る硬膜《こうまく》（内部に馬尾《ばび》）や神経根の内側にあるため、まず、椎弓を削って内部に入らなければなりません。ヘルニアに達するための、必要最小限の骨を削り、窓をあけます。骨を削る器具はノミや、先端の小さなボールが回転するドリルです。ボールの回転で

●顕微鏡下でヘルニアを切除

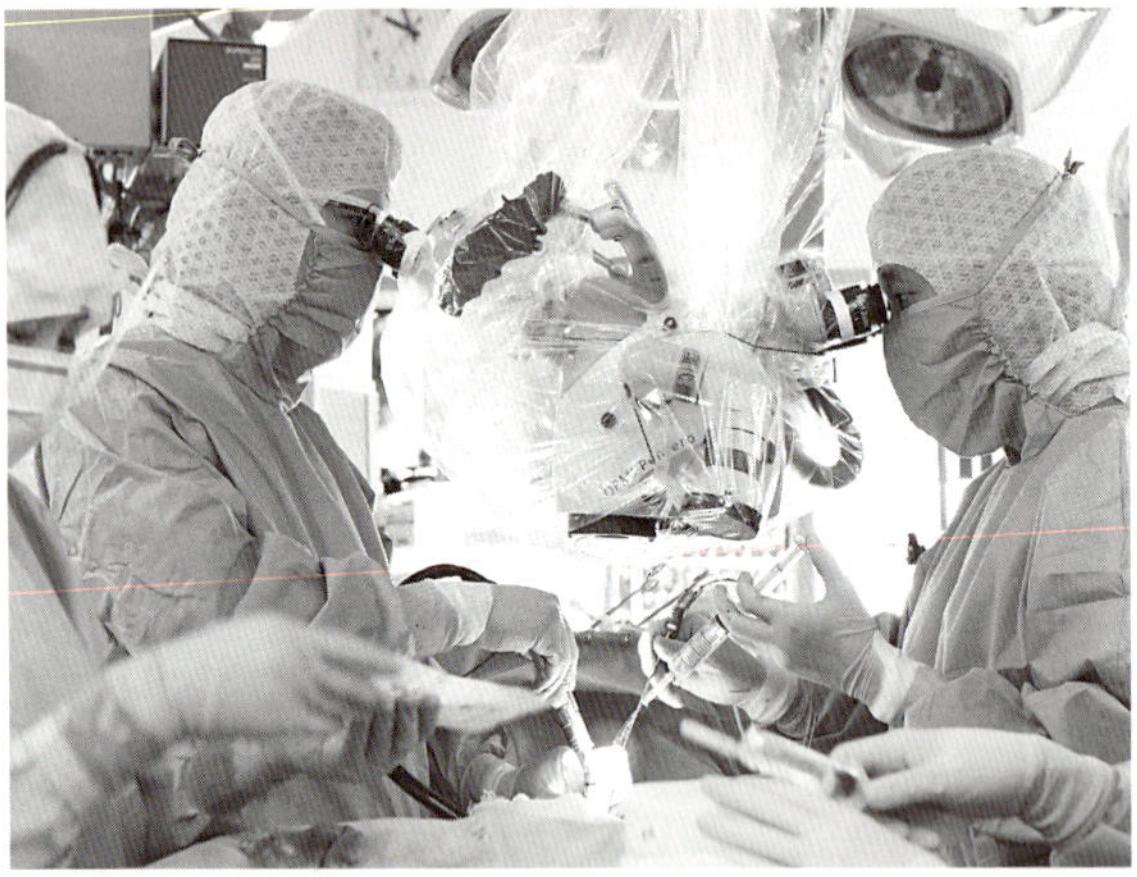

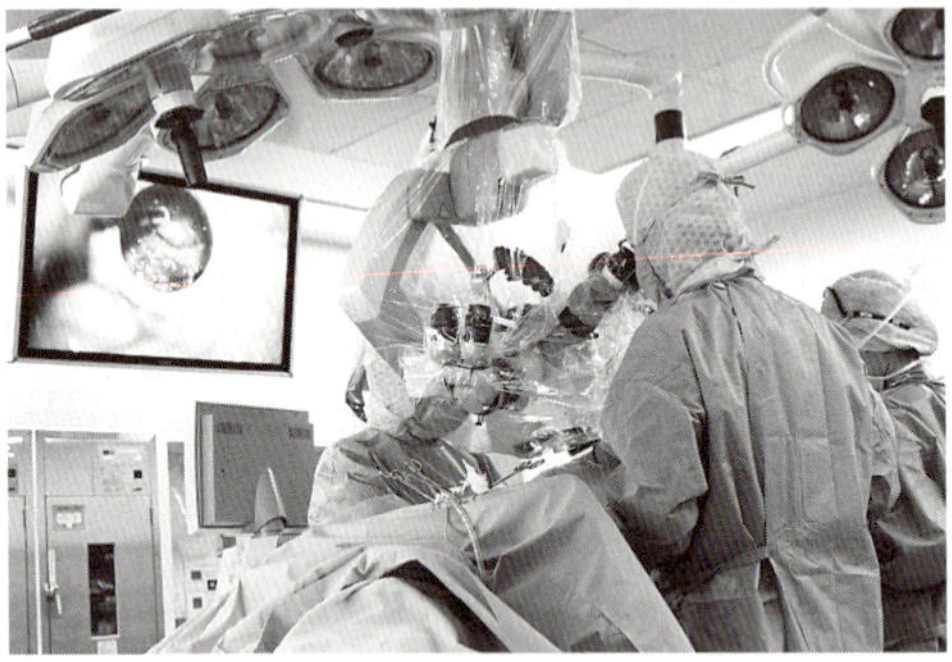

術者と助手は顕微鏡の接眼レンズから手術部位を見る。手術室のモニターで、スタッフも画面を共有

●手術の手順

1. 皮膚を切開
2. 筋肉を分けて椎弓《ついきゅう》を確認
3. レトラクターを入れる
4. 手術用顕微鏡使用開始
5. 椎弓を最小限に削り、内部が見えるようにする
6. 黄色靭帯《おうしょくじんたい》を切除
7. 硬膜《こうまく》、神経根をよけて、ヘルニアを切除
8. ヘルニアの取り残しがないか確認
9. 手術部分を洗浄
10. レトラクターを抜く
11. ドレーンを設置、縫合

レトラクターを通して手術を行う（顕微鏡下写真・レトラクター内の手術部位が拡大されて見える）

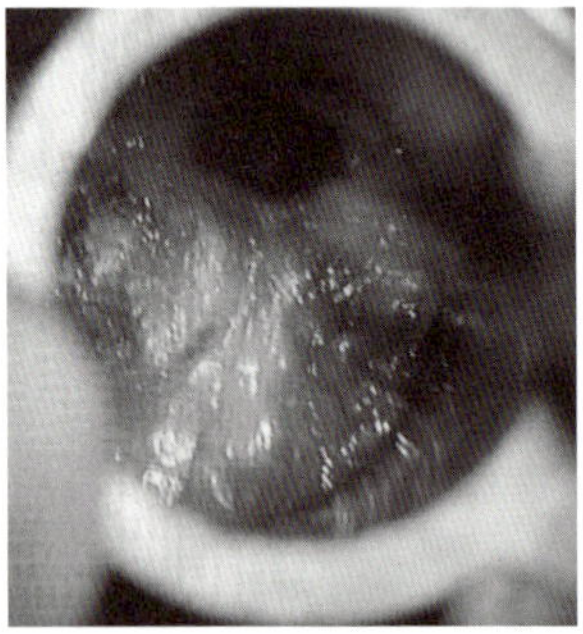

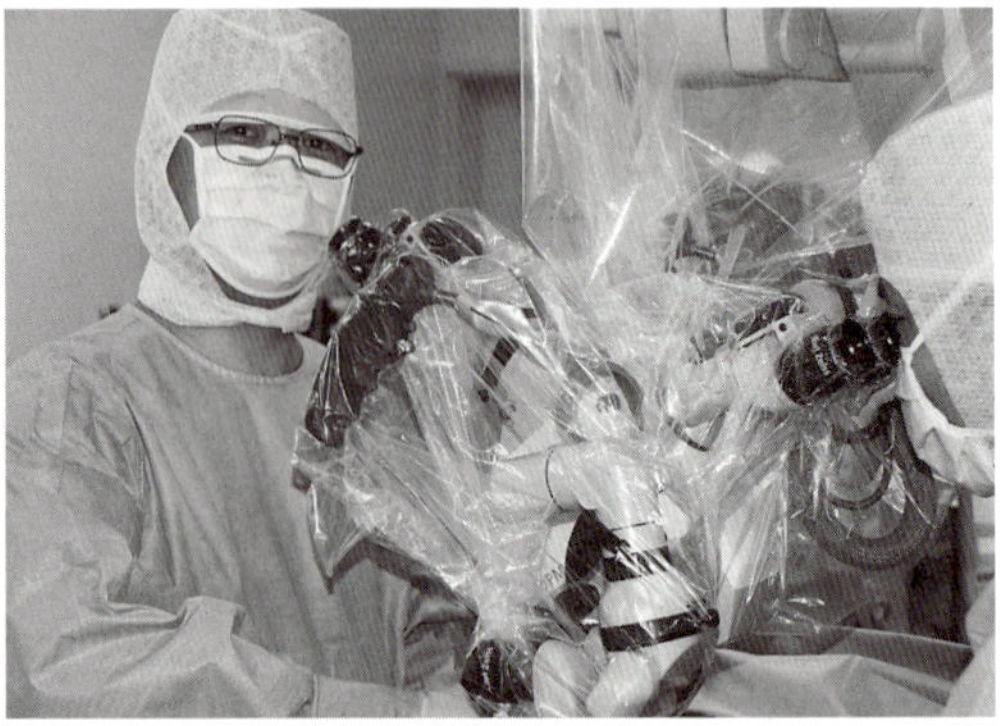

写真（下段2点）提供：東京医科歯科大学整形外科

骨を削るには、ある程度の熟練が必要ですが、神経を傷つけることがより少ないため、私はこのドリルを使っています。

神経の圧迫がみられる場合、ヘルニアと骨の間に神経がはさまって圧迫されていることがあります。さらには、もともと神経が骨の近くを通っている人もいるため、ヘルニアを切除しただけでは、神経の圧迫が十分にとれない場合もあります。このようなケースでは神経を圧迫している骨を削ります。

神経と骨が近過ぎるときは、神経を傷つけないように十分配慮しながら器具で神経をよけて、骨を削っていく必要があります。

神経を慎重によけながらヘルニアを切除していく

骨の一部を削って窓をあけると、黄色靱帯や神経が見えてきます。黄色靱帯は神経の圧迫の原因となるので取り除きます。次に、神経を慎重によけながら、ヘルニアを切除していきます。ヘルニアの手術のなかでここが、神経を傷つけるおそれのある最も危険なところです。

なかには、神経が押されて平べったくなり、飛び出したヘルニアを覆うようになっているケースもあります。また、ヘルニアは膜に包まれた状態で飛び出しているものもあるため、神経との区別が難しい場合もあります。細部を確認できる顕微鏡下の利点を生かし、慎重に確認しながら、ヘルニアを切除していきます。

神経がヘルニアと癒着（くっついていること）しているケースもあり、このような場合は、粘膜剥離《はくり》子という器具を2本使って、神経を左右に少しずつよけ、癒着をはがします。神経をよける幅は、一気にはがす場合でも約3㎜、慎重を期して少しずつよけるなら0・5㎜程度です。まさに顕微鏡で拡大するからこそ可能な、神経を傷つけない、微細な処置といえます。

通常、内視鏡を用いる手術では、手術器具は2本で行いますが、われ

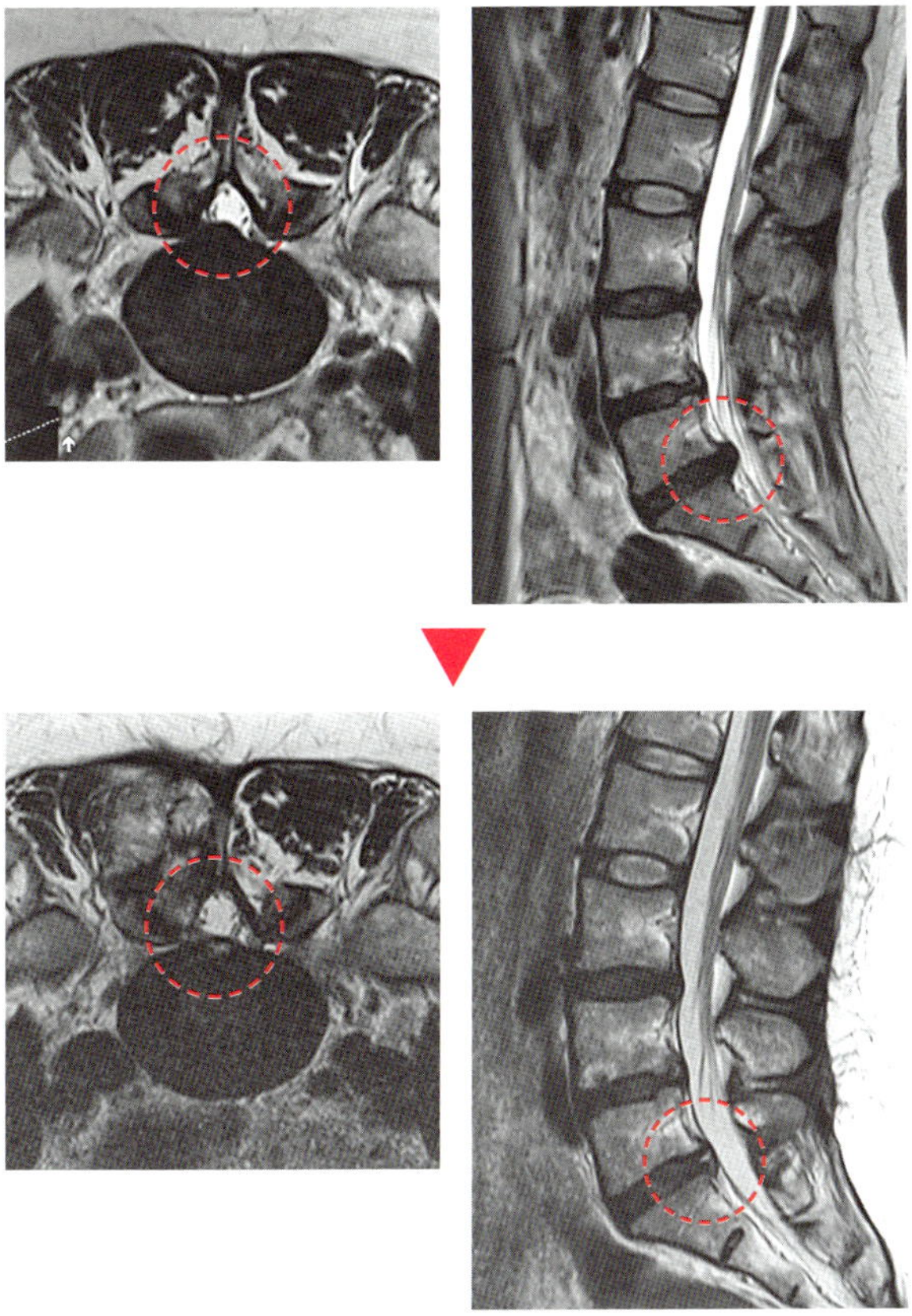

上が術前、下が術後のMRI画像。神経を圧迫する大きなヘルニアが除去されている

写真提供：東京医科歯科大学整形外科

●顕微鏡下椎間板切除術の基本情報

全身麻酔	
手術時間	1時間〜1時間30分
入院期間	9〜12日間
費用—手術費用約7万円、入院、検査等を含め約10万円（健康保険自己負担３割の場合。ただし、高額療養費制度の対象のため、実際の自己負担額はさらに低い）	

＊費用は2013年1月現在のもの。今後変更の可能性がある。

（東京医科歯科大学医学部附属病院の場合）

●入院から退院まで

入院 手術前日	・手術前検査 ・手術内容の説明 ・手術前日は21時以降飲食禁止
手術当日	・血栓予防の弾性ストッキング着用 ・手術室に入る。麻酔開始 ・手術 ・排尿のための管を入れる ・ベッド上安静 ・痛みが強ければ痛み止め ・コルセット着用
術後1日目	・飲水、食事可 ・歩行器での歩行、または車いすでの移動可 ・排尿のための管を抜く ・ドレーンを抜く（1〜２日目）
術後2〜6日目	・洗髪、清拭《せいしき》、着替えなどの日常生活 ・歩行
術後7〜10日目	・抜糸、シャワー可 ・弾性ストッキングをとる
退院	・抜糸後退院 ・次回外来予約 ・2カ月間コルセット着用

われは３本を用いての手術が可能です。術者が粘膜剥離子を２本使い、助手が血液を吸い取る吸引管を用いるというように、３本使えることで、手技が容易になります。

ヘルニアの切除が終わったら、神経の圧迫が十分にとれているか、ヘルニアの取り残しがないかを確認します。手術した部位を十分に洗浄し、レトラクターを抜いて、内部に血液がたまらないように抜き取るためのドレーンと呼ばれる細い管を入れます。ドレーンの一端を体外に出して、筋膜、皮膚を縫い合わせ、手術を終わります。

手術時間は１時間〜１時間半です。

入院は術後1週間〜10日。抜糸が済めば退院となる

手術当日は、ベッド上で安静に過ごします。ベッドを起こすことはできません。医師の許可が出れば、コルセットを着用します。排尿は尿道に入れた管で行い、排便はベッド上になります。

術後１日目は朝から水分をとることができ、昼から通常の食事ができ

ます。コルセット着用のうえ、ベッドを起こすことができます。ヘルニア手術は一般に傷が小さいので回復も早く、おおむね、術後1日目に歩行器で歩行、無理な場合には車いすでの移動ができるようになります。尿の管もこのころに抜きます。ドレーンは、傷口から血液などが出ていないことを確認して、術後1日目か2日目に抜きます。

縫い合わせたところの抜糸は、術後1週間～10日目になり、多くの場合、抜糸が済めば退院になります。回復の早い患者さん、仕事を長期に休めない患者さんなどでは、5日ほどで退院して、その後、外来で抜糸するというケースもあります。

手術にかかる費用は、顕微鏡下で行ったことによる特別な料金はなく、通常のラブ法と同じく手技料だけで23万5，200円。これに検査代や入院のための費用がかかり、健康保険自己負担3割なら合計約10万円となります。

正確な診断を目指す装置を開発

安全な手術には正確な診断が大前提ですが、脊椎《せきつい》を通る神経は、MRIでは圧迫されているように見えても、機能は損なわれていないというケースが珍しくありません。

それなら神経の状態を正確に測れる装置を作ろうと、川端先生は「脊髄磁界測定装置」を開発しました。神経に電気を流して、神経のどの部分で活動が低下しているかを、皮膚表面から測定する装置です。患者さんはベッド上にあお向けになり、頸《けい》部《ぶ》にセンサーを当てて、ひじの皮膚上から末梢《まっしょう》神経に電気を流すだけ。検査時間は4分程度です。従来行われていた、神経1㎜手前の硬膜外に電極を入れる検査に比べ、患者さんの負担は格段に少なく、簡便、かつ安全な検査法となります。

2012年11月時点でほぼ完成という段階。今のところ対象は頸椎《けいつい》部ですが、さらに機能を高める試みも行われています。現在、広く医療現場への普及のために、製品化を目指し、臨床研究を積み重ねているところです。

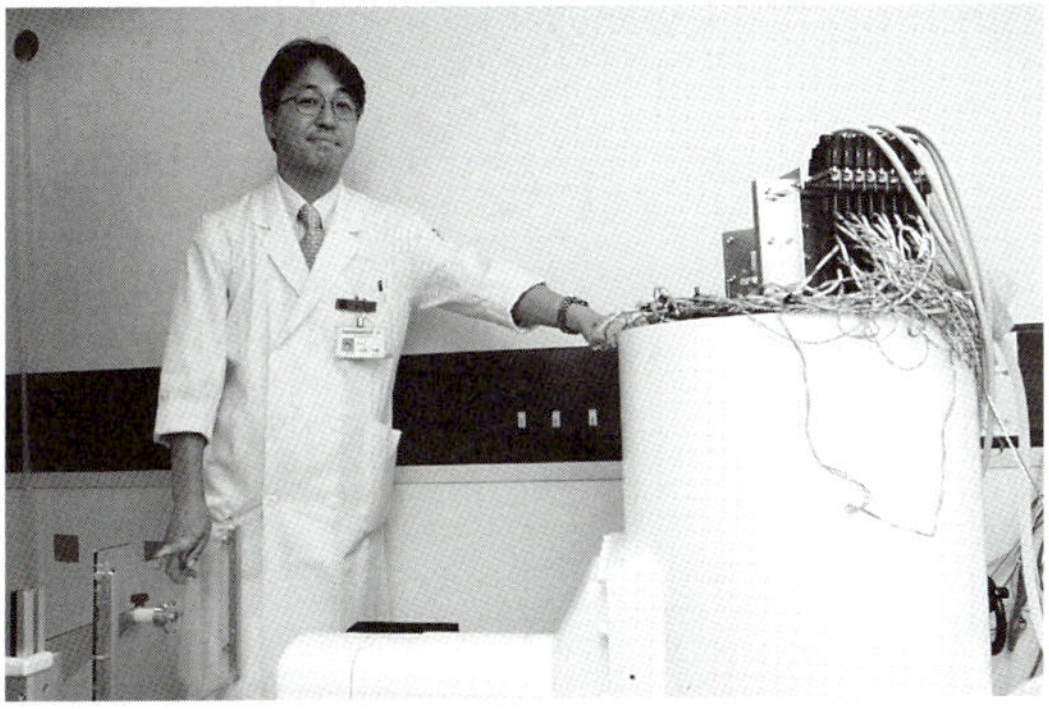

「脊髄《せきずい》磁界測定装置」と川端先生。外部からの電磁波の侵入を防ぐシールドルームで検査を行う

Interview

川端茂徳（かわばた・しげのり）

東京医科歯科大学 整形外科講師

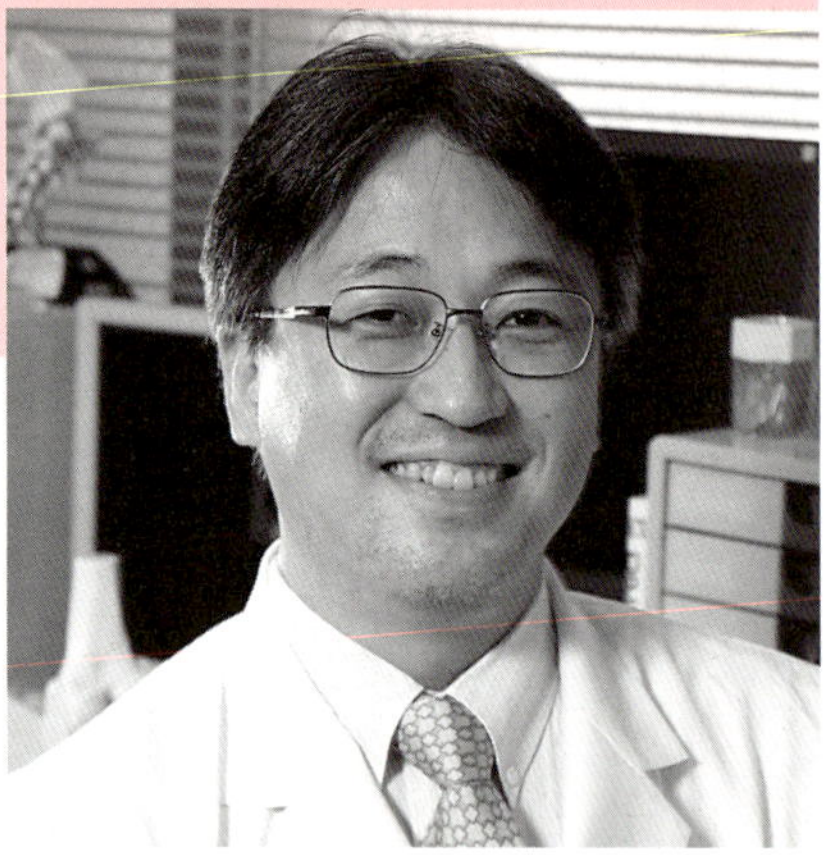

僕は神経が大好きなんです。その神経を傷つけることは僕にとっては大罪。とんでもないことです。

実家は薬局、伯父《おじ》は内科開業医、兄は医学生……。大学受験のころの川端先生を取り巻く環境です。当然、川端先生も医学部進学を視野に入れていました。しかし、生来の「コンピュータ大好き」が高じての工学部進学の夢も、なかなか捨てきれませんでした。

そんなとき、東京医科歯科大学なら、生体材料工学研究所もあるほど医用工学に力を入れていることを知り、ここに行こうと決めたのです。

「入学したときから、将来は医学と工学の橋渡し役ができたらいいなと考えていました」

川端先生が専門とする神経も、コンピュータも情報処理・情報伝達のシステムです。

「実は、情報伝達にとても興味があって、神経が大好きなんです」

〝恋人〟の話をするように、神経への熱い思いを口にする川端先生。

「大切な大切な神経を傷つけるなんて、僕にとっては大罪。とんでもないことです」

医学部入学後、脳外科か神経内科か、整形外科かと進路を考え、整形外科を選んだのは、最も神経を扱う機会が多い領域だったからであり、さらに脊椎を選んだのはやはり、そこが神経の中心だったからです。

以後、先輩医師から、神経を傷つける危険性、手術の怖さをたたき込まれてきました。こうした先輩から後輩への技の伝承に、顕微鏡下手術が役立ちます。両者で同じ顕微鏡像を共有できるので、万一、間違いをおかしそうなときには、その場で「そこは違う」「それは、こうする」などと指導できるからだといいます。

「神経を傷めないことはもちろんですが、患者さんのことを第一に考え、手間を惜しまずに診断して、安全に手術を行い、一人でも多くの患者さんに喜んでいただく。こんなことを毎日、若い医師に口が酸っぱくなるほどくり返しています」

精度の高い手術に自信をもちながらも、患者さんの負担が小さい治療を第一に考える川端先生は、実は手術はあまり好きではないそうです。

「手術の結果、動けるようになった

とか、あきらめていたことができるようになったと、患者さんが喜んでくださるのは、当然うれしいです。しかし、『先生のいうとおり2カ月我慢したら、手術なしでも痛みがとれた』といわれるのもうれしいですね」

おばあちゃんたちと雑談するのが大好きと、柔和な面持ちをいっそう緩めて、診察の場では患者さんとの会話を大切にしています。

「ここに来れば安心と思ってもらえるような立場にいたい。相談すれば、病気のことはもちろん、それ以外にもいろいろなことを教えてくれて、治療法もいくつも示してくれて選ばせてくれる、そんなお医者さんになりたいですね」

ここ数年、川端先生は脊髄神経の機能を正確に、しかも簡単に診断できる装置の開発に取り組んできました。ＭＲＩでは神経が圧迫されているように見えても、実際の機能は障害されていない――そんな〝誤診〟を防ぐために、神経に電気を通して電気の流れがどこで悪くなっているのかを診断できる「脊髄磁界測定装置」という検査機器を開発、ほぼ完成に近づいています。

「この装置なら患者さんはあお向けに寝ているだけ。電気を流したときに一瞬、ピリッとしますが、4分程度で検査は終わります。現在、頸椎の検査が可能で、腰の診断にはまだ使えないのですが、さらに幅広く使えるよう研究中です」

医学と工学の橋渡し役を目指して何十年かたった今、それが現実にできていることは本当に幸せと、川端先生はいいます。自ら開発した診断装置は世に出る一歩手前まできました。研究の延長上に臨床があることを実感し、「脊椎の病気の診断が簡便、正確にできれば、幅広い方々に喜んでもらえるでしょう」と胸をふくらませています。

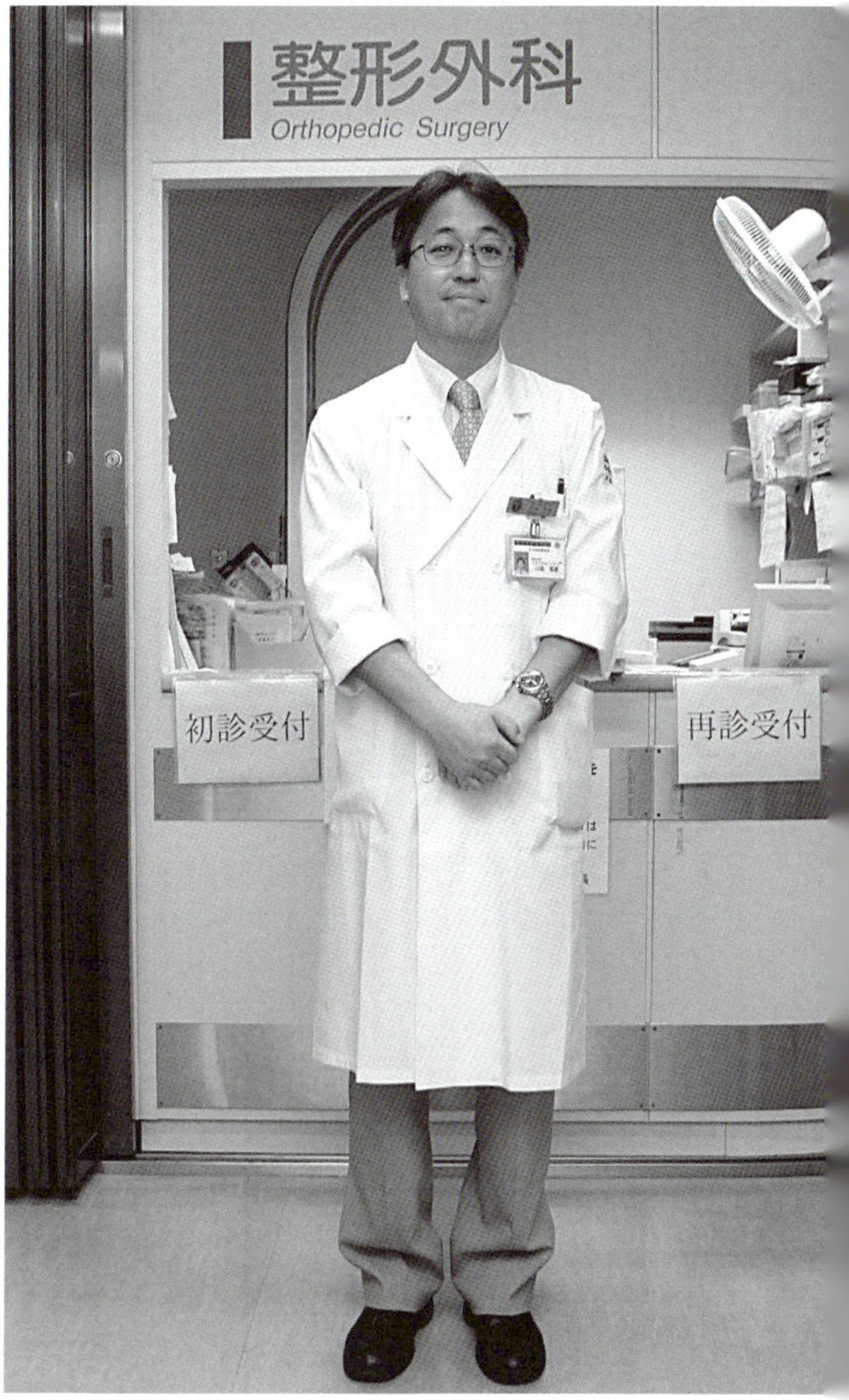

川端茂徳（かわばた・しげのり）

1968年神奈川県生まれ。93年東京医科歯科大学医学部卒業、同大医学部整形外科に入局。河北総合病院、九段坂病院、緑成会病院等を経て、97年東京医科歯科大学整形外科医員。98～2002年東京医科歯科大学大学院医学系研究科在籍。02年同大整形外科医員、03年同大整形外科助手。03年から約１年間ドイツ・マグデブルグ大学留学。04年東京医科歯科大学整形外科助教。11年より現職。

手術療法

内《ない》視《し》鏡《きょう》下《か》椎《つい》間《かん》板《ばん》切《せつ》除《じょ》術《じゅつ》（ＭＥＤ）

細い筒を通して内視鏡を入れ、映像を見て手術する

東邦大学医療センター大森病院 整形外科教授
高橋 寛（たかはし・ひろし）

筋肉の損傷を最小限に抑え、体への負担が小さい。
背中のわずか２㎝の切開口から細い筒を入れて内視鏡を挿入し、
モニターの映像を見ながらヘルニアを切除するＭＥＤ。
この手術法の実際を、高橋寛先生に教えていただいた。

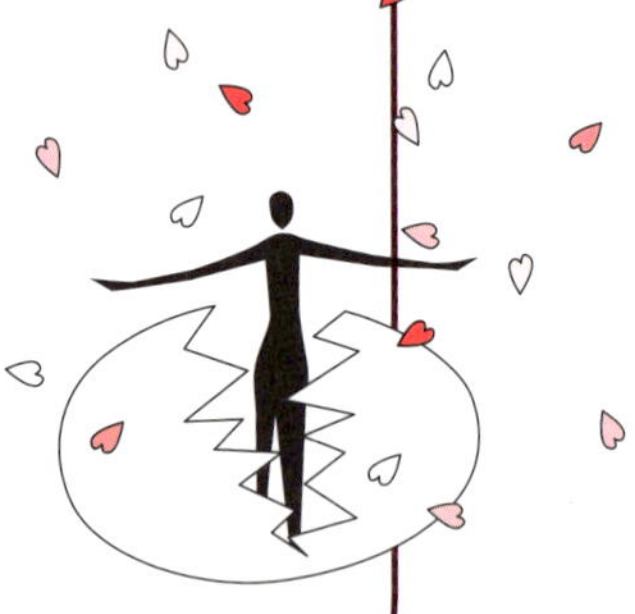

どんな治療法ですか？

傷口を小さくするなど、患者さんへの負担をできるだけ小さくした手術です。手術部位を鮮明に映し出すモニターを見ながら、ヘルニアを切除します。

皮膚の切開は2㎝。二次元映像下でヘルニアを切除

内視鏡を入れ、手術する部位を映像で見て確認しながら、ヘルニアを取り除く手術を内視鏡下椎間板切除術（Micro Endoscopic Discectomy：以下ＭＥＤ）といいます。手術器具は専用のものを用います。背中に2㎝程度の小さな切開をし、目的の脊椎《せきつい》の位置に向かって細長い筒を差し込み、そこから内視鏡や手術器具を挿入し、その筒の中で操作しながら手術を行います。

内視鏡とは、医療用のカメラ装置のことです。先端にレンズのついた細長い筒をカメラとライト装置に装着して体の外から差し込み、手術を行う部位を手術室に設置されたテレビモニターに拡大して映し出します。担当する医師、助手、看護師や麻酔医などスタッフ全員が同じ映像を見ながら、手術を進めることができます。

映像は二次元の平面画像であり、実際の体内での位置関係を頭の中で再構築するには経験が必要とされます。現在は、カメラの関連機器の進歩によって、解像度の優れた非常に鮮明な画像（ハイビジョン）が得られるようになり、より安全で正確な手術が可能になっています。

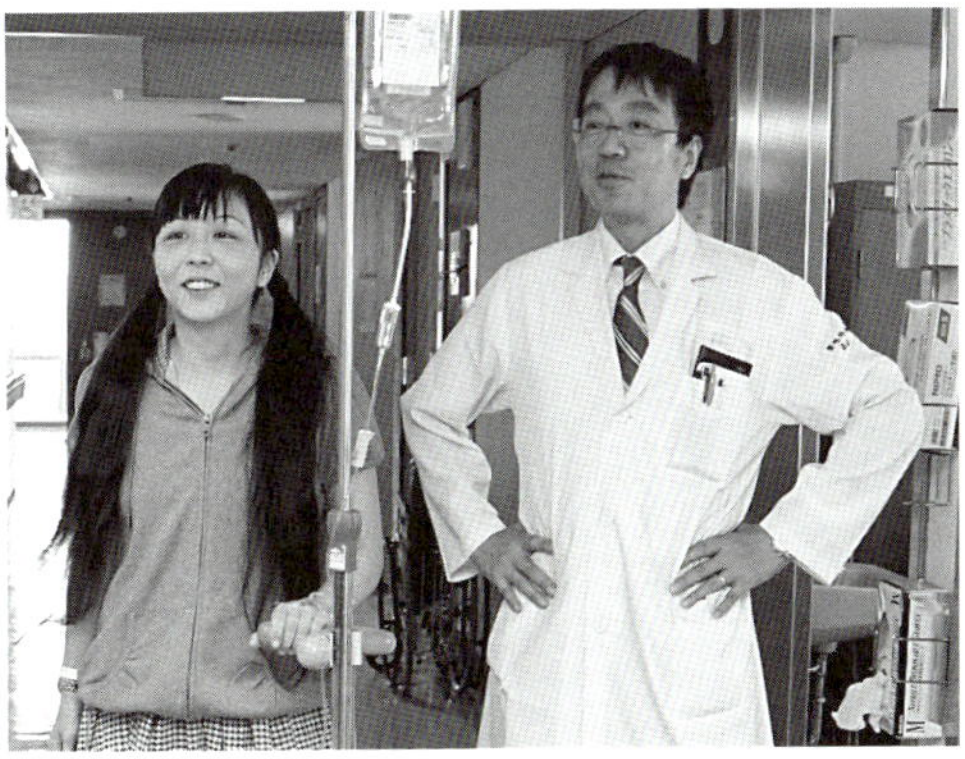
高橋先生の執刀により、MEDでヘルニアの手術を受けた手術室スタッフと

筋肉の損傷を減らし術後の腰痛や筋力低下を防ぐ

この手術は、アメリカのフォーリー医師とスミス医師が開発したもので、１９９７年に初めて報告されました。その後、間もなく日本にも導入され、私自身は２０００年から行っています。日本で保険医療として承認されたのは２００６年のことです。

実際に手術を行い、最初に報告したのはフォーリー医師とスミス医師ですが、この手術の背景となる考え

●内視鏡を用いる手術法

腰部の皮膚を切開したら円筒形のレトラクターを差し込む。レトラクター内部の空間に内視鏡と手術器具を入れ、内視鏡から送られる画像をモニターで見ながら手術を進める。

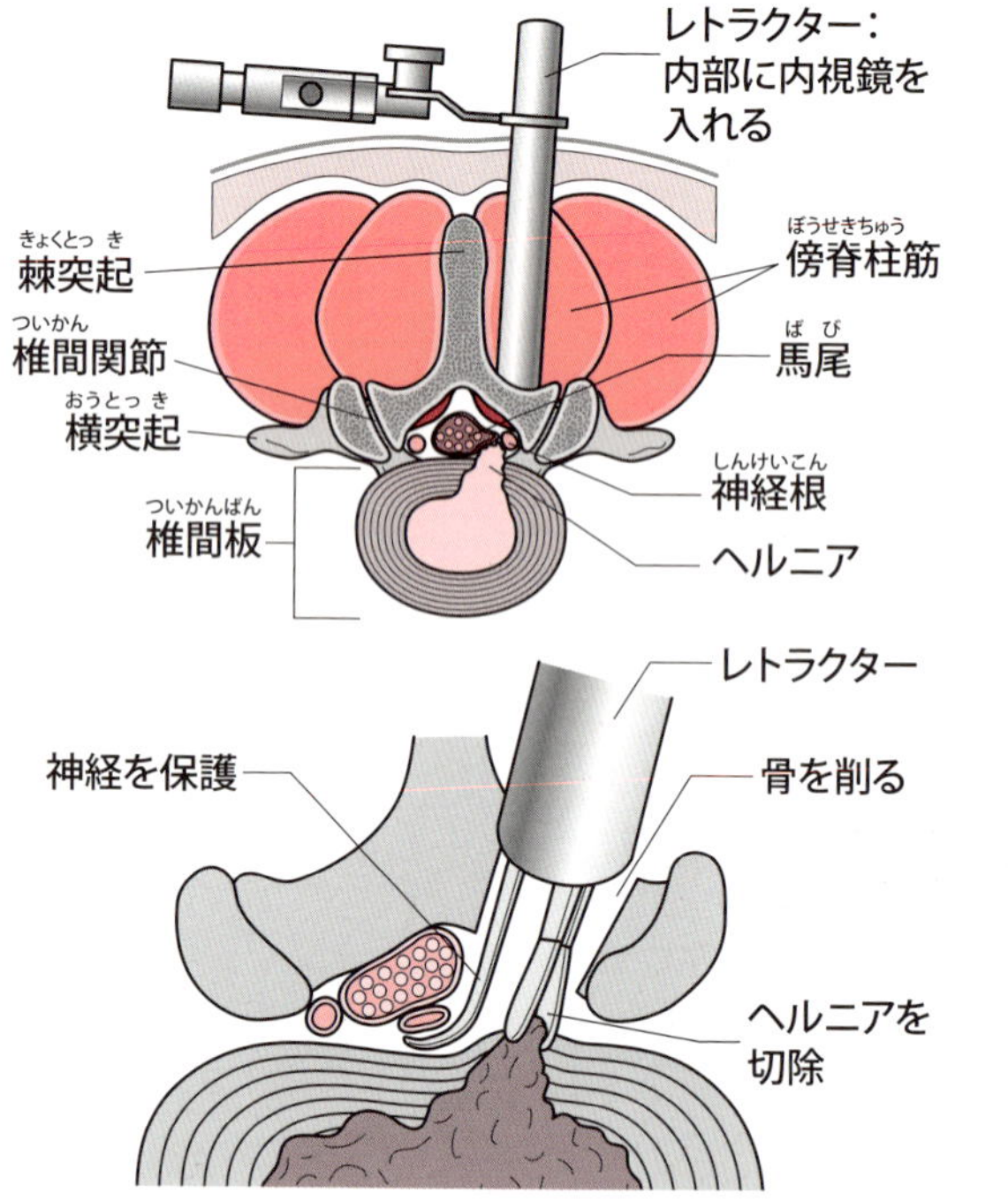

方は、日本の川口善治《かわぐちよしはる》医師（富山大学医学部整形外科准教授）の論文がきっかけとなっています。

　その内容は、腰椎《ようつい》椎間板ヘルニアや腰部脊柱管狭窄症《せきちゅうかんきょうさくしょう》をはじめとする腰椎の手術後に残る腰痛やだるさ、筋力の低下などの症状について考察したもので、その原因として、手術の際にあけた傷口の筋肉に対する圧迫の度合いや、圧迫する時間の長さが挙げられています。圧迫が強く、しかもその時間が長ければ長いほど、背骨付近の筋肉（傍脊柱《ぼうせきちゅう》筋：一般に背筋と呼ばれる背骨わきの筋肉）に与える損傷が大きくなり、壊死《えし》（細胞が死んでしまうこと）を引きおこし、筋力の低下や痛みにつながることが示唆されました。

　そこで、筋肉への圧迫を避け、圧迫の時間を短縮する手術法について研究が進み、試みられた方法の一つがMEDだったのです。

　また、患者さんにできるだけ負担の少ない手術（MIS／Minimally Invasive Surgery：最小侵襲《しんしゅう》手術）を行おうという考え方も普及し、MEDのような手術が評価されるようになってきています。

25度の角度がついた斜視鏡。操作の習熟には経験が必要

　MEDの目的は、神経《しんけい》を圧迫しているヘルニアを切除して、しびれや痛みなどの症状を取り除くことです。そこで、症状のもとになっている腰椎に達してから行う基本的な手技は、別項（128ページ）で紹介されているラブ法とほとんど変わりません。ただし、そこに至る方法、実際に用いる器具、手術部位の見え方、さらに、手術を行う医師に求められる経験や習熟度などはまったく違ってきます。

　まず、背中の腰の部分の皮膚の切開は2㎝程度と、より小さくなります。ラブ法では、視野と、術者が器

具を操作する空間を確保するために、幅3㎝ほどの開創器《かいそうき》という器具でグッと傷口を押さえて広げておきます。MEDでは、直径16㎜、または18㎜の細長い筒（円筒型開創器・チューブラーレトラクター、以下レトラクター）を差し込み、筒の中の空間で器具の操作を行います。

最も違うのは見え方です。肉眼で確認して行うラブ法とは異なり、内視鏡を使うMEDでは、モニターに映し出された映像を見ながら手術を進めます。MEDで用いられる内視鏡は斜視鏡といって、先端に約25度の角度がついているので、真上から見るより広い範囲を見ることができます。手術する部位が非常に明るく、鮮明に拡大されますが、直視下と違い、映像は二次元で立体的ではありません。

これらMEDの特徴からメリットとデメリットをまとめると、それぞれ次のようになります。

まず、メリットは、

- ●皮膚の切開が小さくて済む
- ●筋肉への損傷が小さい
- ●手術後の痛みが小さい
- ●歩行や退院までの期間が短い
- ●明るい視野で、手術部位が拡大される
- ●スタッフ全員が同じ画像を共有し、何かトラブルがあっても迅速に対処できる　など。

一方、デメリットは、

- ●画像が平面的である
- ●狭い空間で器具を操作しなければならない
- ●手術時間がやや延長される
- ●術者の経験や習熟度が問われる

などです。

MEDのメリットを十分に生かし、安全で確実な手技を行うためには、手術を行う医師がMEDに習熟していることが欠かせない条件となります。

年齢は問わないが全身麻酔がかけられないと不可

MEDを受けられる患者さんは、いわゆる腰椎椎間板ヘルニアの手術が必要となる患者さんです。通常は、初めて診察を受け、腰椎椎間板ヘルニアと診断されてから3カ月程度保存療法を続けても症状がおさまらなかったり、悪化したりする患者さん、初診時にすでにかなりの筋力低下（麻痺《まひ》）が出ている患者さん、排尿や排便など馬尾《ばび》が障害されている可能性のある患者さんなどです。

年齢は関係なく、中高生から80歳代まで、どんな年代でも可能です。ただし、全身麻酔がかけられない心臓病など、なんらかの病気をもっている患者さんには行われません。

われわれの施設では、大学病院といった性格もあり、すでに腰椎椎間板ヘルニアと診断され、一連の保存療法を行っても症状のとれない患者さんの紹介などが多いため、3カ月という観察期間にとらわれず、状況に応じて手術を行う時期を判断しています。

また、われわれの施設の特徴として、院内の看護師や事務職などのスタッフに対する手術が多いことが挙げられます。これは、われわれ整形外科チームの技術が信頼されていることの証明と自負しています。

治療の進め方は？

ヘルニアのある位置、内視鏡を挿入する位置の確認が重要なポイントです。円筒内の狭い空間で、ヘルニアの取り残しや神経の損傷がないように、注意深く進めます。

位置の誤認がないように慎重に位置決めを行う

ＭＥＤでは、全身麻酔で、患者さんはうつぶせの姿勢をとります。ＭＥＤを行うにあたっては、いくつかの注意点がありますが、操作をするためのレトラクターをどこに挿入するかが、一つの大きなポイントです。私自身はこの過程を最も慎重に、時間をかけて行っています。腰椎のヘルニアが圧迫している箇所を間違えないように、Ｘ線透視によって、注意深く確認します。位置が確認できたら、皮膚ペンでマーキングします。

このときに、どこにカメラを挿入するのが最もよい視野を得られ、ヘルニアを切除しやすいかも考えて、位置決めをすることが大切です。そのためには、手術前に患者さんの腰椎の画像をもとによく検討を重ね、計画を立てておくようにします。

なお、ときに、患者さんの訴える症状と、画像上の情報とが一致しない場合があります。たとえば、患者さんがももの裏側にしびれや痛みが走るといっているのに、ヘルニアの位置が、その症状をもたらす神経根とは、ずれて見えるといったことがあるのです。このような場合は、選択的神経根ブロック（121ページ参照）を行って確認する必要があるため、われわれの施設では検査入院してもらうことにしています。

人さし指を筋肉の間に入れて円筒形の器具の通り道を作る

マーキングを終えたら、その位置に約２㎝の皮膚切開を加えます。切

●MEDに用いる内視鏡とレトラクター

〈内視鏡〉

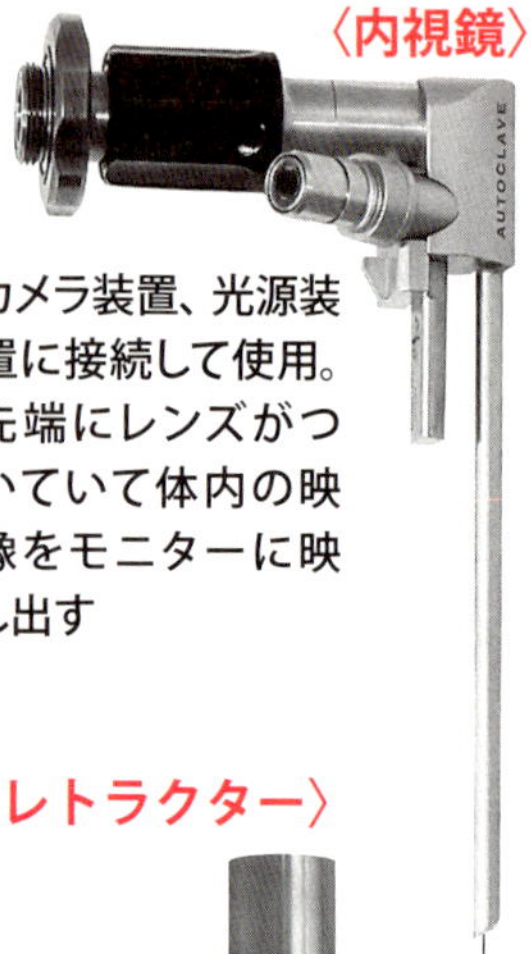

カメラ装置、光源装置に接続して使用。先端にレンズがついていて体内の映像をモニターに映し出す

先端の角度は25度

〈レトラクター〉

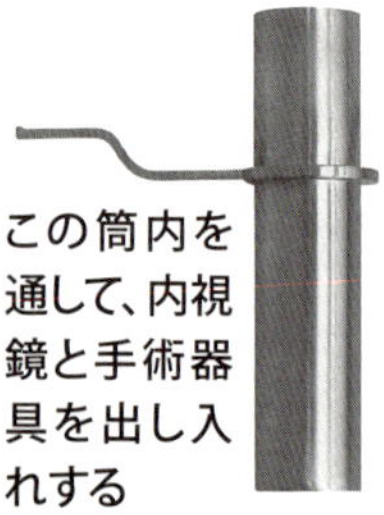

この筒内を通して、内視鏡と手術器具を出し入れする

写真提供：メドトロニックソファモア ダネック株式会社

●手術室のセッティングと手術の開始

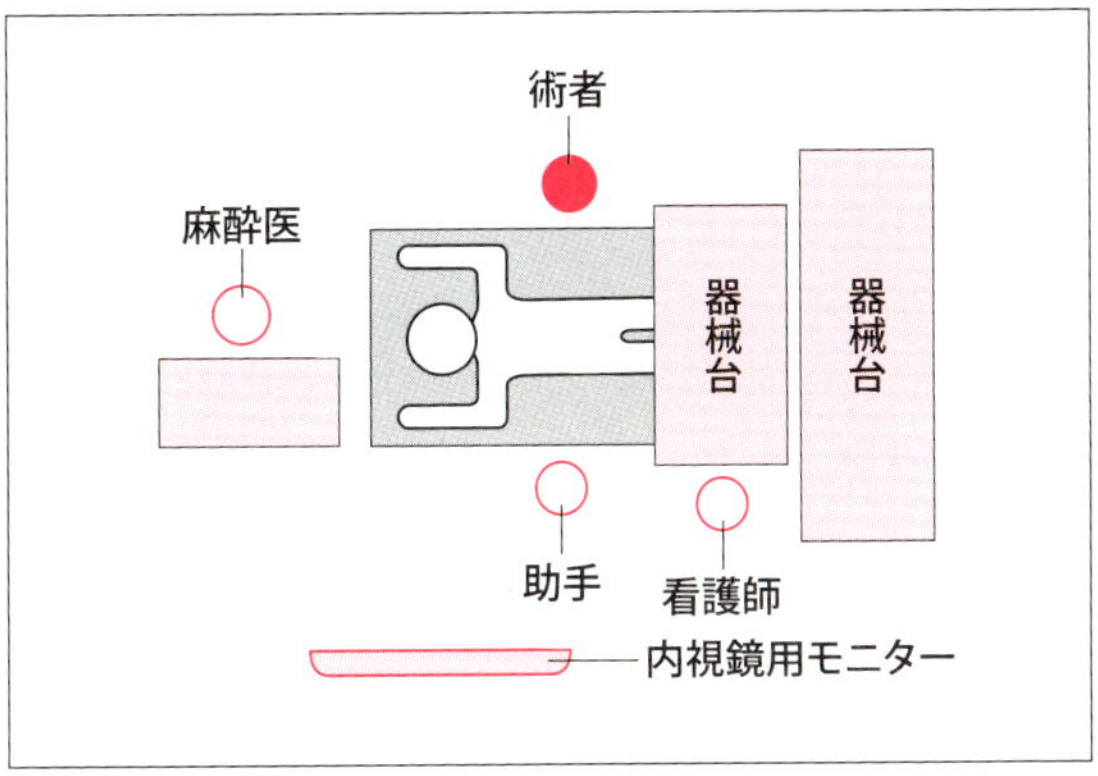

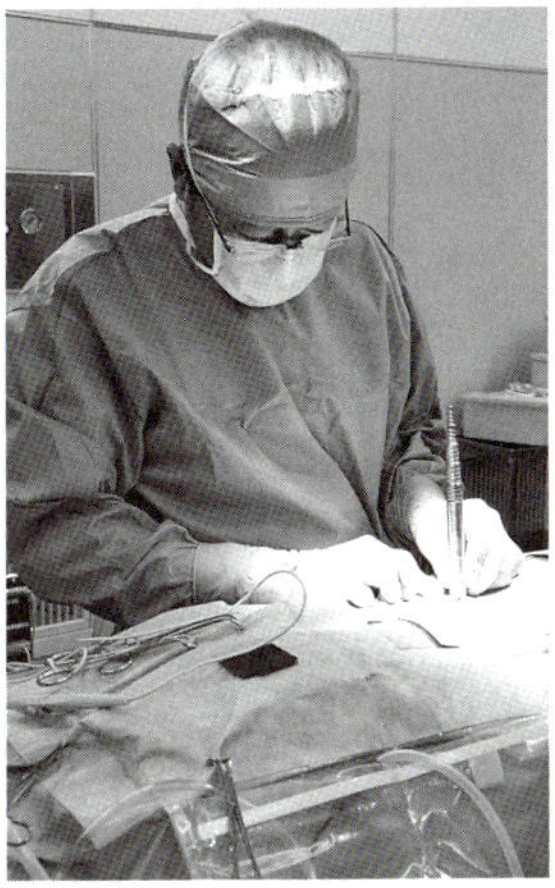

フィンガーナビゲーション後、ダイレーターで挿入口を広げ、レトラクターを設置する

●背中の皮膚を切開する

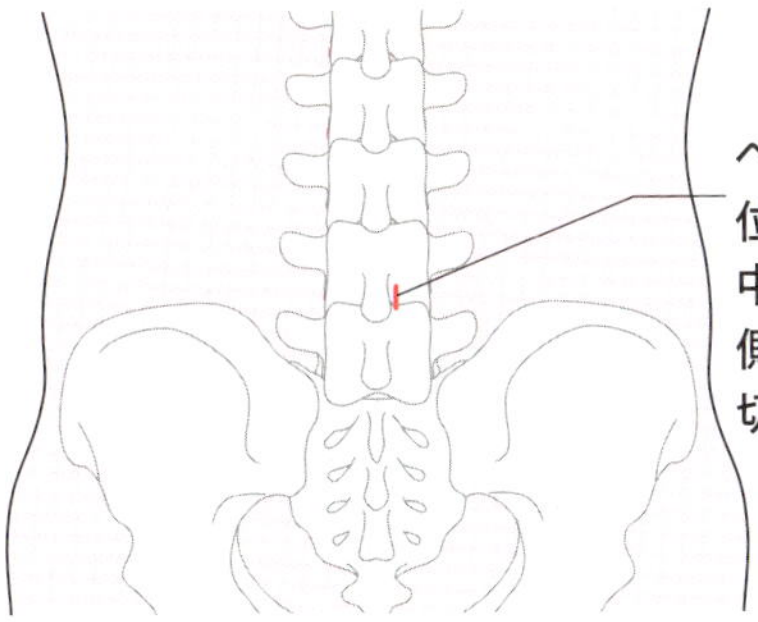
ヘルニアのある位置で、背中の中央から1㎝外側を縦に約2㎝切開する

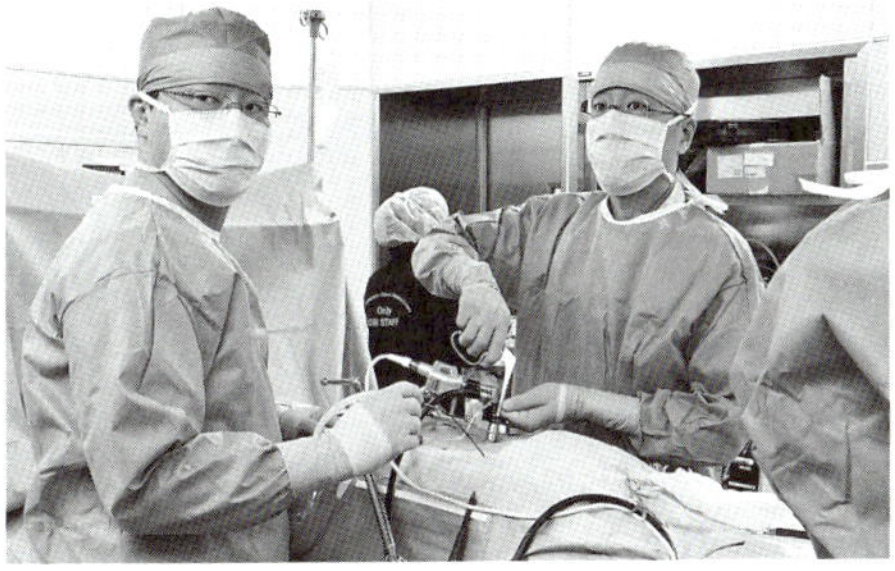

レトラクターから内視鏡を入れて映像を確認

開位置は、ヘルニアのある椎間板の位置で、背中の中央より1㎝ほど外側になります。次に、レトラクターを挿入する予定の位置に沿って、切開部分から筋肉と筋肉の間を通して椎弓《ついきゅう》まで指を差し込み、じかに触って位置を確認します。これをフィンガーナビゲーションといい、筋肉を裂くことなく、手術部位に到達する手法です。

　フィンガーナビゲーションののち、ダイレーターという筒状の器具で挿入口を徐々に広げていきます。この器具は、直径の違うものが数本あって、細いものから順に外側にかぶせて挿入していき、レトラクターが入るだけの大きさまで切開部を広げます。最後に、円筒形のレトラクターを差し込みます。内視鏡やそのほかの手術器具はレトラクターを通して挿入し、筒状の空間で操作し、手技を進めます。

その都度視野を確認し、取り残しは入念にチェック

　レトラクターを所定の位置に挿入

●骨を削り、ヘルニアを切除

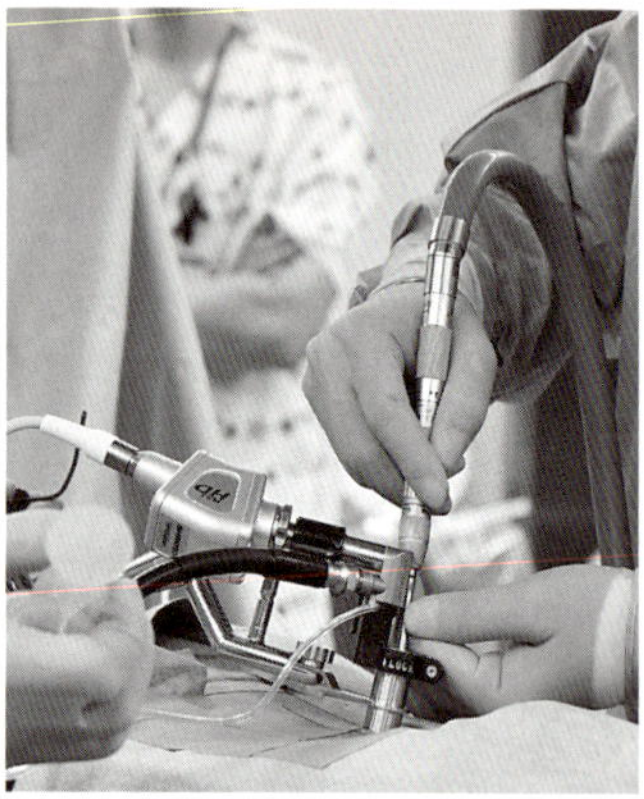

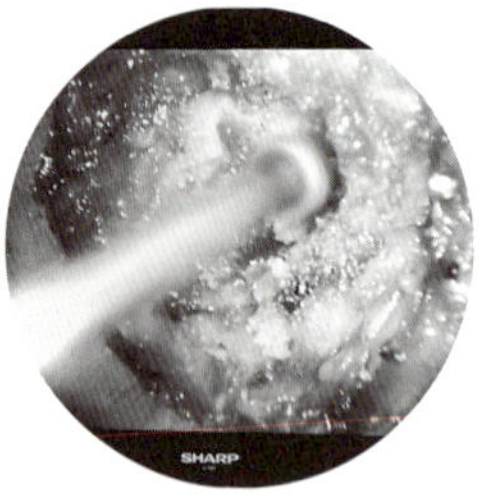

レトラクターからドリルを入れる。先端のボールが回転して、骨を削る

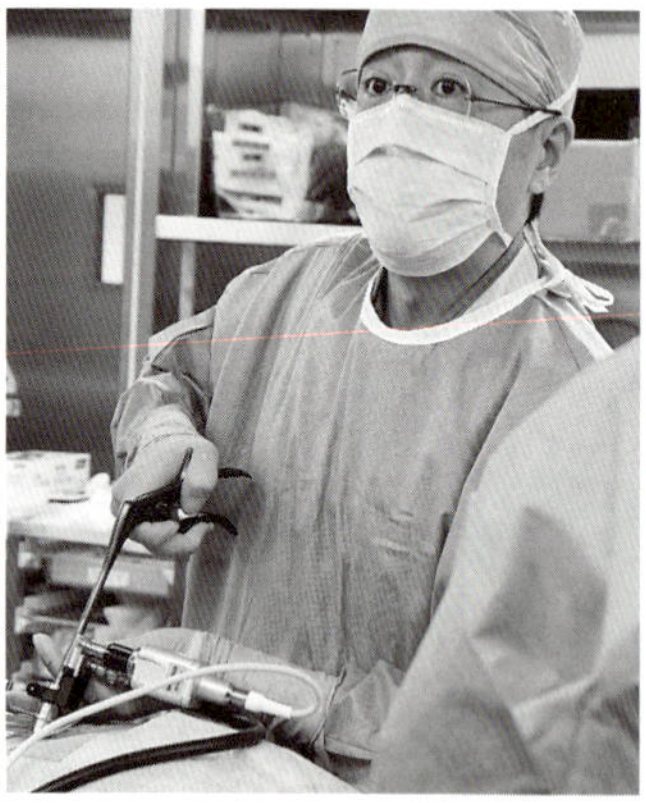

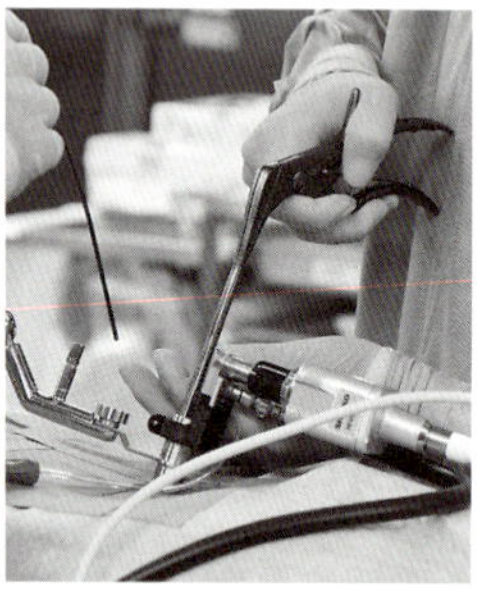

モニターの画像を見ながら、髄核《ずいかく》切除用の鉗子《かんし》でヘルニアを切除

●手術の手順

皮膚を切開

▼

円筒形のレトラクターを設置

▼

内視鏡を入れてモニターに内部の画像を映す

▼

進入側の椎弓《ついきゅう》を部分的に削る

▼

削ったところから器具を入れ、黄色靭帯《おうしょくじんたい》を切除、切開

▼

神経をよけてヘルニアを切除

▼

ヘルニアの取り残しがないか確認

▼

手術部分を洗浄

▼

ドレーンを設置、縫合

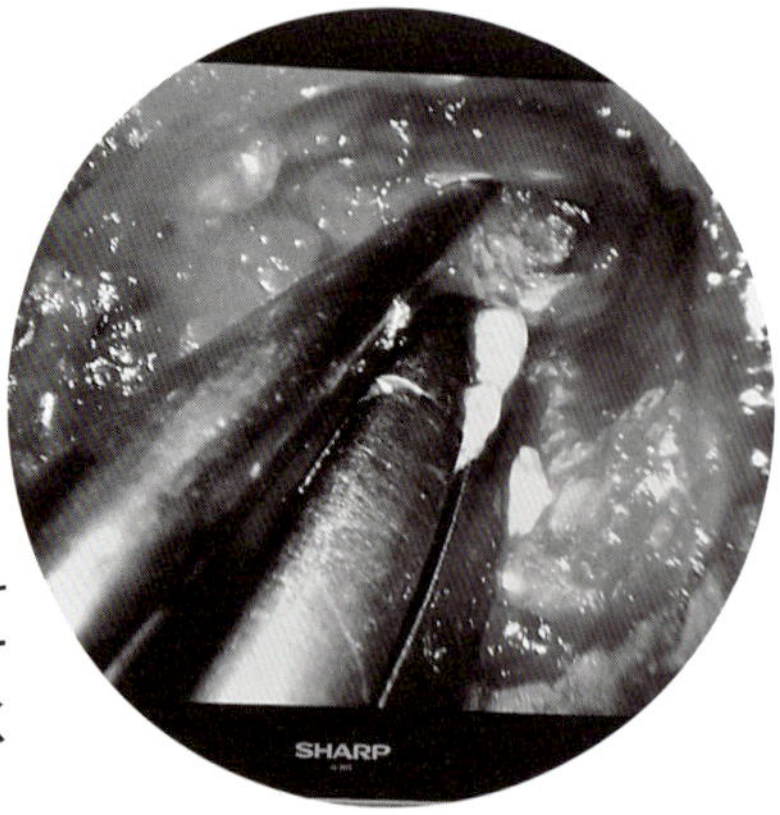

内視鏡下に神経をよけてヘルニアを切除しているところ。中央の白く見えるのがヘルニア

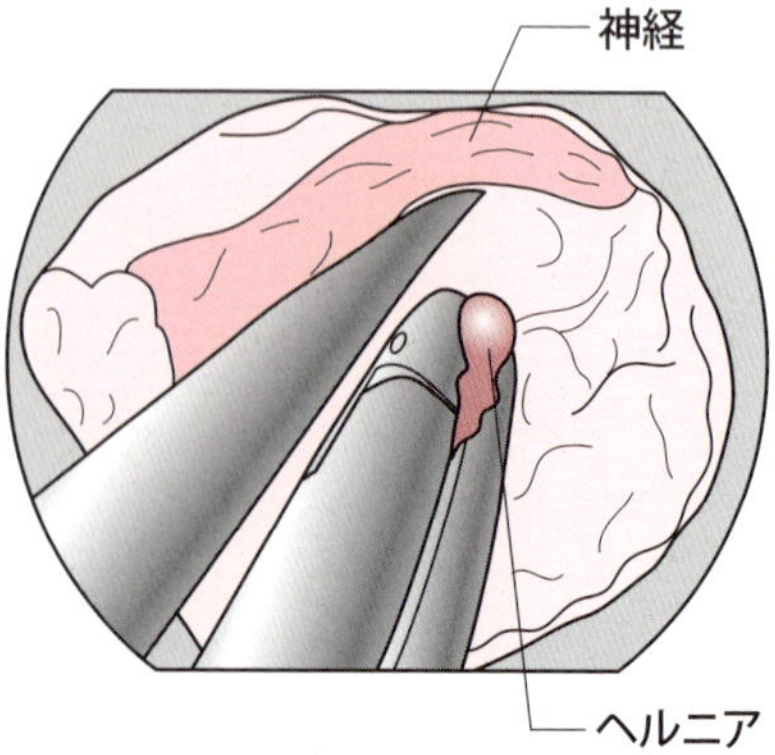

・固定し、そこに内視鏡を入れると、モニターに映像が映し出されます。先端に約25度の角度がついた斜視鏡と呼ばれる内視鏡を使用し、真上から見るよりやや斜めに見えるので、目標となる椎間板、椎弓がきちんと見える位置に挿入されているかどうか注意が必要です。

まず、骨を削る手術器具を入れて、必要な分だけ椎弓の骨を削り、脊柱管内に入ります。さらに黄色靭《おうしょくじん》帯《たい》を切除したり、切開したりすると、馬尾を包む硬膜《こうまく》、神経根が見えてきます。神経根をよけて、その奥にあるヘルニアを確認します。

ヘルニアが確認できたら、神経根にはくれぐれも傷をつけないように注意しながら、ヘルニアの切除を始めます。ヘルニアは椎間板内部の髄《ずい》核《かく》が圧力で押し出されているものなので、神経根をよけると盛り上がるようにして出てきます。生理食塩水を入れて加圧洗浄をくり返しながら、取り残しがないように念入りに切除します。手術前の画像で得られた情報に照らし合わせ、実際のヘルニアの切除量が十分であると確信できるまで、必要に応じて、髄核切除用の鉗子《かんし》、ボールプローブなどの器具を使って根気よく取り除き、神経根への圧迫がなくなり、本来の位置に戻っていることを確認します。

この間、バイポーラー（高周波の電気により、切開や止血を行う手術器具）で止血しながら行うので、ほとんど出血はみられず、あってもせいぜい数㎖程度で収まります。

最後に、改めて、十分な洗浄と止血を行ったら、傷の中に血液がたまらないように体外に排出する管（ドレーン）を設置します。筋膜や皮下組織、皮膚を縫合し、手術終了となります。

手術時間はおよそ1時間弱です。

痛みがなくても3カ月は運動禁止、コルセットを着用

手術当日はベッド上で安静を保ちます。翌日から歩行を開始し、出血が少なければ、ドレーンは抜きます。通常は1週間後に抜糸を行い、問題がなければ退院となります。手術前日の入院なので、入院期間は、約9日間です。

なんらかの事情により、早めの退院を希望する場合は、手術後4～5日目に退院ということも可能です。

これまでで最も入院期間が短かった患者さんの一人に、月曜日に手術をして木曜日に結婚式に出席したという方がいました。

短期で退院する患者さんを含め、手術後の注意点は、腰に負担がかかるような動きはしないことです。これは必ず守ってもらわなくてはなりません。厳重に注意をするのは、それくらい手術後の痛みが軽く、治ったと思って、つい無理をしてしまう患者さんが少なくないからです。事務職であれば、もちろん、すぐに仕事に復帰してかまいませんが、肉体労働の場合には、しばらくようすをみてもらいます。

コルセットの着用と運動の禁止は、3カ月間を目安にしています。

頻度は多くありませんが、手術後の合併症として注意を要するのは、血腫《けっしゅ》と感染です。

●入院から退院まで

入院 手術前日	・手術前検査 ・手術内容の説明
手術当日	・0時以降食、5時以降飲水禁止 ・点滴開始 ・手術室に入る。麻酔開始 ・手術 ・ベッド上安静 ・血栓防止のフットポンプをつける ・排尿は管で、排便はベッド上で
術後1日目	・フットポンプをはずし、弾性ストッキング着用 ・腸が動けば飲食可 ・コルセット着用で、ベッド上で寝返り、座ることができる ・コルセット着用で、歩行器で歩行可 ・尿の管を抜く。トイレ排尿、排便可 ・ドレーンを抜く
術後2〜6日目	・点滴終了（2日目） ・自立歩行可（2日目） ・傷の状態に応じ下半身シャワー
退院 術後1週間	・抜糸後退院 ・次回外来予約 ・約3カ月間コルセット着用

2年以内の再発が多いため、この間は徹底して検診を行います。手術の1カ月後に受診してもらい、痛みやしびれが残っていないか、違和感はないかなど、問診を中心に経過を確認します。3カ月後の検診が済んでから手術後2年までは半年ごとに来てもらい、その後は1年に1回の受診になります。

しびれなど残る症状もある。回復の経過は気長に

手術後の傷の痛みが小さいのは、筋肉への損傷が少ないためと考えられています。それとともに、痛みを感じる知覚神経は骨を覆う骨膜の表面に豊富であり、骨の表面から筋肉をはがして行う従来のラブ法では、MEDより痛みが残るといわれています。また、術後の痛みや炎症の度合いは、炎症性物質の分泌量などから知ることができます。ラブ法に比較し、MEDのほうが軽くなっていることが動物実験により明らかになっています。

手術後の症状のとれ方については、手術前の神経の傷み方によります。特に、しびれや筋力の低下などについては、手術後数カ月では完全には回復しない場合もあります。これは、患者さんの手術に対する期待度ともかかわっています。実際には、手術前より改善していても、症状が完全に消えてしまうと期待している患者さんにとっては、少しでもしびれなどが残っていると、期待はずれに思えてしまうようです。

圧迫される時間が長く、損傷がひどかった神経だと、すっかり元どおりになることは難しく、時間の経過とともに少しずつ回復してはいきますが、ちょっとしたしびれなどの症

状は残ってしまうこともあります。

手術後の定期検診では、患者さんの症状を聞きながら、不安や不満を取り除くために、こうした神経の回復の経過について、詳しく説明するようにしています。

医師の技量に左右される術式。経験を積んだ認定医のもとで

患者さんにとってより体への負担が少ない手術を目指すことは当然です。同時に、手術手技を安全に遂行することがわれわれ医師の義務でもあります。

MEDは、こうした安全の保証がより厳格に求められる手術法であり、術者の技量が問われます。MEDが安全で、しかも負担の少ない手術として行われるためには、平面的なモニター画像を頭の中で三次元の立体に置き換えられる解剖学的な知識が不可欠です。さらに、狭い筒状の空間で器具を操作しながら、今、自分がどの部分を触っているのか、どのくらいの力がそこに加わっているのか、などを熟知していることが必要となります。

現在、一定の件数を受験資格として自らの技術を審査してもらう技術認定医の制度が設けられています。MEDは、そうした審査を通過した認定医のもとで受けるのが望ましいと考えます。また、MEDの技術の基礎は、やはり、ヘルニア切除の基本となる従来のラブ法の習得であることを、改めて確認しておきたいと思います。

●MEDの基本情報

全身麻酔	
手術時間	1時間弱
入院期間	約9日間
費用―手術費用約10万円、入院、検査等を含め20～25万円程度（健康保険自己負担３割の場合。ただし、高額療養費制度の対象のため、実際の自己負担額はさらに低い）	

＊費用は2013年1月現在のもの。今後変更の可能性がある。

（東邦大学医療センター大森病院の場合）

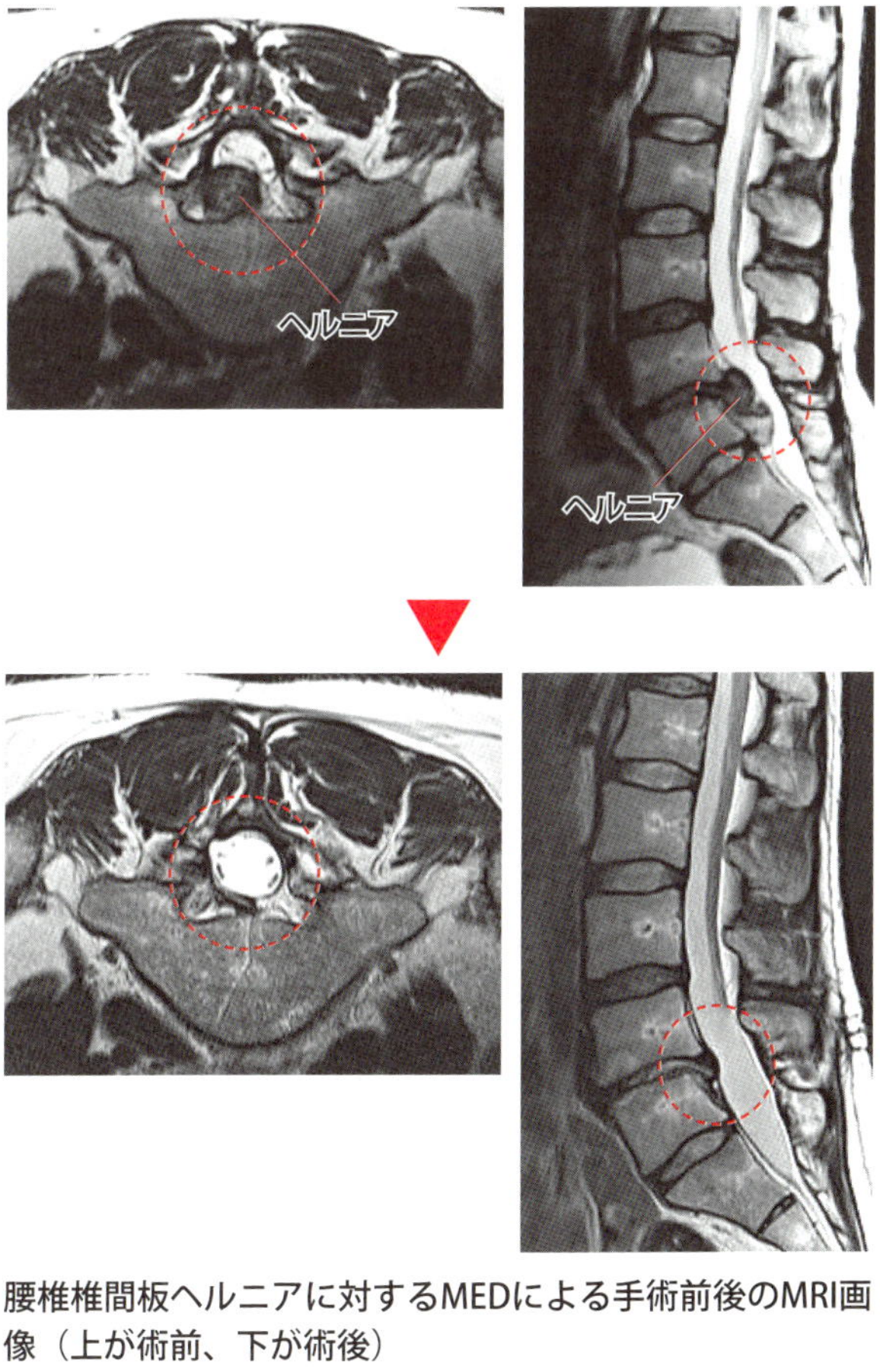

腰椎椎間板ヘルニアに対するMEDによる手術前後のMRI画像（上が術前、下が術後）

写真提供：東邦大学医学部整形外科

手術療法

経《けい》皮《ひ》的《てき》内《ない》視《し》鏡《きょう》下《か》椎《つい》間《かん》板《ばん》ヘルニア摘《てき》出《しゅつ》術《じゅつ》（PED）

椎骨の隙間から極細の内視鏡を入れる

帝京大学医学部附属溝口病院 整形外科教授
出沢 明（でざわ・あきら）

直径２㎜のカメラを備えた直径６～８㎜の内視鏡で可能となった、現在、患者さんの体への負担が最も少ないヘルニア手術。草創期から内視鏡によるヘルニア手術に取り組んできた出沢明先生に、この手術の利点や手法を解説していただいた。

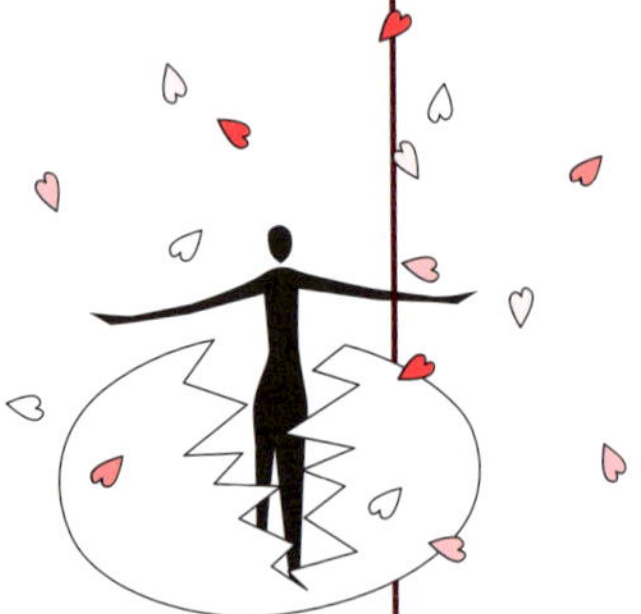

どんな治療法ですか？

極小の傷口から極細の内視鏡を挿入して行う手術。筋肉の損傷も少なく、1泊2日で社会復帰も可能。最新の機器や、高度な技術が必要とされ、実施できる医師や医療機関が限られています。

傷口、筋肉への影響、入院期間、どれをとっても負担は最小に

経皮的内視鏡下椎間板ヘルニア摘出術（Percutaneous Endoscopic Discectomy：以下PED）とは、直径約2㎜の超小型のカメラ装置を先端に備えた直径6～8㎜の内視鏡を用いて、ヘルニアを切除する手術です。体への負担が非常に小さい手術（超最小侵襲《しんしゅう》：MIS手術）として知られています。

手術のために必要な皮膚の切開は約6～8㎜、筋肉への損傷はほとんどなく、さらに、ラブ法（128ページ参照）でもMED（内視鏡下椎間板切除術152ページ参照）でも、椎弓《ついきゅう》の骨を削らなければ椎間板に到達できませんが、PEDではその必要がありません。PEDの場合の進入経路は、もともと椎骨《ついこつ》と椎骨の間にあり、馬尾《ばび》から分かれた神経の出口となっている椎間孔《ついかんこう》を利用しています（次ページ図参照）。直径6～8㎜というごく細い内視鏡の開発により、狭い椎間孔からの進入が可能になり、その結果、骨を削らずにヘルニアの切除を行うことができます。

PEDは局所麻酔で行い、手術時間は30～60分、入院期間は1泊2日、手術後数時間で歩行が可能になります。この手術の開発の目的の一つは、社会復帰への期間を短くすることでもあり、ほかの手術法に比べ、非常に短期間でもとの生活に戻ることができます。

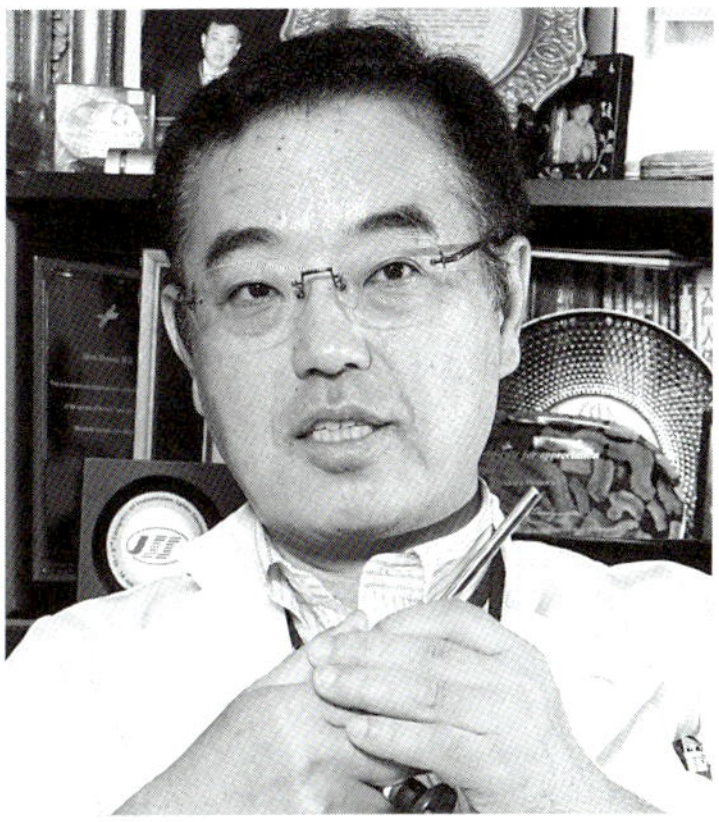
「これがPEDの内視鏡」と出沢先生

日本で開発され、欧米で発展。草創期から先駆的に取り組む

PEDは、1975年、慶應義塾《けいおうぎじゅく》大学整形外科の土方貞久《ひじかたさだひさ》教授によって開発された経皮的髄核《ずいかく》摘出術＝経皮的椎間板摘出術（Percutaneous Nucleotomy：PN）をもとに、欧米で改良されて、2000年前半に現在の実用型となりました。日本ではいち早く、われわれの施設が2003年に取り入れて実績を積み上げ、今日に至っています。現在は、保険

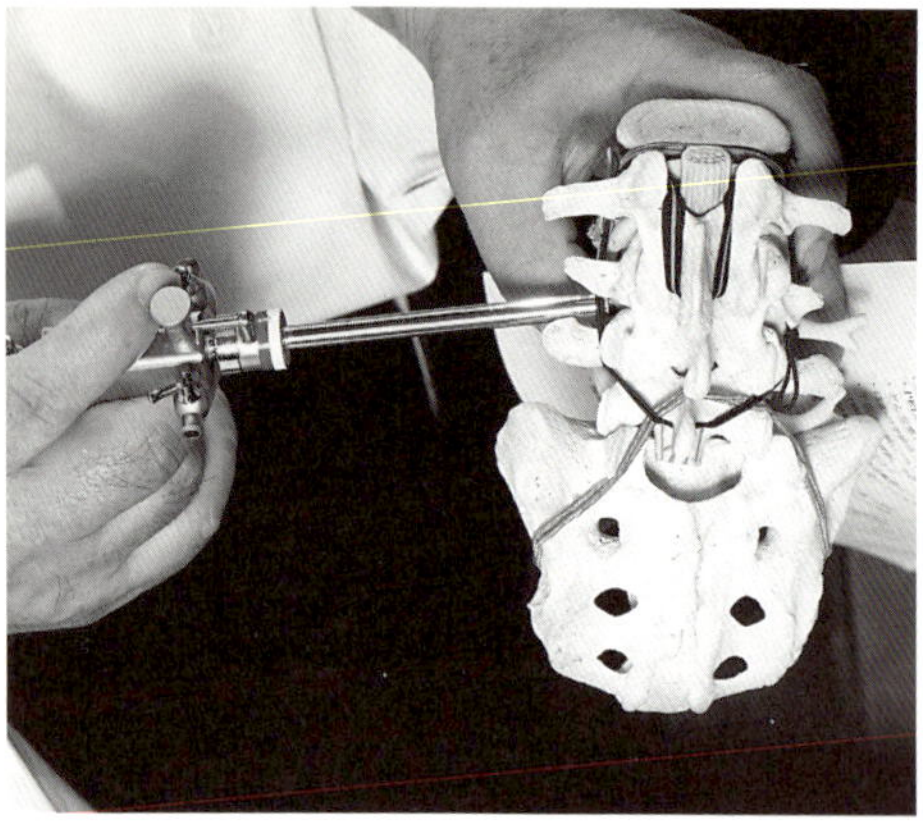

内視鏡は椎弓のわきの椎間孔から挿入する

●PEDの手術法

椎骨《ついこつ》と椎骨の間の神経の出口となっている椎間孔を利用して内視鏡や手術器具を入れる。狭い隙間《すきま》を通るような極細の器具類が開発されている。

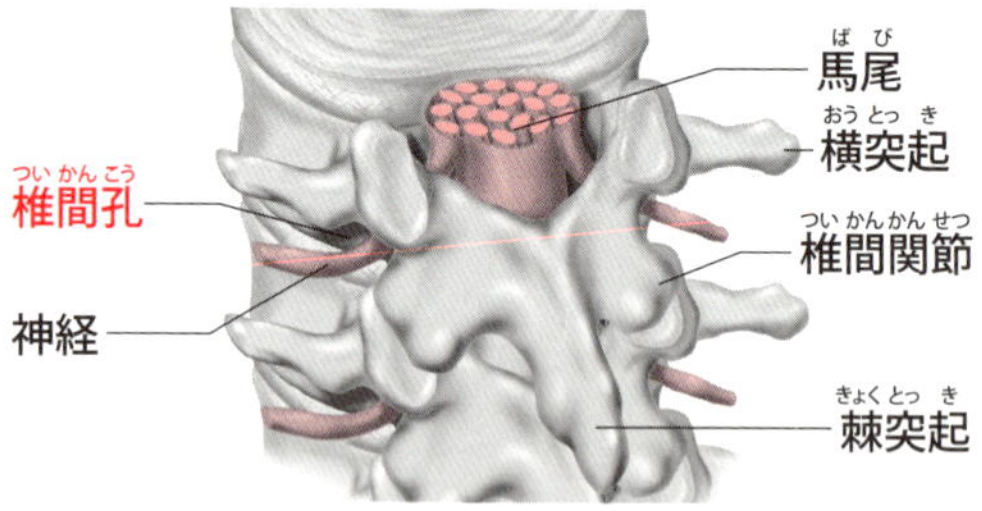

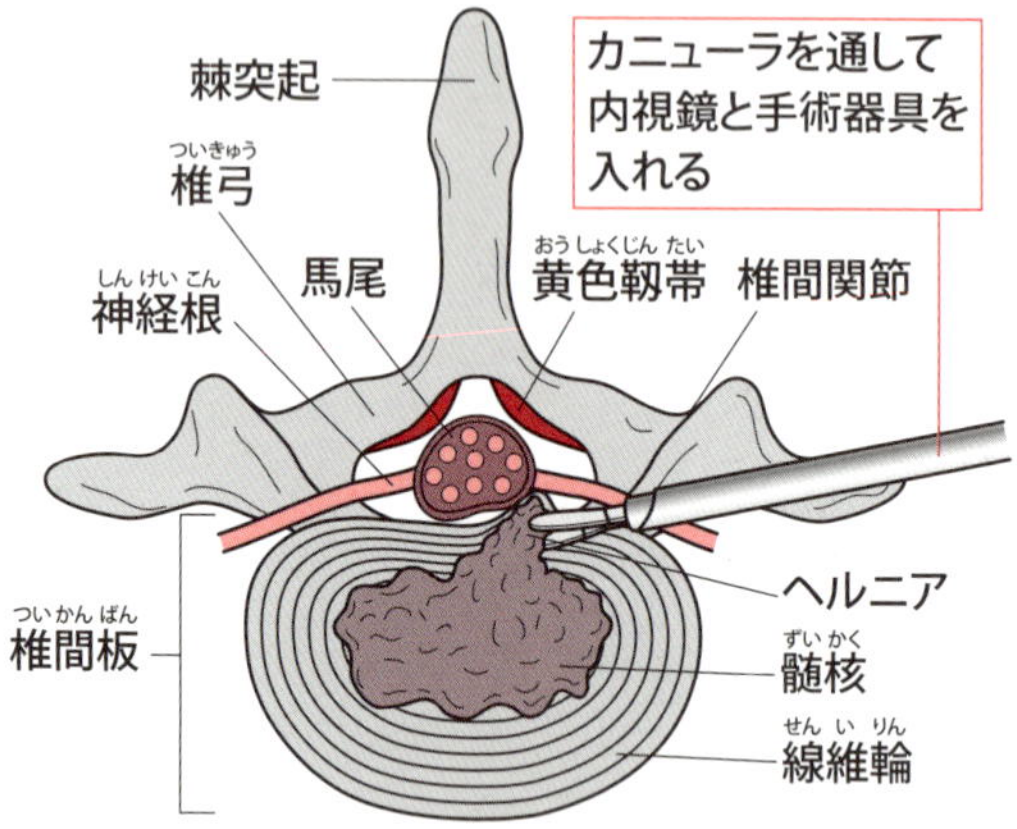

医療として承認されています。

ただし、あとにも述べますが、PEDには非常に高度な技術と経験が必要であるため、安全、正確にこの手術を行うことのできる医師、施設は、まだ限られているのが現状です(実施可能な施設は巻末のリスト参照)。

腰椎椎間板ヘルニアに対する手術法は、基本となるラブ法、それをより体への負担を小さくしようと開発されたMEDを中心に、筋肉や神経にできるだけ損傷を与えずに、ヘルニアを切除する方法の研究に、専門医がそれぞれに取り組んでいます。患者さんへの負担をできるだけ小さくするという考え方は、外科医にとっては永遠のテーマです。腰椎の手術に対しても例外ではなく、私自身もそれを追求してきており、その一つの結実がPEDといえます。

何といっても、PEDの特徴は、椎間板への進入経路です。ほかの手術法が、背骨に対して真上からアプローチするのに対し、PEDは背骨の外側、斜め上方向からアプローチします。真上からだと、椎間板まで手術器具を届かせるには、椎弓や靱《じん》帯《たい》が障害となり、作業スペースを確保する分だけ、最小限にこれらを削ったりしなければなりません。この作業が、患者さんの筋肉や神経への負担、あるいは再発率などに大きく影響を与えています。

PEDの考え方は、椎骨と椎骨の間にもともとある隙間《すきま》を狙って直接手術器具を挿入し、ヘルニアの切除を行おうというものです。この実践を可能にしたのが、さまざまな技術革新、機器の開発です。

超小型カメラをはじめとする機器の開発がPEDを可能に

当初、私は日本でPED専用の器具が入手できず、小児用の膀胱《ぼうこう》鏡を用いて行ったこともありました。

今も、PED用に一般に市販されている器具は少なく、各メーカーの協力のもと、日々、使い勝手や安全性を考えて工夫を加えながら試行錯誤を続けています。

非常に狭い入り口から、ヘルニアを狙って機器を到達させる目的のためには、機器全般を細く、あるいは小さくしなければなりません。PEDの発展のなかで、画期的だったのは、直径2㎜の超小型カメラの登場です。これによって、劇的に、できることの幅が広がりました。

MEDでは、直径16～18㎜の円筒形の中で手技を展開しますが、PEDでは、さらに狭い、直径6～8㎜、いわば鉛筆を空洞にしたような空間で手術を行っています。カメラが直径2㎜まで小型化したことで、利用できる空間が広がったわけです。数㎜の差ですが、すべてが「小指大」のサイズで行われているPEDの世界にあっては画期的なことでした。

そこで、広がった空間を最大限に利用できるように、ヘルニアを切除する器具に、さまざまな工夫を施してきました。狭い通り道から入って、内部で効率よくヘルニアを切除できる、直径が2㎜の超小型ドリルや、先端が鎌首のように曲がる機能をもたせた切除用の鉗子《かんし》などの開発を進め、使用しています。

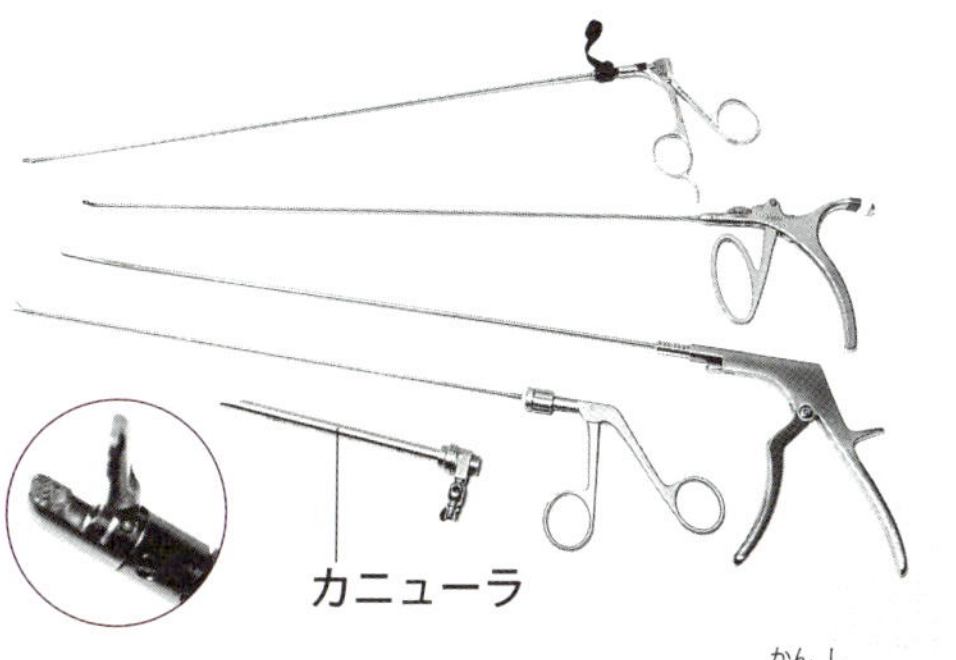

出沢先生愛用の器具。ヘルニア切除用の鉗子《かんし》類と内視鏡を挿入するために切開口に設置する管（カニューラ）。円内は先端が鎌首のように曲がる鉗子

課題は手技の難しさ。研修、セミナーにより普及を

内視鏡を用いた手術では、機器の扱いや手術する部位の見え方に慣れるまでには時間がかかります。つまり、PEDは安全な手術を行うための技能に差が出てしまう手術であり、特殊なトレーニングや訓練を十分に行い、手技に習熟しなければいけません。そのために、現段階では、限られた医師、限られた施設で行われている手術です。

対象として、手術が必要なすべての腰椎椎間板ヘルニアにPEDが可能です。椎間孔から到達できない位置のヘルニアに対しても、同じ内視鏡を用いてのPEDを行っています。その場合は、背中の真上から内視鏡を入れ、椎弓の隙間を利用したり、ドリル型の器具で少量の骨を削ったりして、ヘルニアに到達します。

さらに、腰部脊柱管狭窄症《ようぶせきちゅうかんきょうさくしょう》の背中側から行う椎弓切除についても、現在、世界で唯一の内視鏡を作製して、安定した成績を出しています。

●内視鏡の構造

PED用、直径8㎜の内視鏡
カメラ、照明、吸引の機能を備えていて、丸い空洞部分から手術器具を出し入れする。先端部を椎間孔から椎弓《ついきゅう》内に入れて、ヘルニアを切除

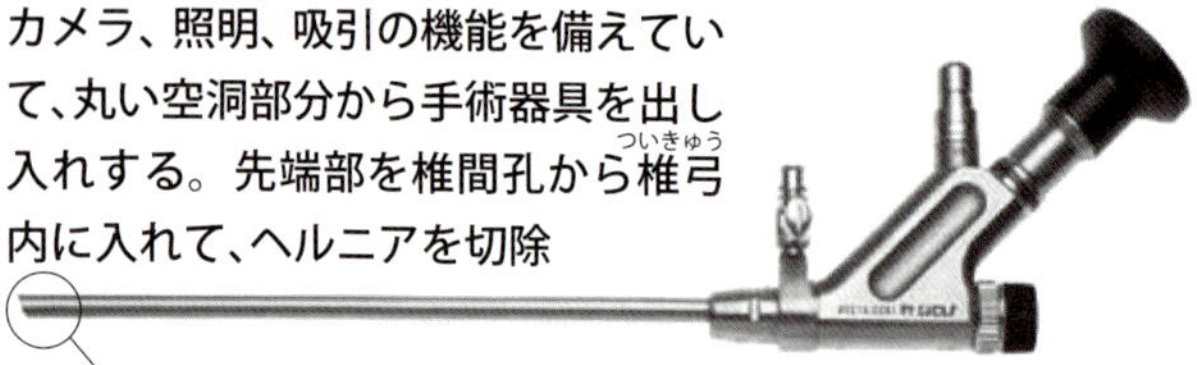

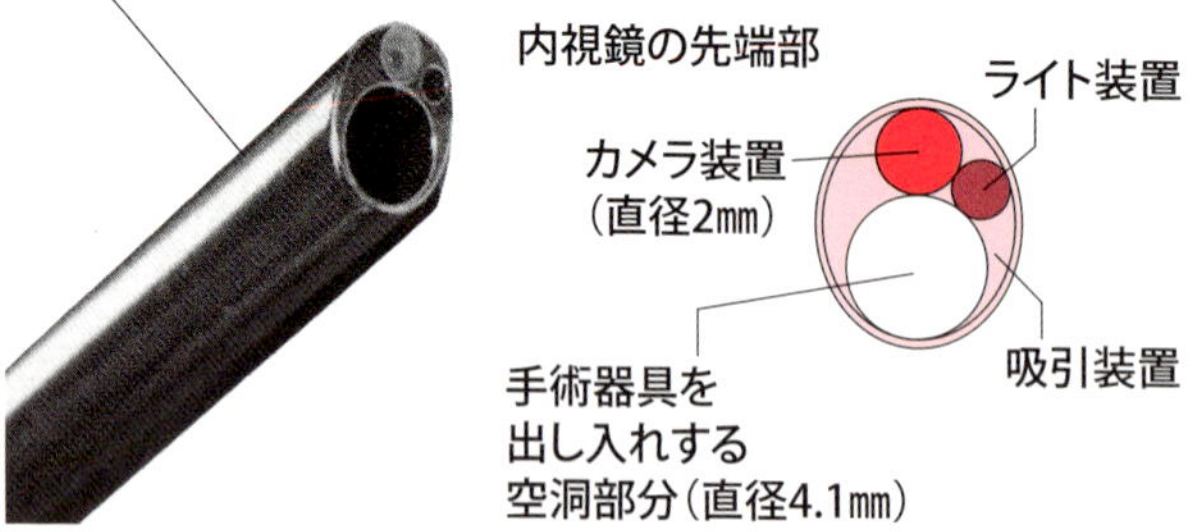

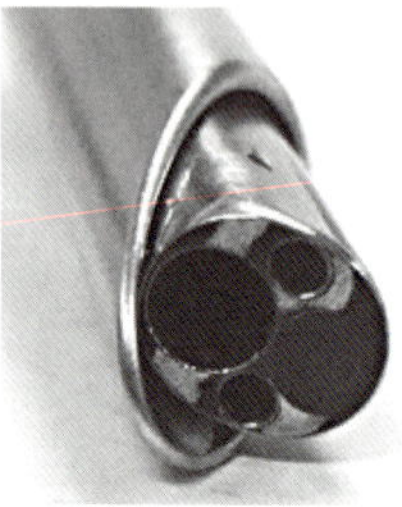

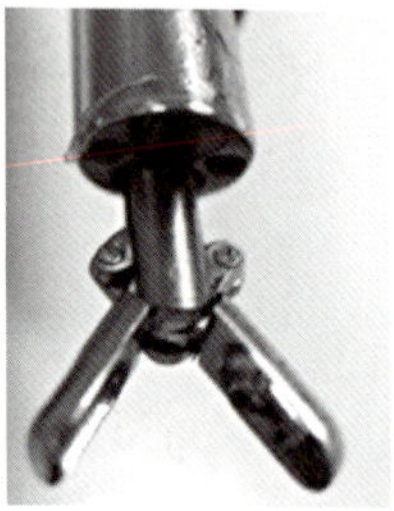

皮膚の切開部から入れる管（カニューラ）を通して内視鏡を入れ、内視鏡内部を通して手術器具を入れる

写真提供：帝京大学医学部整形外科

治療の進め方は？

背骨の中心線より10㎝ほど外側を6～8㎜切開、内視鏡を挿入し、ヘルニアを切除します。患者さんもモニターを見ながら、30～60分。翌朝には退院する1泊2日の手術です。

皮膚切開は6～8㎜。内視鏡を通す管を差し込む

患者さんには手術当日の朝、朝食も、飲み物もとらずに、入院してもらいます。

手術室に入ったら、患者さんはうつぶせの姿勢で、手術台に乗ります。手術前の検査画像を慎重に確認し、X線透視を行いながら、切開の位置をマーキングします。その場で慎重に確認するのはもちろんですが、それ以上に手術前のプランニングが重要です。切開する位置は、ヘルニアのある椎間板の部分で、背中の中心線から10㎝程度外側（ヘルニアのある側）になります。

消毒を終えたら、局所麻酔を施しますが、患者さんは意識のある状態です。患者さんが不安を感じていないか、ときどき声をかけながら麻酔を進めるようにしています。脚の触感のあるなしなど、麻酔のかかり具合を確認し、痛みや、何か異常な違和感があったら遠慮なくいうように話しておきます。

●手術室のセッティングと手術の開始

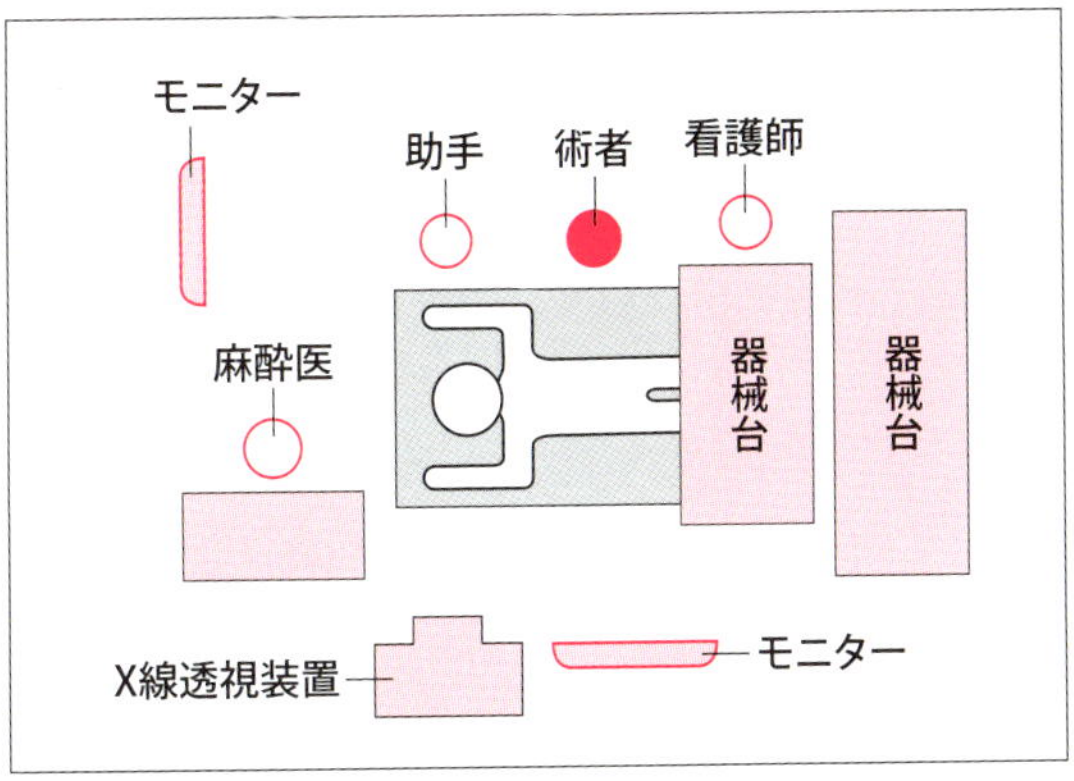

●背中の中央から10㎝ほど外側を切開

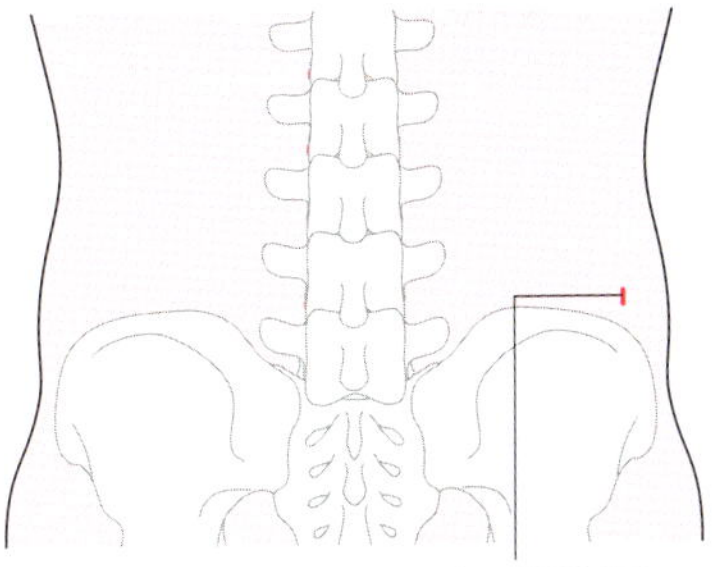

ヘルニアのある椎間板の位置で6〜8㎜切開する

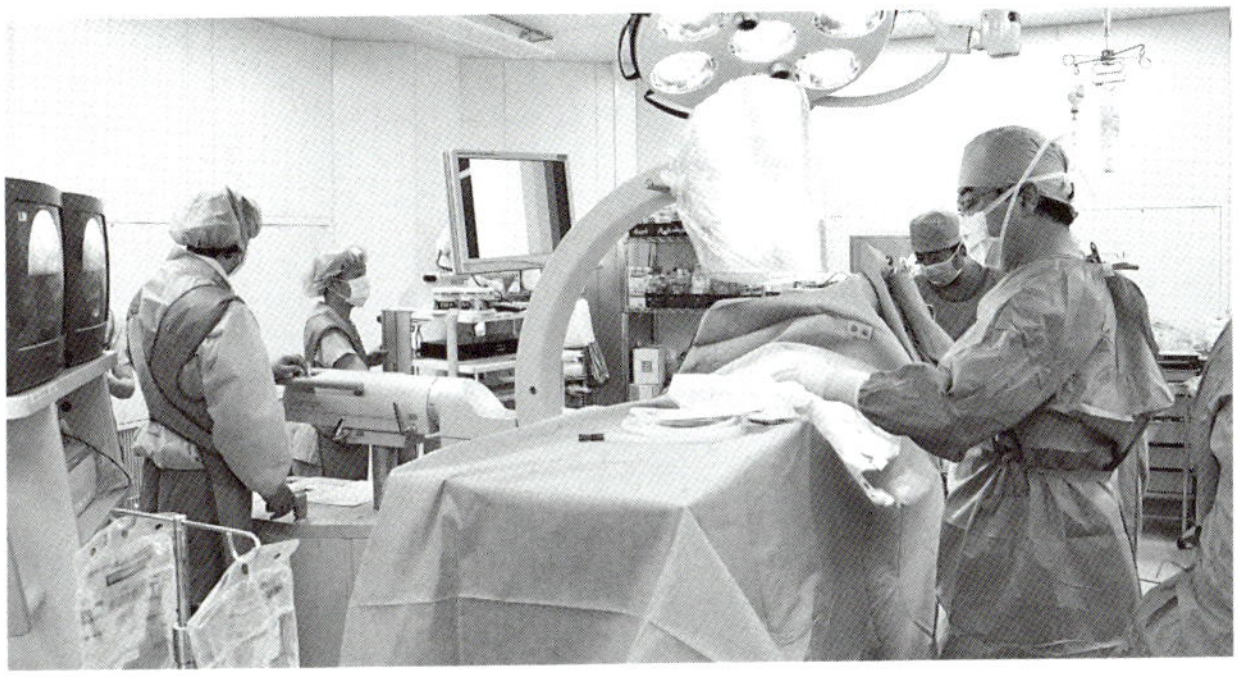

X線透視装置で手術部位を確認

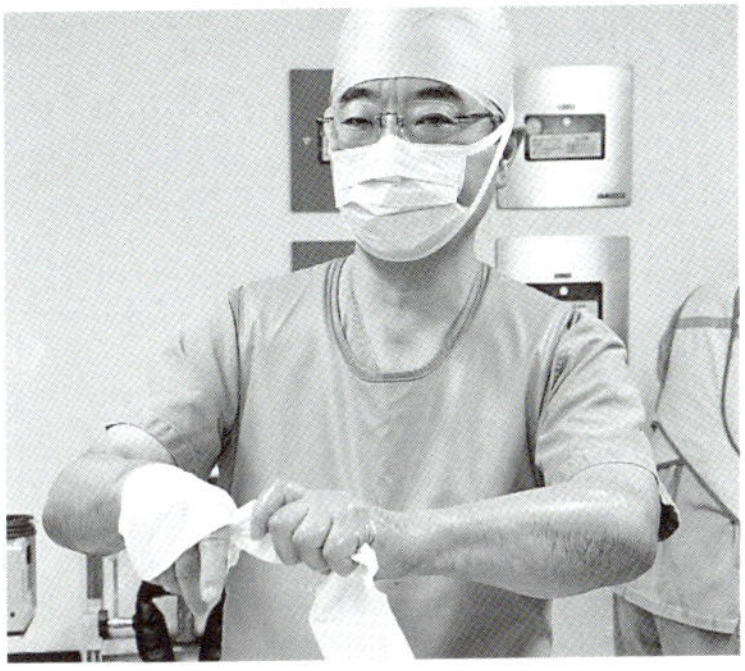

入念な手洗い後、手術に入る

マーキングした位置に、６〜８㎜の切開を加え、目標となる椎間板を目がけ、椎間孔を通して一気に直径６〜８㎜のカニューラと呼ばれる管を差し込みます。このとき、ためらわずにしっかりと奥まで差し込み、固定することを心がけています。これは、ＰＥＤを始めた当初、手術後、ヘルニアの圧迫による症状はとれるものの、別の神経症状が出てしまう患者さんがいて、その予防策を検討した結果によるものです。

モニターに広がる手術映像を患者さんも共有

カニューラを固定したら、そこから内視鏡を挿入します。内視鏡を入れると、その部分の映像が、大きなモニターに映し出されます。内視鏡先端にはカメラ装置に加え、光源から光を送る装置がついているので、明るく鮮明な映像が得られます。

ＭＥＤの経験を積んだ医師であっても、真上から（斜視鏡ですが）入れた内視鏡の映像とは、映し出される方向にかなりの違いがあるので、

●内視鏡を入れ、モニターに画像を映す

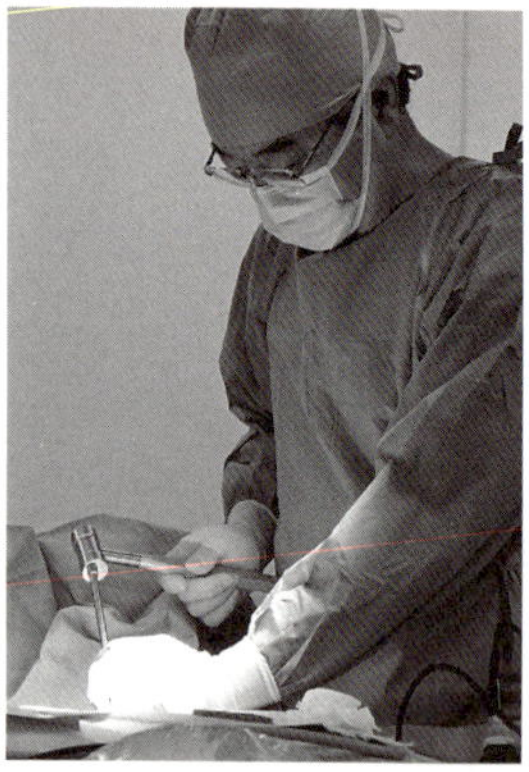

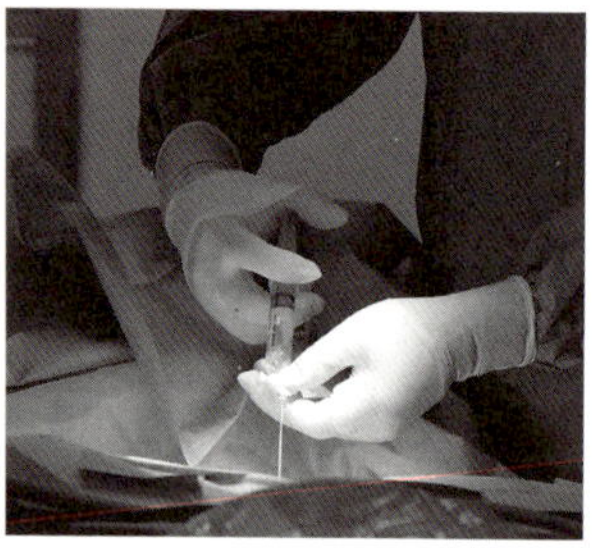

▲局所麻酔を行う

◀カニューラはしっかり奥まで差し込み、固定する

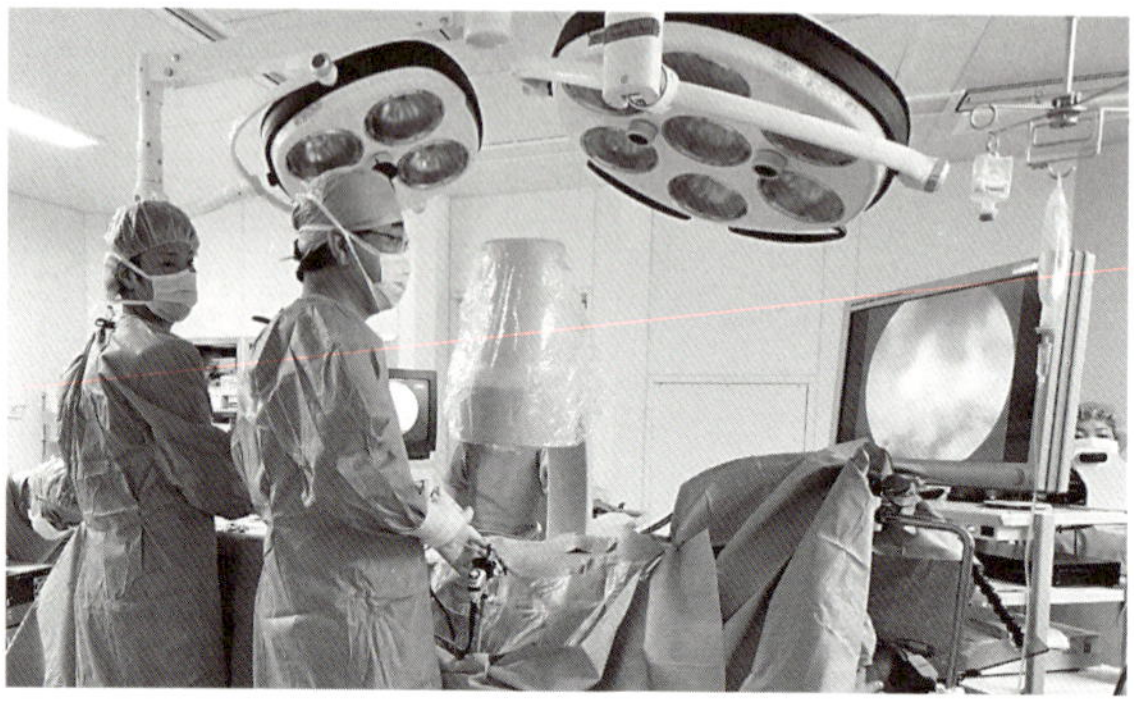

患者さんもモニターを見ることができる

●手術の手順

皮膚を切開

▼

カニューラを差し込む

▼

内視鏡を挿入

▼

内視鏡内の空間を通して手術器具を入れる

▼

硬膜《こうまく》、神経根をよけて、ヘルニアを切除

▼

ヘルニアの取り残しがないか確認

▼

手術器具、内視鏡、カニューラを抜く

▼

傷口を1針縫う

椎間板と神経根《しんけいこん》など、解剖学的な位置関係をはじめ、PEDでの映像に慣れるまでには時間がかかります。

PEDの大きな特徴として、常時、生理食塩水を流しながら手術を進めることが挙げられます。ほかの多くの手術の場合、片手に吸引管を持って血液や、洗浄のために入れた生理食塩水を吸いながら手術を進めますが、PEDやMEDでは内視鏡に吸引装置がついているので、別途、吸引管を持つ必要がありません。PEDでは還流させる水圧により、ほぼ出血はなく、手術の状況に応じて流量は調節します。

ヘルニアの切除は、内視鏡に設けられている筒状の器具操作用の空間から、手術器具を出し入れして行います。用いるのはボール状のドリルや、切除用の鉗子などで、神経をよけながら、ヘルニアを少しずつ慎重に取り除いていきます。

手術中は、患者さんもモニターを見ることができるようにしています。「綿のようなフワフワしたのがヘルニアです」「心臓と同期して拍動し

●モニター画面を見ながらヘルニアを切除

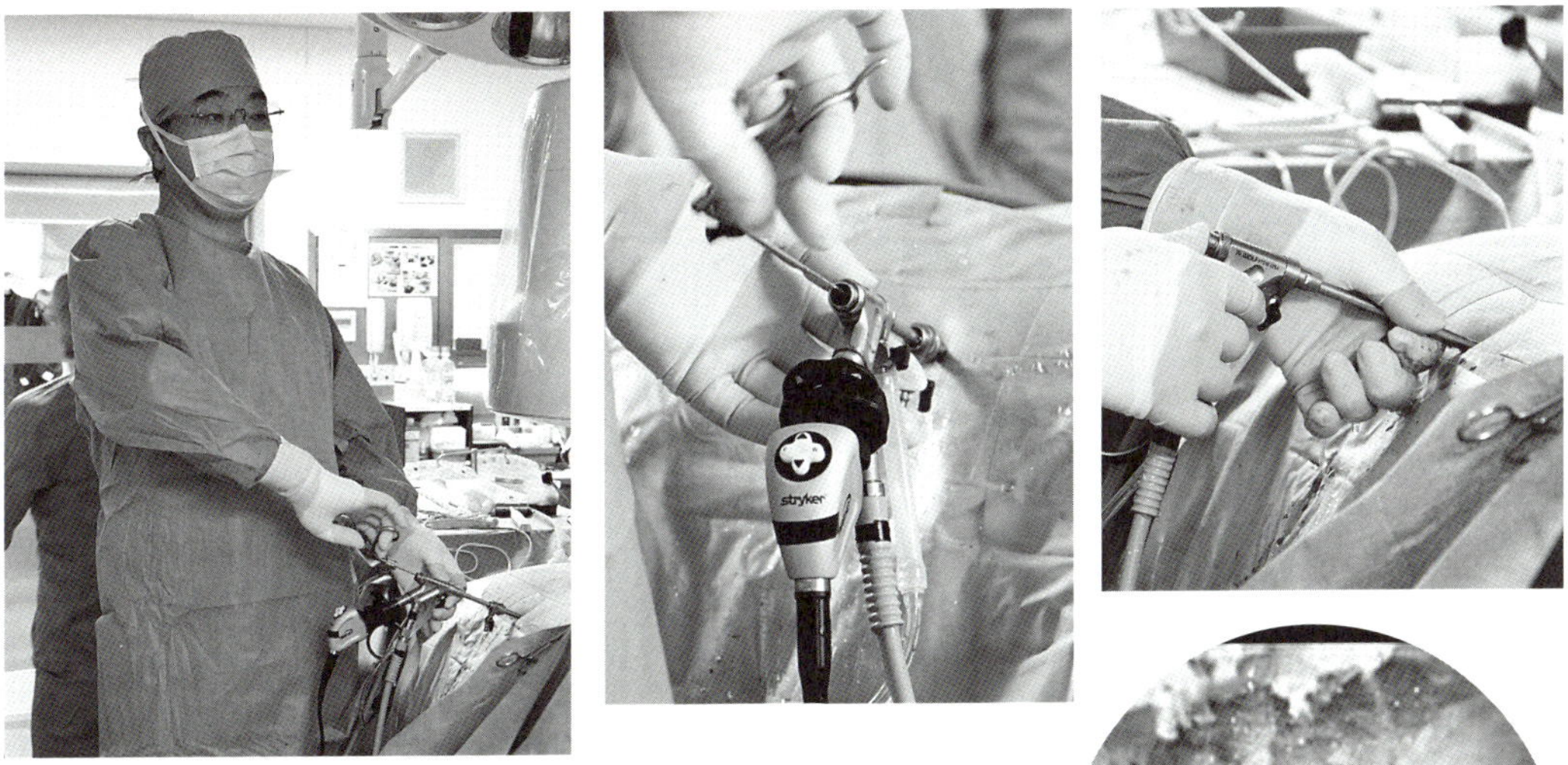

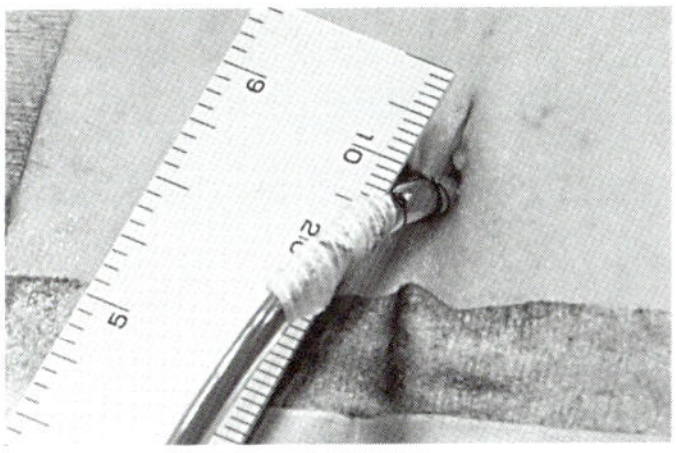

手術後の傷は６～8㎜

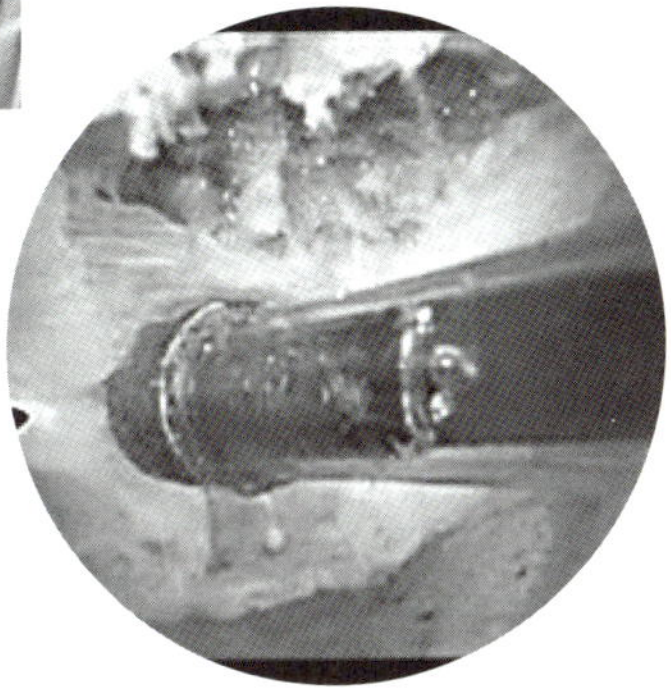

モニターの内視鏡画像。白くフワフワしたものがヘルニア

＊この手術は浮間《うきま》中央病院（東京都）で行われています

内視鏡写真提供：帝京大学医学部整形外科

ているのが神経です」と、何をしようとしているかを説明することもあります。特に、神経をよけるときには、慎重に行うと同時に、患者さんには「どこか痛くありませんか」「ピリっとする違和感がありませんか」など、神経症状を確認することができます。神経を損傷してしまっては、取り返しがつかないので、この処置には、最も緊張感をもって臨み、細心の注意を払います。

手術中の圧迫が長いと、神経がダメージを受けてしまうので、手早く行うことがポイントですが、取り残しがあっては手術の意味がなくなります。モニターをよく見て、ヘルニアの取り残しのないようにします。

切除が完了したら、器具を抜き取り、一針だけ縫って手術終了です。

手術時間は30～60分、平均して40分前後です。

手術後は病室に戻り、しばらくはベッド上で安静にしてもらいますが、数時間後から歩いてもかまいません。夜は通常の食事をとり、翌朝退院となります。

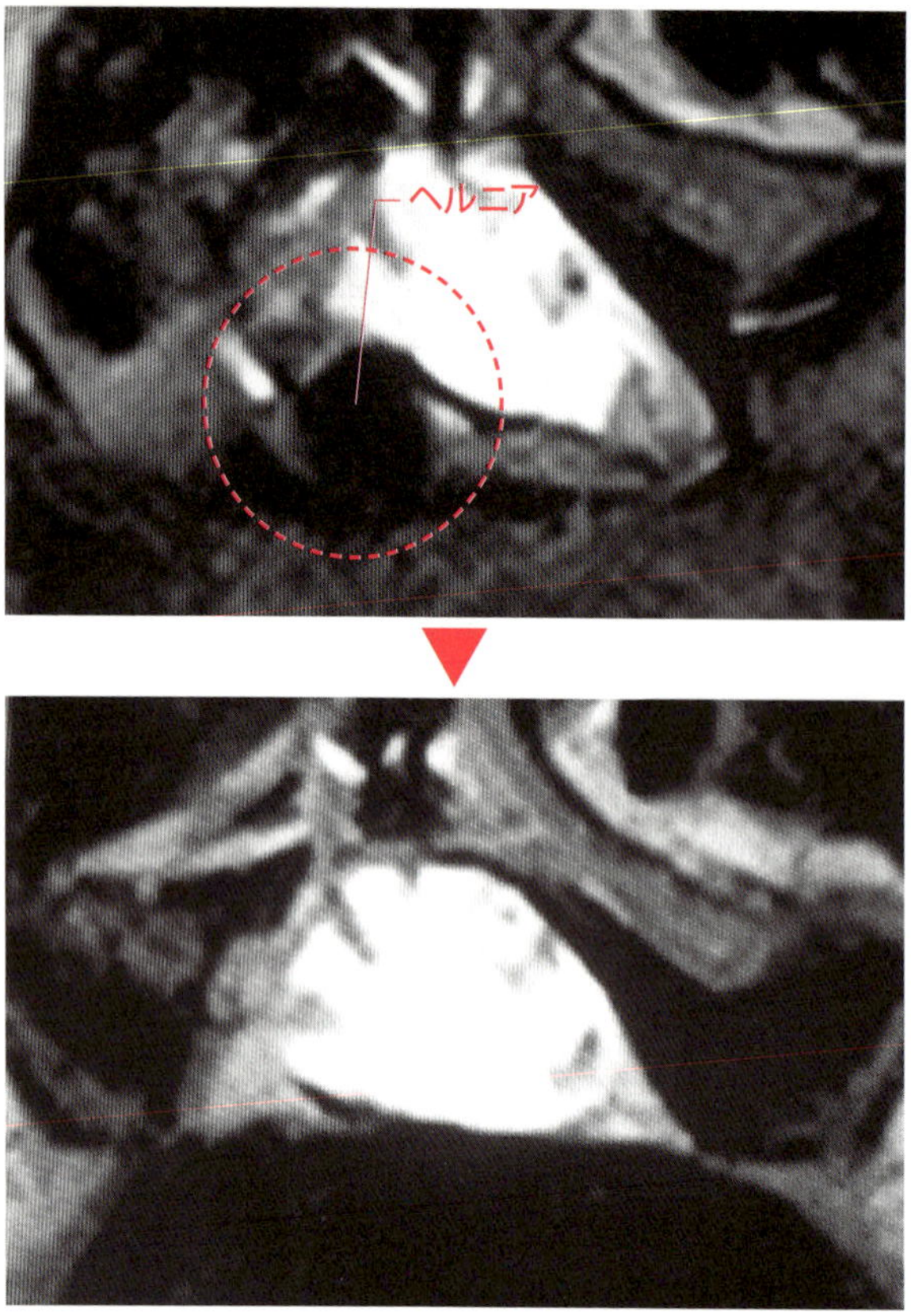

神経を圧迫している大きなヘルニアを椎間孔から内視鏡を入れて切除。上が術前、下が術後のMRI画像

写真提供：帝京大学医学部整形外科

●入院から退院まで

入院 手術当日	・飲食をせずに入院 ・手術室に入る ・局所麻酔 ・手術 ・病室に戻る ・ベッド上安静 ・数時間後には歩行可 ・夕食から普通食可
退院 手術翌日	・手術創《そう》の確認 ・次回外来予約

術後の検診は2回だけ。今後は腰部脊柱管狭窄症にも

退院後は、3週間後に1回、3カ月後に1回の、計2回の検診を受けてもらい、治療は終了です。

手術後の経過については、ラブ法、MED、PEDそれぞれの手術後の再発率を比較すると、およそラブ法で10％、MEDで5％、PEDで3％といわれています。ヘルニアの除去で取り除くのは髄核《ずいかく》の飛び出した部分だけです。椎間板は再生しないので、傷ついたところから、残った内部の髄核が再び飛び出してヘルニアが再発することがあります。PEDでは、手術による椎間板の傷も小さく、靭帯や椎骨を切除しないことが、再発率の低さにつながっていると考えられています。

また、PEDでは痛みを誘発する炎症性の物質の分泌が非常に少ないために、手術後の痛みが小さいとも指摘されています。

機器の技術革新とともに、さらなる進化が期待されるPEDですが、

●PED、MEDの手術件数の推移

1997年MED開始、2003年PED開始以来の、出沢先生執刀の手術件数。近年はPEDがMEDの件数を上回っている。

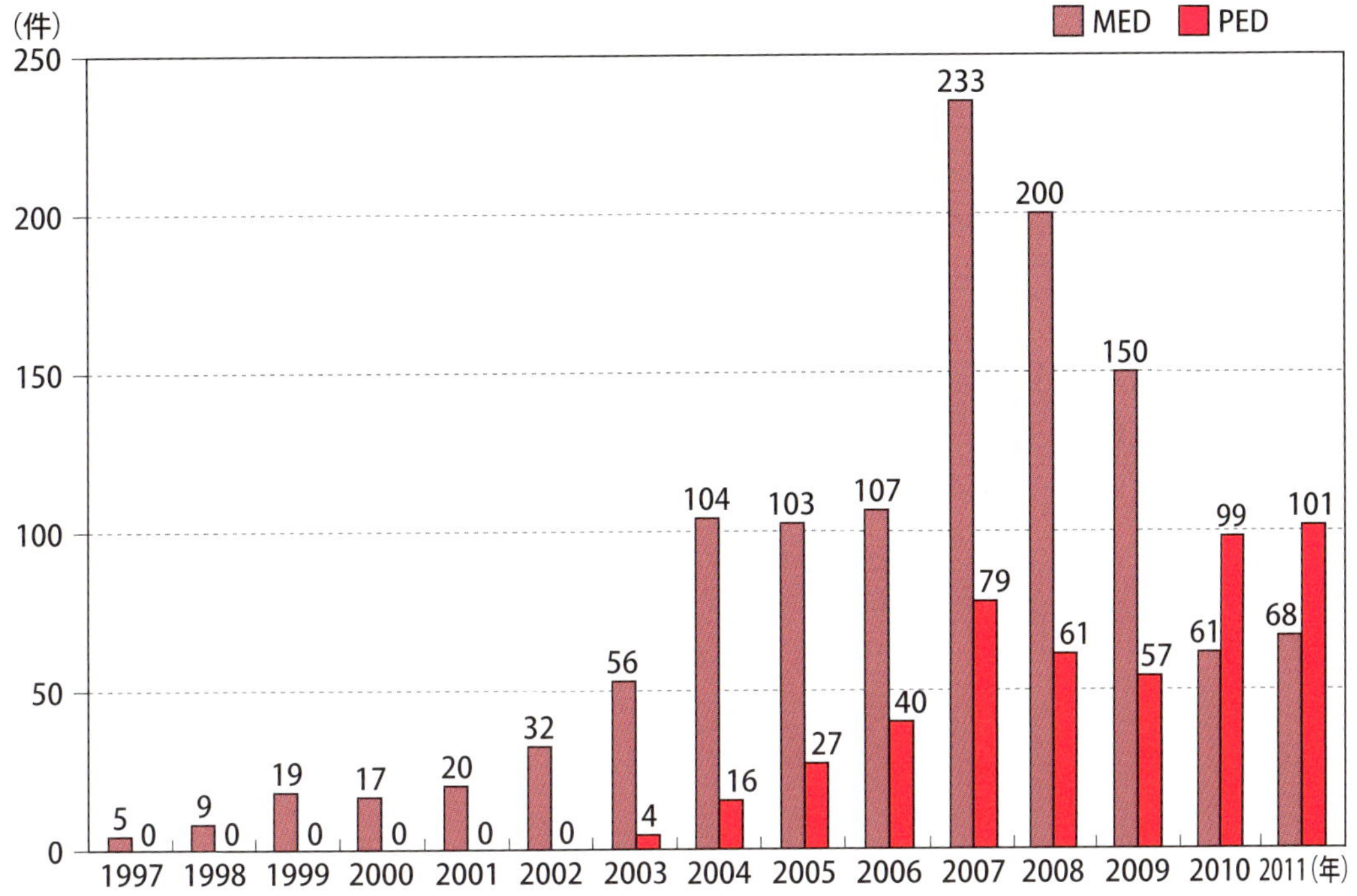

帝京大学医学部附属溝口《みぞのくち》病院、三芳野《みよしの》病院、浮間中央病院での執刀医・出沢のみの手術件数

●PEDの基本情報

局所麻酔	
手術時間	平均40分
入院期間	1泊2日
費用―手術、入院、検査等を含め8～15万円（健康保険適用の場合。高額療養費制度も適用されるが、年齢、所得等により金額は異なる。公的医療保険制度の適用がない場合は50万円程度）	

＊費用は2013年1月現在のもの。今後変更の可能性がある。

（帝京大学医学部附属溝口病院の場合）

私自身は、ここ数年新しい試みとして腰部脊柱管狭窄症《ようぶせきちゅうかんきょうさくしょう》の除圧術に対し、新しい内視鏡を開発してＰＥＤで行っています。より難しい技術を必要としますが、従来の内視鏡手術より早期の社会復帰が可能となりました。

今後とも、患者さんの体への負担が軽くて済む手術が、広く行われるようになるために、研修の機会を設けるなど、意欲的な活動を続けていきたいと思っています。

Interview

出沢 明（でざわ・あきら）

帝京大学医学部附属溝口病院
整形外科教授

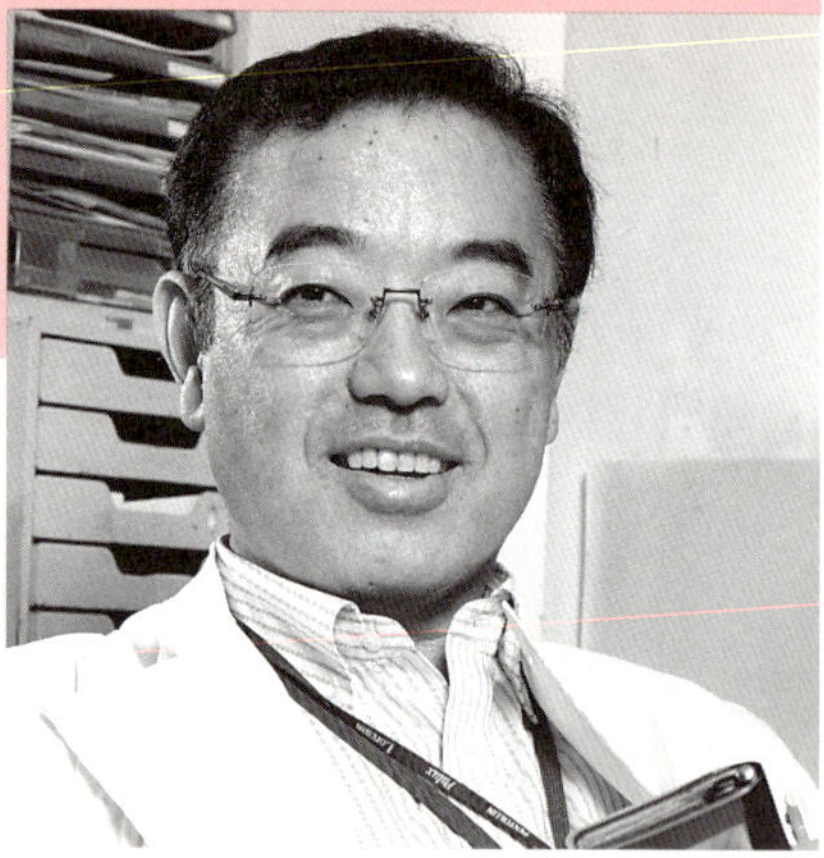

患者さんが喜んでくれるから
体に負担の小さい手術に挑み続ける。
今後も、世界の技術革新に先んじ、
さらに技術に磨きをかけていきます。

「のぞく仕事」。これまでの自身の活動を、出沢先生はそのひとことで表します。まさしく、人間の体の中を「のぞき」、神秘に分け入ってきた30年間でした。同時に、その年月は「のぞく道具」との格闘を続けてきた30年間でもあります。開発しては改良を加え、さらにアイディアがひらめくたびに工夫を施すくり返し。内視鏡の試作品は数知れず、倉庫代わりの一室を埋め尽くすほどだそうです。今も、首を振る鉗子や、切れ味のよいドリル式のノミなど、手技の安全性・確実性を求め、道具の開発には余念がありません。

数え切れないほど体内を見てきた出沢先生ですが「初めて、血管の内部をのぞいたときは衝撃的だった」と振り返ります。その後、胸腔鏡《きょうくうきょう》で背骨を見たときも「肺や心臓が拍動する向こうに脊髄《せきずい》が走る姿は強烈な印象」、そして、最近では、いま最も精力的に取り組んでいるPED（経皮的内視鏡下椎間板ヘルニア摘出術）で用いる超小型カメラが映し出した映像に驚かされたといいます。その可能性を見抜き、間髪を入れずに採用して、現在、国内では他の追随を許さぬ第一人者です。

「患者さんの負担をできるだけ小さくするというのは、外科医にとってヒポクラテス以来の永遠のテーマ」といいます。出沢先生が医師になりたてのころ行っていたヘルニアの手術は「前方」つまり、おなかの側から切開し、いったん腸を取り出して、骨盤の骨を削って行うという大がかりなもの。「ギプスで3週間は固めたまま、入院は4～6週間。それでも骨がつきにくかったり、腸閉塞《へいそく》をおこしたり、大変な時代でした」

一方、1泊2日、24時間で帰れるPED。患者さんにとっての負担は比べ物になりません。ただ、「負担」は、患者さんそれぞれで違います。出沢先生は有名人の手術も多く手がけてきています。「特に印象に残っているのはあるトップクラスのプロ野球選手。プロ野球をはじめスポーツ選手にとって、メスを入れることは、それ以外の人とはまったく意味が違ってきます」

一般の人なら感じないくらいの違和感も、体が資本の彼らは敏感に感じ取り、場合によってはそれが命取りになる可能性も。「手術の影響で成績が落ちれば、収入ばかりではなく選手生命を左右することになりかねません。誰だから一生懸命やるということはありませんが、より繊細さや精度が求められることは確か。プレッシャーはかなりのものです」

神経のそばを触る腰の手術は、どんな患者さんであれ、「神経に何かあったら…」と不安はつきもの。そのなかで、医師は、その患者さんの生活、人生を背負って、安全に確実に手術を遂行しなくてはなりません。

究極のMIS（最小侵襲手術）といわれるPED。目下の出沢先生の目標は、腰部脊柱管狭窄症の椎弓切除術に対するPEDの確立です。「確かに難しいですよ。でも、患者さんが喜んでくれる手技だから続けられます」

この手術の略語にはPELDが当てられることもあります。ただし、出沢先生には一つのこだわりが。「PLDDというレーザー治療と紛らわしいので、PEDを使うようにしている」とのこと。レーザーによるヘルニアの切除術は、保険医療としてはまだ認められていません。「しばしば重い後遺症に悩まされる患者さんも出ているので、まだ課題のある治療法だと考えています」

治療のために行った手術によって、さらに強い腰痛、別の腰痛がおこることがあっては本末転倒です。

PEDの進歩、普及のために、代表世話人として5年前に「日本PED研究会」も立ち上げました。

「PEDを安全にできる医師は全国でもまだ20名程度。あと10年、ライフワークとして、講習会も積極的に開き、後進の育成を含めて、できるだけ患者さんの体に負担の小さい治療の開発、確立に取り組み続けるつもりです」

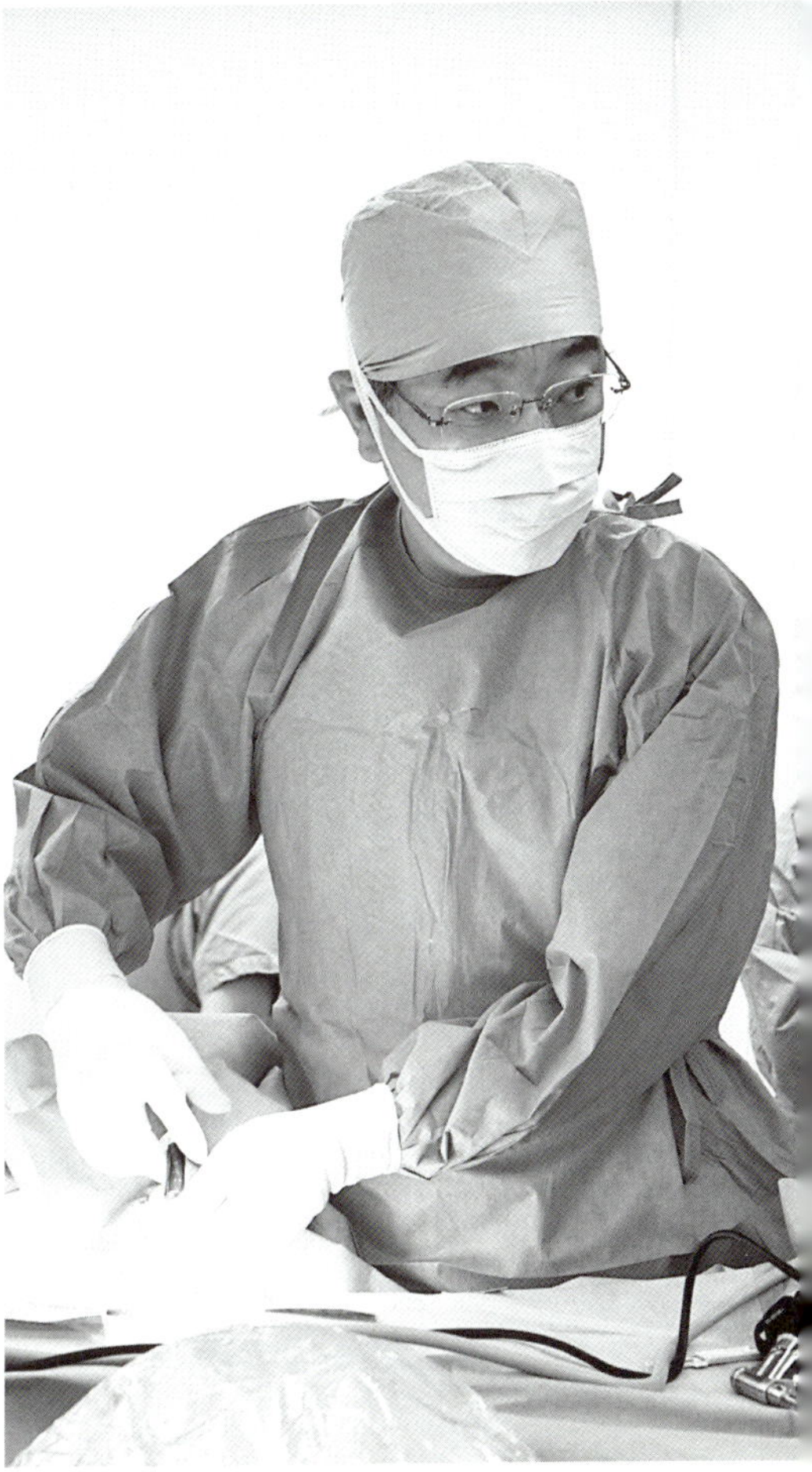

出沢 明（でざわ・あきら）

1980年千葉大学医学部卒業、87年同大大学院修了。国立横浜東病院（現聖隷横浜病院）整形外科医長、千葉市療育センター通園センター所長などを経て、91年帝京大学医学部整形外科講師。96年同大医学部附属溝口病院整形外科助教授、2004年から現職。

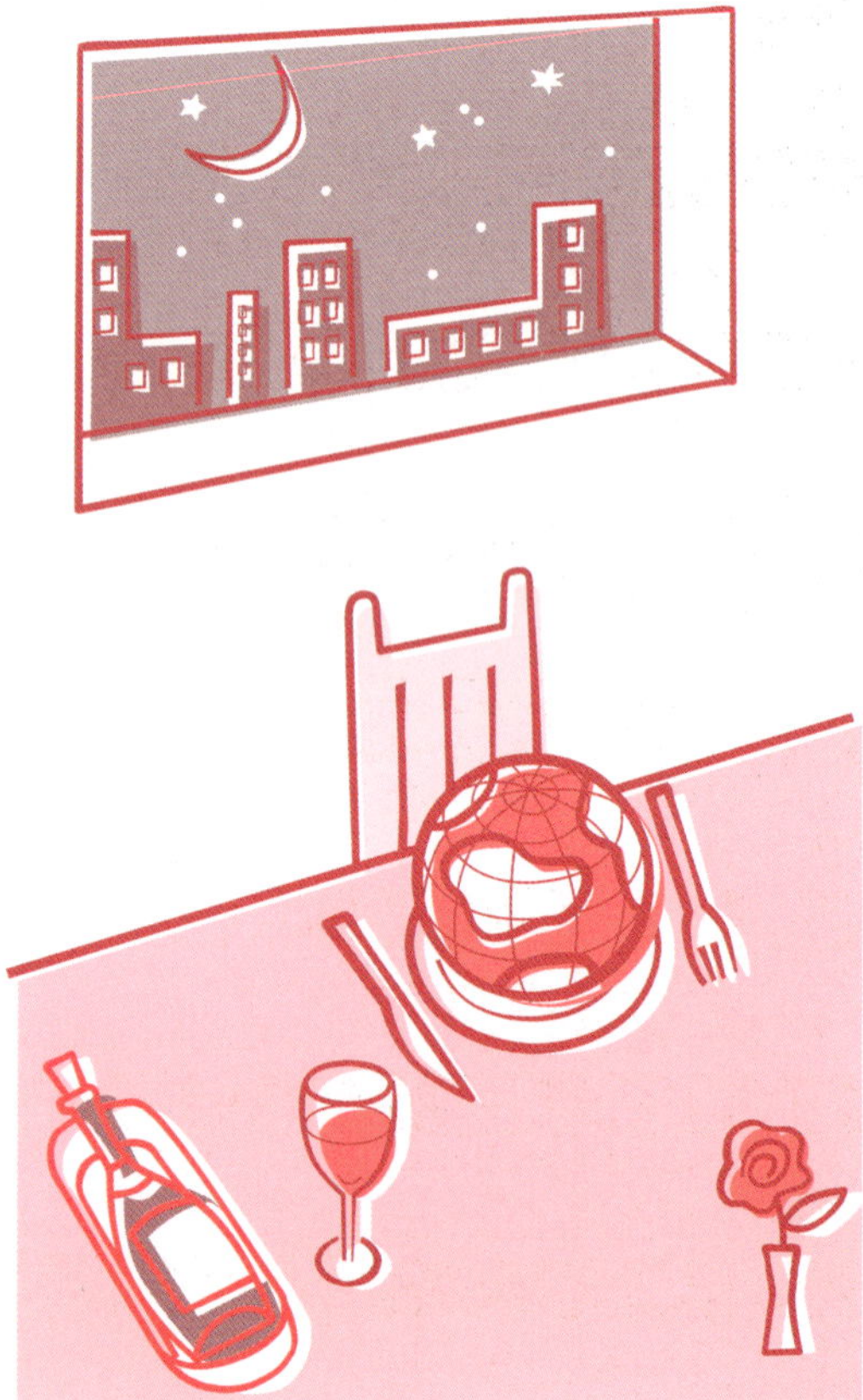

PED（経皮的内視鏡下椎間板ヘルニア摘出術）で実績のある主な医療機関

日本PED研究会は、日本でのPEDの進歩、普及を図ることを目的として運営されている研究会です。代表世話人は、本誌にも登場した出沢明先生（帝京大学医学部附属溝口病院 整形外科教授）です。本リストは研究会ホームページ掲載の「PED手術病院一覧」から、編集部で掲載許可をいただきました医療機関です。

●日本PED研究会ホームページ　http://jped.kenkyuukai.jp/

北海道大学病院
〒060-8648　北海道札幌市北区14条西5丁目
TEL：011-716-1161

総合南東北病院
〒989-2483　宮城県岩沼市里の杜1-2-5
TEL：0223-23-3151

山形済生病院
〒990-8545　山形県山形市沖町79-1
TEL：023-682-1111

筑波大学附属病院
〒305-8576　茨城県つくば市天久保2-1-1
TEL：029-853-3900

石岡循環器科脳神経外科病院
〒311-3434　茨城県小美玉市栗又四ヶ 1768-29
TEL：0299-58-5211

★**三芳野病院**
〒354-0044　埼玉県入間郡三芳町北永井890-6
TEL：049-259-3333

★**国保小見川総合病院**
〒289-0332　千葉県香取市南原地新田438
TEL：0478-82-3161

昭和大学病院
〒142-8666　東京都品川区旗の台1-5-8
TEL：03-3784-8000

★**三軒茶屋第一病院**
〒154-0024　東京都世田谷区三軒茶屋1-22-8
TEL：03-5787-2211

★**浮間中央病院**
〒115-0052　東京都北区赤羽北2-21-19
TEL：03-3907-8711

★**帝京大学医学部附属溝口病院**
〒213-8507　神奈川県川崎市高津区溝口3-8-3
TEL：044-844-3333

市立砺波総合病院
〒939-1395　富山県砺波市新富町1-61
TEL：0763-32-3320

穴吹整形外科クリニック
〒410-1123　静岡県裾野市伊豆島田831-1
TEL：055-995-1010

はちや整形外科病院
〒464-0821　愛知県名古屋市千種区末盛通2-1
TEL：052-751-8188

★**あいち腰痛オペクリニック**
〒480-0102　愛知県丹羽郡扶桑町大字高雄字郷東41
TEL：0587-92-3388

田岡病院 脊椎内視鏡センター
〒770-0941　徳島県徳島市万代町4-2-2
TEL：088-622-7788

★**愛宕病院**
〒780-0051　高知県高知市愛宕町1-4-13
TEL：088-823-3301

★**北九州市立医療センター**
〒802-0077　福岡県北九州市小倉北区馬借2-1-1
TEL：093-541-1831

今給黎総合病院
〒892-8502　鹿児島県鹿児島市下竜尾町4-16
TEL：099-226-2211

★印は手術数が100例を超えている医療機関です

下関市立市民病院
〒750-8520　山口県下関市向洋町1-13-1
TEL：083-231-4111

山口労災病院
〒756-0095　山口県山陽小野田市大字小野田1315-4
TEL：0836-83-2881

徳島大学病院
〒770-8503　徳島県徳島市蔵本町3-18-15
TEL：088-633-7240

徳島市民病院
〒770-0812　徳島県徳島市北常三島町2-34
TEL：088-622-5121

田岡病院 脊椎内視鏡センター
〒770-0941　徳島県徳島市万代町4-2-2
TEL：088-622-7788

高松赤十字病院
〒760-0017　香川県高松市番町4-1-3
TEL：087-831-7101

愛媛県立中央病院
〒790-0024　愛媛県松山市春日町83
TEL：089-947-1111

北九州市立医療センター
〒802-0077　福岡県北九州市小倉北区馬借2-1-1
TEL：093-541-1831

九州厚生年金病院
〒806-8501　福岡県北九州市八幡西区岸の浦1-8-1
TEL：093-641-5111

久留米大学病院
〒830-0011　福岡県久留米市旭町67
TEL：0942-35-3311

佐賀記念病院
〒849-0917　佐賀県佐賀市高木瀬町大字長瀬1240-1
TEL：0952-31-7771

唐津赤十字病院
〒847-8588　佐賀県唐津市二タ子1-5-1
TEL：0955-72-5111

長崎大学病院
〒852-8501　長崎県長崎市坂本 1-7-1
TEL：095-819-7321

長崎労災病院
〒857-0134　長崎県佐世保市瀬戸越2-12-5
TEL：0956-49-2191

成尾整形外科病院
〒862-0958　熊本県熊本市中央区岡田町12-24
TEL：096-371-1188

九州記念病院
〒862-0956　熊本県熊本市中央区水前寺公園3-38
TEL：096-383-2121

大分整形外科病院
〒870-0936　大分県大分市岩田町1-1-41
TEL：097-552-5151

九州大学別府別院
〒874-0838　大分県別府市大字鶴見字鶴見4546
TEL：0977-27-1600

わきだ整形外科
〒891-0113　鹿児島県鹿児島市東谷山3-33-7
TEL：099-269-2271

日野記念病院 脊椎センター
〒529-1642　滋賀県蒲生郡日野町上野田200-1
TEL：0748-53-1201

相馬病院
〒602-8386　京都府京都市上京区御前通今小路下ル南馬喰町911　**TEL：**075-463-4301

京都大学医学部附属病院
〒606-8507　京都府京都市左京区聖護院川原町54
TEL：075-751-3111

京都第一赤十字病院
〒605-0981　京都府京都市東山区本町15-749
TEL：075-561-1121

大阪市立総合医療センター
〒534-0021　大阪府大阪市都島区都島本通2-13-22
TEL：06-6929-1221

関西電力病院
〒553-0003　大阪府大阪市福島区福島2-1-7
TEL：06-6458-5821

大阪厚生年金病院
〒553-0003　大阪府大阪市福島区福島4-2-78
TEL：06-6441-5451

淀川キリスト教病院
〒533-0024　大阪府大阪市東淀川区柴島1-7-50
TEL：06-6322-2250

大阪市立大学医学部附属病院
〒545-8585　大阪府大阪市阿倍野区旭町1-4-3
TEL：06-6645-2121

愛仁会高槻病院
〒569-1192　大阪府高槻市古曽部町1-3-13
TEL：072-681-3801

大阪府済生会茨木病院
〒567-0035　大阪府茨木市見付山2-1-45
TEL：072-622-8651

国立病院機構神戸医療センター
〒654-0155　兵庫県神戸市須磨区西落合3-1-1
TEL：078-791-0111

神戸百年記念病院
〒652-0855　兵庫県神戸市兵庫区御崎町1-9-1
TEL：078-681-6111

あんしんクリニック
〒650-0047　兵庫県神戸市中央区港島南町1-4-12
TEL：078-304-5252

県立加古川医療センター
〒675-8555　兵庫県加古川市神野町神野203
TEL：079-497-7000

大和高田市立病院
〒635-8501　奈良県大和高田市礒野北町1-1
TEL：0745-53-2901

青心会郡山青藍病院
〒639-1136　奈良県大和郡山市本庄町1-1
TEL：0743-56-8000

和歌山県立医科大学附属病院
〒641-8510　和歌山県和歌山市紀三井寺811-1
TEL：073-441-0645

角谷整形外科病院
〒640-8343　和歌山県和歌山市吉田337
TEL：073-433-1161

国保日高総合病院
〒644-8655　和歌山県御坊市薗116-2
TEL：0738-22-1111

和歌山県立医科大学附属病院紀北分院脊椎ケアセンター
〒649-7113　和歌山県伊都郡かつらぎ町妙寺219
TEL：0736-22-0066

玉造厚生年金病院
〒699-0293　島根県松江市玉湯町湯町1-2
TEL：0852-62-1560

国立病院機構岡山医療センター
〒701-1192　岡山県岡山市北区田益1711
TEL：086-294-9911

岡山赤十字病院
〒700-8607　岡山県岡山市北区青江2-1-1
TEL：086-222-8811

川崎医科大学附属病院
〒701-0192　岡山県倉敷市松島577
TEL：086-462-1111

社会医療法人祥和会 脳神経センター大田記念病院
〒720-0825　広島県福山市沖野上町3-6-28
TEL：084-931-8650

三軒茶屋第一病院
〒154-0024　東京都世田谷区三軒茶屋1-22-8
TEL：03-5787-2211

公益財団法人 東京都保健医療公社 東部地域病院
〒125-8512　東京都葛飾区亀有5-14-1
TEL：03-5682-5111

岩井整形外科内科病院
〒133-0056　東京都江戸川区南小岩8-17-2
TEL：03-5694-6211

東京西徳洲会病院
〒196-0003　東京都昭島市松原町3-1-1
TEL：042-500-4433

東京慈恵会医科大学附属第三病院
〒201-0003　東京都狛江市和泉本町4-11-1
TEL：03-3480-1151

平和病院 脊椎外科・横浜脊椎脊髄病センター
〒230-0017　神奈川県横浜市鶴見区東寺尾中台29-1
TEL：045-581-2211

横浜市立みなと赤十字病院
〒231-8632　神奈川県横浜市中区新山下3-12-1
TEL：045-628-6100

日本鋼管病院
〒210-0852　神奈川県川崎市川崎区鋼管通1-2-1
TEL：044-333-5591

帝京大学医学部附属溝口病院
〒213-8507　神奈川県川崎市高津区溝口3-8-3
TEL：044-844-3333

麻生総合病院 脊椎脊髄病腰痛センター
〒215-0021　神奈川県川崎市麻生区上麻生6-25-1
TEL：044-987-2522

諏訪赤十字病院
〒392-8510　長野県諏訪市湖岸通り5-11-50
TEL：0266-52-6111

高原医院
〒399-4511　長野県上伊那郡南箕輪村5586-2
TEL：0265-98-0385

国保依田窪病院
〒386-0603　長野県小県郡長和町古町2857
TEL：0268-68-2036

新潟中央病院
〒950-8556　新潟県新潟市中央区新光町1-18
TEL：025-285-8811

新潟脊椎外科センター
〒950-0165　新潟県新潟市江南区西町2-5-22
TEL：025-382-3111

高岡整志会病院
〒933-0039　富山県高岡市大手町8-31
TEL：0766-22-2468

富山県済生会高岡病院
〒933-8525　富山県高岡市二塚387-1
TEL：0766-21-0570

あかまる整形外科・脊椎クリニック
〒920-0348　石川県金沢市松村4-417
TEL：076-225-2121

福井県立病院
〒910-8526　福井県福井市四ツ井2-8-1
TEL：0776-54-5151

山梨大学医学部附属病院
〒409-3898　山梨県中央市下河東1110
TEL：055-273-1111

市立甲府病院
〒400-0832　山梨県甲府市増坪町366
TEL：055-244-1111

リハビリテーション中伊豆温泉病院
〒410-2502　静岡県伊豆市上白岩1000
TEL：0558-83-3333

はちや整形外科病院
〒464-0821　愛知県名古屋市千種区末盛通2-4
TEL：052-751-8188

名古屋第二赤十字病院
〒466-8650　愛知県名古屋市昭和区妙見町2-9
TEL：052-832-1121

名古屋市立大学病院
〒467-8601　愛知県名古屋市瑞穂区瑞穂町字川澄1
TEL：052-853-8236

あいち腰痛オペクリニック
〒480-0102　愛知県丹羽郡扶桑町大学高雄字郷東41
TEL：0587-92-3388

本書で紹介した手術療法で実績のある主な医療機関リスト（2012年11月現在）

本書で紹介した腰部脊柱管狭窄症・腰椎椎間板ヘルニアの手術療法のなかで、内視鏡を使った手術において、実績のある主な医療機関を紹介します。

なお、治療を受けるにあたっては、紹介状などが必要な場合がありますので、詳しくは各医療機関にお問い合わせください。また、治療の手順や治療費、入院期間などは、それぞれの医療機関によって異なります。

腰椎内視鏡下手術で実績のある主な医療機関

日本整形外科学会ホームページ掲載の「脊椎内視鏡下手術・技術認定医名簿」から、腰椎内視鏡下手術で実績のある医療機関として、編集部で調査し、掲載許可をいただきました医療機関のリストです。

●日本整形外科学会ホームページ：http://www.joa.or.jp/

札幌医科大学附属病院
〒060-8543　北海道札幌市中央区南1条西16-291
TEL：011-611-2111

我汝会 えにわ病院
〒061-1449　北海道恵庭市黄金中央2-1-1
TEL：0123-33-2333

青森市民病院
〒030-0821　青森県青森市勝田1-14-20
TEL：017-734-2171

東北大学病院
〒980-8574　宮城県仙台市青葉区星陵町1-1
TEL：022-717-7000

国立病院機構西多賀病院
〒982-8555　宮城県仙台市太白区鈎取本町2-11-11
TEL：022-245-2111

秋田赤十字病院
〒010-1495　秋田県秋田市上北手猿田字苗代沢222-1
TEL：018-829-5000

桐生厚生総合病院
〒376-0024　群馬県桐生市織姫町6-3
TEL：0277-44-7171

獨協医科大学越谷病院
〒343-8555　埼玉県越谷市南越谷 2-1-50
TEL：048-965-1111

千葉中央メディカルセンター
〒264-0017　千葉県千葉市若葉区加曽利町1835-1
TEL：043-232-3691

船橋整形外科病院
〒274-0822　千葉県船橋市飯山満1-833
TEL：047-425-5585

帝京大学ちば総合医療センター
〒299-0111　千葉県市原市姉崎3426-3
TEL：0436-62-1211

千葉労災病院
〒290-0003　千葉県市原市辰巳台東2-16
TEL：0436-74-1111

慶應義塾大学病院
〒160-8582　東京都新宿区信濃町35
TEL：03-5363-3812

東邦大学医療センター大森病院
〒143-8541　東京都大田区大森西 6-11-1
TEL：03-3762-4151

●著者

高橋 寛
東邦大学医療センター大森病院
整形外科教授

遠藤健司
東京医科大学病院 整形外科講師

渡辺航太
慶應義塾大学
先進脊椎脊髄病治療学講師

江幡重人
山梨大学医学部附属病院
整形外科講師

種市 洋
獨協医科大学 整形外科教授

和田明人
東邦大学医療センター大森病院
整形外科准教授

渡辺雅彦
東海大学医学部外科学系
整形外科学教授

大島正史
日本大学医学部附属板橋病院
整形外科外来医長

曽雌 茂
東京慈恵会医科大学附属病院
整形外科准教授

川端茂徳
東京医科歯科大学 整形外科講師

出沢 明
帝京大学医学部附属溝口病院
整形外科教授

（掲載順）

ベスト×ベストシリーズ
名医が語る最新・最良の治療
腰部脊柱管狭窄症・腰椎椎間板ヘルニア

平成25年2月26日　第1刷発行

著　　者　高橋 寛　ほか
発 行 者　東島俊一
発 行 所　株式会社 法 研
〒104－8104　東京都中央区銀座1－10－1
電話03（3562）7671（販売）
http://www.sociohealth.co.jp
編集・制作　株式会社 研友企画出版
〒104－0061　東京都中央区銀座1－9－19
法研銀座ビル
電話03（5159）3722（出版企画部）
印刷・製本　研友社印刷株式会社

ISBN 978-4-87954-951-8　定価はカバーに表示してあります。